糖尿病

膳食与运动治疗指导

主编　庞国明　胡雪丽　孙　剑

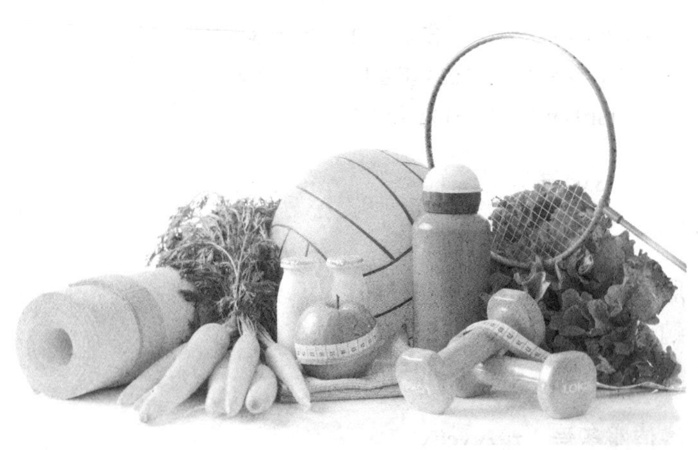

全国百佳图书出版单位
中国中医药出版社
·北　京·

图书在版编目（CIP）数据

糖尿病膳食与运动治疗指导 / 庞国明，胡雪丽，孙剑主编 . — 北京：中国中医药出版社，2024.6

ISBN 978 – 7 – 5132 – 8797 – 5

Ⅰ . ①糖…　Ⅱ . ①庞… ②胡… ③孙…　Ⅲ . ①糖尿病—食物疗法 ②糖尿病—运动疗法　Ⅳ . ① R247.1 ② \tR587.105

中国国家版本馆 CIP 数据核字（2024）第 102512 号

中国中医药出版社出版

北京经济技术开发区科创十三街 31 号院二区 8 号楼

邮政编码　100176

传真　010–64405721

天津裕同印刷有限公司印刷

各地新华书店经销

开本 710 × 1000　1/16　印张 18.25　字数 345 千字

2024 年 6 月第 1 版　2024 年 6 月第 1 次印刷

书号　ISBN 978 – 7 – 5132 – 8797 – 5

定价　78.00 元

网址　www.cptcm.com

服 务 热 线　010–64405510

购 书 热 线　010–89535836

维 权 打 假　010–64405753

微信服务号　zgzyycbs

微商城网址　https://kdt.im/LIdUGr

官 方 微 博　http://e.weibo.com/cptcm

天猫旗舰店网址　https://zgzyycbs.tmall.com

如有印装质量问题请与本社出版部联系（010–64405510）

编委会

前言

随着我国人口老龄化及生活方式的改变，糖尿病发病率逐年攀升，依据国际糖尿病联盟（IDF）在2021年发布的《IDF世界糖尿病地图（第10版）》显示，中国糖尿病患者人数超过1.4亿，居世界首位，过去10年间增幅达56%，其中2型糖尿病占据90%以上。糖尿病并发症致残、致死率高，给个人、家庭和社会带来沉重的负担，我国将糖尿病纳入实施综合防治管理策略的主要慢性病之中，并将“糖尿病防治行动”列为《健康中国行动（2019–2030年）》的专项行动之一。

糖尿病是一组异质性疾病，病因和发病机制极为复杂，遗传及环境因素在个体发病中所起的作用差异性很大。糖尿病个体化的精准治疗、综合控制是未来发展之路。生活方式干预是糖尿病最基础的治疗方法，个体化的生活方式干预应贯穿糖尿病综合管理的全过程。全球多项研究表明，通过合理饮食、坚持长期规律性锻炼等干预措施，能够有效控制糖尿病患者的血糖水平，减缓糖尿病及其相关慢性并发症的发生和发展。通过高强度的生活方式干预，还可使部分糖尿病患者成功实现病情逆转，摆脱终身用药的痛苦。

医学营养治疗和运动治疗是生活方式干预的核心。本书第一章、第二章总述糖尿病治疗的作用、意义、原则及方案制订；第三章、第四章描述了儿童糖尿病、妊娠期高血糖、老年糖尿病与糖尿病肾病、糖尿病足病、糖尿病周围神经病变等糖尿病特殊群体与糖尿病各类并发症的膳食治疗原则与方案，并列出参考食谱；第五章给出了糖尿病运动治疗的原则、运动方案及注意事项；第六章则围绕糖尿病患者常见的疑问、困惑等热点问题进行了观点鲜明、言简意赅的解答；第七章是依据曾荣获中华中医药学会科学技术一等奖的“纯中药治疗2型糖尿病‘三辨诊疗模式’”，分别从辨体、辨证两个方面讲述了糖尿病患者如何依据药食同源理论进行“辨体食疗”与“辨证施膳”，将润物细无声的中医食疗运用于糖尿病患者体质调理与临床治疗中，从而治病求本，改善患者内在“土壤”，避免或延缓病证的持续发展。

由于水平所限，书中有疏漏、欠妥之处，敬请读者批评指正，以便修订再版时完善。

编者

2023年6月

目　录

第一章
糖尿病膳食治疗的作用与意义

糖尿病是一种古老的疾病，我国是认识糖尿病较早的国家之一，其文字记载可追溯到殷商时代的甲骨文。糖尿病在我国古代又被称为“消渴”“消瘅”“脾瘅”等，除医学典籍外，在众多文学作品中亦有描述，如《史记·司马相如列传》云：“相如口吃而善著书，常有消渴疾。”因司马相如之故，后世文学作品还以“相如渴”“长卿病”（司马相如字长卿）来描述糖尿病。“诗圣”杜甫在《同元使君春陵行》中写道：“我多长卿病，日夕思朝廷，肺枯渴太甚，漂泊公孙城。”

我国也是较早认识到糖尿病与饮食关系的国家，《黄帝内经》中记载：“此人必数食甘美而多肥也。肥者令人内热，甘者令人中满，故其气上溢，转为消渴。”孙思邈《备急千金要方》云“凡积久饮酒，未有不成消渴”，王肯堂在《证治准绳》中论述“况消渴者，因饮食服饵之失宜”。可见古人认为“消渴”病的成因与饮食失宜，过食肥甘与醇酒厚味，体型肥胖相关，与现代研究有异曲同工之妙。

关于糖尿病的治疗，我国与西方国家也有相通之处，均认识到饮食对糖尿病病情控制的重要性。《备急千金要方》记载消渴病治疗“其所慎者有三，一饮酒，二房事，三咸食及面。能慎此者，虽不服药而自可无他。不知此者，纵有金丹亦不可救，深思慎之”。孙思邈将饮食治疗列为消渴病首选的治疗方式。在西方医学中，胰岛素诞生之前，饥饿疗法是糖尿病患者唯一的有效选择，当时的医生还会给糖尿病患者开具厌食药物，如锑剂，来限制患者进食。随着医学的发展，糖尿病的治疗策略不断推陈出新，但饮食干预对糖尿病的作用一直被认可，并随着各项研究的深入开展被挖掘出多方面的益处。

一、医学营养治疗是糖尿病治疗的主要手段之一

西方医学之父希波克拉底曾说："我们应该以食物为药，饮食就是你首选的医疗方式。"中医学也有"食疗不愈，然后命药"的观点。可见，饮食的作用历来被中西方众多医家所肯定，饮食是治疗疾病的重要手段，而不仅仅是充饥的方法。

20 世纪 70 年代美国糖尿病协会（ADA）首次颁布"糖尿病患者营养与饮食推荐原则"，20 年后提出医学营养治疗（MNT）的概念，并与药物治疗相提并论。近几十年来，各类糖尿病治疗药物相继问世，但医学营养治疗依然被视为糖尿病治疗的基石，是糖尿病自然病程中任何阶段预防和控制必不可少的措施，贯穿糖尿病综合管理的全程。当饮食治疗和运动治疗不能使血糖控制达标时，才开始糖尿病的药物治疗。医学营养治疗在糖尿病综合管理中的重要性已被世界各国医生所认同，被写入糖尿病治疗的各类指南、共识中，在全世界糖尿病患者中推广应用。

二、饮食控制是提高糖尿病临床疗效的需要

控制饮食是医学营养治疗的重要干预措施，可以帮助提高糖尿病临床治疗的效果。糖尿病患者的能量摄入量及食物成分不同，对血糖及代谢的影响也不同。一般来说总能量摄入越多，对血糖波动的影响越大；膳食中碳水化合物可以升高血糖，脂肪与心血管疾病的发生相关，乳清蛋白有助于促进胰岛素分泌，膳食纤维能够延缓葡萄糖的消化与吸收，降低全因死亡率等。因此，糖尿病患者应保证适宜的能量摄入，合理的营养素搭配，以帮助更好地控制血糖，纠正已发生的代谢紊乱，减轻胰岛 β 细胞负荷，改善胰岛素分泌，达到平稳控糖、减少血糖波动、预防糖尿病并发症的目的。

对合并糖尿病并发症的病人，医学营养治疗同样能够发挥作用。如对糖尿病肾病患者的营养干预可以预防及纠正营养不良，改善患者预后；给糖尿病足病患者补充精氨酸、谷氨酰胺等可促进创面愈合；给糖尿病神经病变患者补充甲钴胺及 α- 硫辛酸、维生素 D 可改善神经病变症状等。

近年来，随着医学研究的开展及循证医学证据的涌现，营养治疗对糖尿病逆转 / 缓解的作用也被人们所认识。研究证实，2 型糖尿病患者采用强化营养治疗可使部分糖尿病患者病情得到逆转 / 缓解，高强度的饮食、运动与睡眠干预产生的缓解效果相当于减重手术，但没有代谢手术相关的潜在副作用。

三、饮食控制是调控各项指标的前提

糖尿病的控制策略应该是综合性的，包括血糖、血压、血脂、体重的控制。研究表明，合理、有效的营养治疗可以降低2型糖尿病患者的糖化血红蛋白（HbA1c）0.3%～2.0%，改善2型糖尿病患者脂代谢紊乱，对血压、血糖及整体心血管健康状况产生有益影响。通过控制膳食能量摄入，还有助于维持糖尿病患者的理想体重。低食物血糖生成指数（GI）膳食已被证实对糖尿病患者的血糖控制有利，分别摄入低GI与高GI膳食可使HbA1c相差0.5%～0.7%。碳水化合物计数法（CHO）由于可以精确地平衡碳水化合物与胰岛素剂量而越来越受到重视，精准的碳水化合物计数法可以在一定程度上指导药物治疗。

四、饮食控制是生活方式干预方案推行的需要

糖尿病是一种与生活方式密切相关的慢性非传染性疾病。随着经济的发展与物质的极大丰富，中国2型糖尿病患病人数呈井喷式增长，目前已位居世界第一位，很明显这种增长不是因为中国人群的遗传背景发生改变导致的，而是生活方式剧变的结果，因此糖尿病可称之为“生活方式病”。饮食是生活方式的重要方面，能量摄入超标、脂肪及精制谷物摄入增加、全谷物摄入减少是中国糖尿病的主要膳食危险因素。

我国著名的大庆研究对葡萄糖耐量异常（IGT）患者进行为期6年的生活方式干预，推荐增加蔬菜摄入量、减少乙醇（俗称酒精）和单糖的摄入量，鼓励超重或肥胖患者减轻体重，增加日常活动量等，20年后随访发现IGT患者的2型糖尿病累积发生风险降低43%。

芬兰的糖尿病预防研究（DPS）生活方式干预组推荐个体化饮食和运动指导，使体重降低5%，平均随访7年，可使2型糖尿病发生风险降低43%。

美国预防糖尿病计划（DPP）研究的生活方式干预组通过降低脂肪供能比，限制体重超标者总热量摄入，并配合运动干预3年可使糖耐量异常（IGT）患者进展为2型糖尿病的风险降低58%。

糖尿病缓解临床试验（DiRECT）干预组对新发2型糖尿病患者采用低热量液体饮食代替日常饮食，持续3～5个月，随访24个月时有36%的患者获得并保持糖尿病缓解，而对照组仅有3%。

因此，生活方式干预不仅是预防糖尿病的最佳手段，也是实现与不良生活方式相关的超重及肥胖型2型糖尿病缓解的最有效的治疗方法。

实施2型糖尿病的治疗及缓解需要建立多学科团队，完善的跨学科团队应该包含内分泌医生、护士、营养（医）师、运动治疗师、糖尿病教育者或健康管理师、心理咨询师，有时还需要胃肠外科医生加入。专业营养（医）师应该成为血糖管理长期协作治疗团队不可缺少的成员，介绍医学营养治疗流程，评估患者营养状态，制订科学合理的医学营养治疗方案，定期对实施情况进行随访。

糖尿病的有效控制需要患者与医务人员的密切配合，糖尿病患者应在医务人员的指导下，积极主动地进行日常生活方式管理，坚持规律运动，养成良好饮食习惯。古语有云："积行成习，积习成性，积性成命。"正确规范的饮食及运动治疗可使糖友受益终身。

第二章

糖尿病膳食治疗原则与方案制订

我国糖尿病人群以餐后血糖升高为主要特点，膳食是导致餐后血糖升高的主要因素，糖尿病患者的膳食治疗是控制血糖的重要措施，是贯穿糖尿病治疗全程的手段。膳食治疗具有疗程的长期性及措施的个体化两大特点，治疗方案因人而异，治疗效果与患者的自我管理程度密切相关。

第一节 糖尿病膳食治疗的目标及原则

糖尿病患者的膳食要注意营养合理，膳食多样，力求达到平衡膳食的要求，从而维护身体健康。在此基础上，合理选择食物并进行膳食搭配，有助于维持血糖稳定，减少急慢性并发症，以达到膳食治疗的目标。

一、糖尿病膳食治疗的目标

1. 通过平衡膳食，提供合适的能量及各种营养物质来维持健康，保障患者的正常活动，提高生活质量。

2. 控制血糖，尽可能达到正常范围，保护胰腺功能。改善血糖、血脂及代谢状况，减少急、慢性并发症的发生。

3. 维持成人理想体重，保证儿童和胎儿的正常生长发育。

二、糖尿病膳食治疗的原则

（一）控制能量摄入，保持合理体重

糖尿病膳食的首要原则是保证合理的能量摄入。能量摄入以维持理想体重（标准体重）为宜。

我国自改革开放以来伴随社会经济的发展和生活方式的改变，居民超重率及肥胖率增长迅速，已成为危害人民健康的严峻公共卫生问题。根据《中国居民膳食指南科学研究报告（2021）》源引《中国居民营养与慢性病状况报告（2020）》数据指出，我国 18 岁及以上成人超重率和肥胖率分别为 34.3% 和 16.4%，二者相加超过 50%。

大量研究证实，超重和肥胖是多种代谢性疾病及心脑血管疾病（如 2 型糖尿病、冠心病、高血压、血脂代谢异常、脂肪肝、高尿酸血症、动脉粥样硬化、缺血性心脏病、脑卒中等）主要危险因素。肥胖人群罹患 2 型糖尿病的风险是健康正常体重人群的 4.03 倍，而肥胖并伴有其他代谢相关疾病人群罹患 2 型糖尿病的风险更是健康正常体重人群的 8.93 倍。我国糖尿病患者中超重比例达 41%，肥胖比例为 24.3%，其中中心型肥胖患者高达 45.4%。2016 年世界卫生组织（WHO）《全球糖尿病报告》明确提出，通过减重和限制能量摄入可以实现缓解 2 型糖尿病；2021 年《缓解 2 型糖尿病中国专家共识》提出，通过生活方式干预、医学膳食治疗、短期药物治疗或代谢手术实现减重，能够有效缓解 2 型糖尿病；而“缓解”被美国生活方式医学会认为是成人 2 型糖尿病的最佳结局，是指患者在无降糖药物治疗不少于 3 个月的情况下，血糖仍处于达标或正常状态，糖化血红蛋白＜ 6.5%。因此，改善超重 / 肥胖状况，维持合理的体重不仅能降低 2 型糖尿病的患病风险，对于糖尿病患者而言也有助于血糖控制、提高胰岛素敏感性并改善长期预后。

对我国成人而言，标准体重一般以改良 Broca 公式：标准体重（kg）= 身高（cm）–105；或平田公式：标准体重（kg）=［身高（cm）–100］×0.9 计算。实际体重介于标准体重 ±10% 为正常，超过 10% ～ 20% 为超重，超过 20% 以上为肥胖。

体质指数（BMI）也是目前国内外推荐用于评价身体肥胖或消瘦的主要指标。其计算公式为 BMI= 体重（kg）/［身高（m）］^{2}。适用于我国成人的 BMI（kg/m^2）标准是：BMI ＜ 18.5 为消瘦，18.5 ≤ BMI ＜ 24.0 为正常，24.0 ≤ BMI ＜ 28.0 为超重，BMI ≥ 28.0 为肥胖。

此外，脂肪的分布也会对机体代谢产生不同的影响，一般根据脂肪分布不同

将肥胖分为全身性肥胖和中心性肥胖。全身性肥胖是指全身脂肪积聚较均匀的肥胖。中心性肥胖也叫腹型肥胖，是指以腹部或内脏脂肪积聚为主的肥胖。全身性肥胖脂肪积聚的主要部位为臀部及大腿，中心性肥胖脂肪积聚的主要部位在腰腹部。因此二者也分别被形象地称为梨型身材和苹果型身材。

中心性肥胖人群以内脏脂肪增加为主，相比皮下脂肪，内脏脂肪与胰岛素抵抗及炎症的关系更为明显，发生代谢性疾病及心脑血管疾病等的危险明显高于全身性肥胖。大量研究发现，亚洲人比欧美人超重率和肥胖率低，但亚洲糖尿病患病率却与欧美相似甚至更高。亚洲人比欧美人更容易在较低 BMI 水平发展为 2 型糖尿病，这可能也与中心性肥胖在亚洲人中更为常见有关。

一般建议通过测量腰围和腰臀比来评估肥胖的类型。腰围是反映脂肪总量和脂肪分布的综合指标，WHO 建议欧美人群的适宜标准为男性 94cm，女性 80cm。国家卫生健康委员会于 2013 年发布的国家卫生行业标准《成人体重判定》中确定的中国成人中心性肥胖腰围标准为：男性≥ 90cm，女性≥ 85cm。腰臀比是指腰围与臀围的比值，男性腰臀比＞ 0.9，女性腰臀比＞ 0.85，即说明腹部脂肪堆积，存在中心性肥胖。

当然，上述评价方法都有其局限性。特别是体重作为机体瘦体组织、脂肪组织、水、矿物质等物质成分的总和，无法区分各部分的比例及分布。举例来说，一个肌肉发达的运动员，以体重或 BMI 来衡量很可能符合超重甚至肥胖的标准，但其体脂率很低，显然不属于肥胖。

机体组成测定，又称人体成分分析，利用双能 X 线吸收、磁共振成像及生物电阻抗等技术测定机体不同组成成分（如瘦体组织、脂肪、水等）的比例和分布，是评定人群肥胖程度和类型的理想方法。生物电阻抗技术因其便捷、无辐射等优点，是目前应用最多的人体成分分析技术。

减重是缓解超重或肥胖 2 型糖尿病的核心。体重改善幅度是 2 型糖尿病缓解效果的标志。糖尿病患者通过控制能量摄入，调整生活方式，减重 3% ～ 5%，就可显著降低 HbA1c、甘油三酯、血压等；减轻 7% 的体重，或使 BMI 达到或接近 $24kg/m^2$，则能获得更大的收益。大多数患者建议 3 ～ 6 个月减轻体重的 5% ～ 10%；一些患者可以制订更为严格的减重目标（如 10% ～ 15%）。

为达到上述目标，建议每日摄入的总能量减少 400 ～ 500kcal，超重或肥胖患者则需减少 500 ～ 750kcal，每周减轻 0.5 ～ 1.0kg 为宜。

消瘦与营养不良同样也是影响糖尿病患者预后的不利因素，部分糖尿病患者特别是老年人群刻意减少饮食或者长期素食，极易发生营养不良。研究发现低体重的老年 2 型糖尿病患者全因死亡率显著增高。因此，体重过高或过低均不利于糖尿病患者的预后。保证合理的营养供给，维持理想的体重，对糖尿病患者的健康至关重要。

糖尿病患者的能量供给应综合考虑年龄、身高、体重、活动量大小、血糖控制情况及有无并发症来确定。肥胖者应减少能量摄入以使体重降低至理想体重范围，而营养不良、消瘦人群及孕妇、儿童、哺乳期妇女等则应适当增加营养摄入，以保证健康或生长发育需要。成人糖尿病患者每千克体重每日所需能量（kcal）见表 2-1。

表 2-1　成人糖尿病患者每千克体重每日所需能量　单位：kcal

身体活动水平	体重过低	正常体重	超重或肥胖
重体力劳动（如搬运工）	45 ～ 50	40	35
中体力劳动（如电工安装）	40	30 ～ 35	30
轻体力劳动（如坐式工作）	35	25 ～ 30	20 ～ 25
休息状态（如卧床）	25 ～ 30	20 ～ 25	15 ～ 20

资料来源：《成人糖尿病膳食指导》WS/T429-2013。

（二）保证适量碳水化合物摄入，保持血糖稳定

碳水化合物通常也被称作糖类，糖类由 C、H、O 三种元素组成，分子中 H 和 O 的比例大多为 2∶1，与水分子中的比例一样，故被称为碳水化合物。碳水化合物的适量摄入对身体健康具有重要意义。其主要功能包括：

1. 作为主要能源物质提供能量，且在总能量中所占比例最大，供能快而及时。人体红细胞、白细胞、大脑神经细胞及肾髓质等主要依赖葡萄糖供能。

2. 适当的糖类供应能减少蛋白质分解功能，从而起到节省蛋白质的作用。

3. 避免因供能不足导致机体脂肪被大量分解，并氧化产生过多酮体，这点对糖尿病患者尤为重要。

4. 除供能外，糖类还参与一些重要活性物质的组成，如核糖（五碳糖）是遗传物质 DNA 与 RNA 的主要组成成分；糖蛋白由寡糖链与肽链以糖苷键共价连接而成，血浆中的蛋白除白蛋白外都是糖蛋白，既是重要的结构蛋白，也是各种酶、激素、抗体、细胞因子的主要形式，广泛参与各种生理功能；糖脂在细胞识别中起着重要作用，也是神经细胞膜的主要结构成分。

为满足这些生理需求，特别是大脑对于糖的日常消耗，建议成人每日糖类的供应量不低于 100 ～ 150g。

许多糖尿病患者为避免血糖升高刻意减少食物特别是碳水化合物的摄入，易导致低血糖发生。低血糖是指成年人空腹血糖浓度低于 2.8mmol/L。糖尿病患者

对血糖的调控能力下降，血糖值≤ 3.9mmol/L 即可诊断为低血糖。低血糖主要表现为交感神经兴奋和中枢神经症状。其常见症状包括饥饿、心慌、出汗、颤抖、面色苍白等，还可出现精神不集中、烦躁、神志改变甚至昏迷等，严重者可危及生命。特别是对有心脑血管基础疾病的患者，低血糖容易诱发心律失常、急性心肌梗死、急性脑血管意外，造成致命后果。糖尿病患者往往伴随血脂异常、血管内皮损伤及动脉粥样硬化，是心脑血管疾病的高危人群，应尽量避免低血糖情况的发生。这就要求患者避免过度节食，合理安排膳食，避免血糖波动过大，并随身常备碳水化合物食品（如糖果、含糖饼干等），以备在低血糖发生时及时食用。

长期低碳水饮食情况下，为满足能量需求，人体蛋白质和脂肪氧化供能比例上升。如能量供应不足将导致机体蛋白质、脂肪分解增加以维持机体能量供应。蛋白质过度分解将引起机体瘦体组织（主要是肌肉及内脏蛋白）减少，而脂肪的大量动员及分解会引起血脂升高，机体不能完全将这些脂肪氧化就会产生大量酮体甚至导致酮症酸中毒。因此，适量的碳水化合物对于防止低血糖，维持正常能量代谢，提高胰岛素敏感性，预防酮症等均具有重要意义。

食物中的碳水化合物进入人体后经消化分解成单糖（主要为葡萄糖），而后进入血液循环，从而升高血糖。碳水化合物摄入过多会引起血糖升高，加重胰岛负担。过高或过低的碳水化合物摄入都不利于健康。发表于《柳叶刀公共健康》上的大样本研究表明：低碳水化合物摄入（供能比＜ 40%）和高碳水化合物摄入（供能比＞ 70%）人群都较中等摄入人群有更高的全因死亡风险，而碳水化合物供能比为 50% ～ 55% 时，死亡风险最低。考虑到我国居民的饮食习惯，《中国 2 型糖尿病防治指南（2020）》建议糖尿病患者膳食中碳水化合物所提供的能量占总能量的 50% ～ 65% 为宜。而《中国糖尿病医学膳食治疗指南（2022）》推荐每日碳水化合物供能比为 45% ～ 60%。餐后血糖控制不佳的糖尿病患者，可考虑降低碳水化合物的供能比。如碳水化合物的来源为低血糖生成指数的食物，其供能比可适当提高。为避免低血糖、酮症酸中毒等不良情况的发生，保证营养素的均衡摄入，不建议长期采用极低碳水化合物膳食（每日碳水化合物摄入＜ 50g）。

食物对血糖的影响最主要取决于摄入碳水化合物的量。但不同食物成分不一，所含碳水化合物量和种类也不一样，进入胃肠道后消化速度各有快慢，吸收程度不一，产生的葡萄糖进入血液的速度也不相同。一般而言，长链的多糖如淀粉消化吸收的过程较长，需要较多的时间才能分解出葡萄糖并释放入血，其中直链淀粉消化吸收又比支链淀粉更为缓慢，因而升高血糖较慢；单糖、双糖等简单糖，如葡萄糖、蔗糖、麦芽糖等，能迅速被吸收入血，引起血糖急剧升高。但同为单糖的果糖被吸收后主要在肝脏代谢，较少被转化为葡萄糖并释放入血，对血糖影响较小。可见即使含等量碳水化合物的不同食物，对血糖的影响也有所不同，其影响程度可以用“食物血糖生成指数（GI）”来衡量。

食物血糖生成指数的定义是含50g可利用碳水化合物（即可被人体消化吸收）的食物与相当量的葡萄糖在一定时间（一般为2小时）中体内血糖反应水平的百分比值，一般把葡萄糖的血糖生成指数定为100。

GI反映的是食物与葡萄糖相比升高血糖的速度和能力，是衡量食物引起餐后血糖反应的有效指标。GI值大于70为高GI食物，GI值在55～70为中GI食物，GI值小于55为低GI食物。常见食物血糖生成指数见表2-2。

表2-2 常见食物血糖生成指数（GI）

食物类别	食物名称	GI	食物类别	食物名称	GI
糖类类	葡萄糖	100	豆类及其制品	黄豆（浸泡）	18
	绵白糖	84		豆腐（炖）	32
	蔗糖	65		豆腐干	24
	果糖	23		绿豆	27
	乳糖	46		蚕豆	17
	麦芽糖	105		扁豆	38
	蜂蜜	73		豌豆	42
	巧克力	49	蔬菜类	胡萝卜	71
谷类及其制品	小麦（整粒煮）	41		南瓜	75
	面条（小麦粉，扁粗）	46		山药	51
	面条（挂面，全麦粉）	57		芋头	48
	意大利面（精制面粉）	49		魔芋	17
	荞麦面条	59		花椰菜	15
	馒头（全麦粉）	82		西蓝花	15
	馒头（富强粉）	88		芹菜	15
	荞麦面馒头	67		黄瓜	15
	烙饼	80		茄子	15
	油条	75		莴笋	15

续表

食物类别	食物名称	GI	食物类别	食物名称	GI
谷类及其制品	大米饭（籼米，糙米）	71	蔬菜类	生菜	15
	大米饭（粳米，精米）	90		青椒	15
	玉米（甜，煮）	55		番茄	15
	大米粥	69		菠菜	15
	玉米面粥	50	水果类	苹果	36
	小米粥	60		梨	36
	燕麦片粥	55		桃	28
	即食燕麦粥	79		李子	24
	白面包	88		樱桃	22
	面包（全麦粉）	69		葡萄	43
	苏打饼干	72		葡萄干	64
薯类、淀粉制品	马铃薯	62		猕猴桃	52
	马铃薯泥	87		柑（橘子）	43
	炸薯条	60		柚	25
	甘薯（生）	54		菠萝	66
	甘薯（煮）	77		芒果	55
	藕粉	33		香蕉	52
	苕粉	35		西瓜	72
坚果	花生	14		哈密瓜	70
	腰果仁	25	混合食物	牛肉面	89
乳制品	牛奶	27.6		饺子（三鲜）	28
	脱脂牛奶	32		包子（芹菜猪肉）	39
	酸奶（加糖）	48		小麦粉肉馅馄饨	39

资料来源：《中国食物成分表（标准版）》第6版。

高GI食物摄入后消化快，吸收率高，引起血糖应答较快；而低GI食物的消化吸收相对较慢，转化释放葡萄糖较慢，引起的血糖峰值低，下降也相对较慢。所以，对糖尿病患者来说，进食高 GI 食物后，血糖升高快，血糖波动大，对于控制血糖不利，而低 GI 食物比较适合糖尿病患者。但需要注意的是，食物 GI 值除与其含糖的类型有关，还受到食物的物理性状，食物中所含其他成分（蛋白质、脂肪、膳食纤维等）及加工烹饪方式等因素的影响。例如，甘薯生食其 GI 值为 54，而煮熟后其中所含淀粉经过糊化更易被吸收，GI 值上升为 77。面粉做成的馒头 GI 值高达 88，但如果与猪肉、芹菜一起做成包子，其 GI 值降低为 39。因此，采用适当的烹饪方法及将不同食物合理搭配食用，能减缓碳水化合物的消化吸收。

需要指出的是，食物的选择不能只注重升糖指数。这里特别需要关注的是果糖，其 GI 值为 23，远低于蔗糖的 65，而且其代谢不依赖胰岛素，因此，果糖曾经被认为可以用作糖尿病患者的膳食补充剂和甜味替代品。

目前由玉米淀粉水解制成的果葡糖浆已成为人群摄入果糖的主要来源。高剂量果葡糖浆多以饮料的形式摄入，也常被应用于各类糖果、糕点。自从 20 世纪 60 年代末果葡糖浆作为蔗糖的替代品被大量应用后，美国肥胖率急剧上升。大量的动物和人群研究发现，长期大剂量果糖摄入会导致肝内和肝外的胰岛素抵抗，并可导致肥胖、2 型糖尿病、非酒精性脂肪肝、高尿酸血症及痛风等代谢性相关疾病。因此，糖尿病患者要特别避免过多的果糖摄入。

食物血糖生成指数主要反映的是食物升高血糖的速度和能力，对血糖的最终影响仍主要取决于食物中碳水化合物的含量。例如西瓜的血糖生成指数高达 72，但由于西瓜含水分较多，实际碳水化合物含量并不高，少量食用对血糖的影响并不大。因此，为了更好地反映食物总的血糖效应，哈佛大学的 Salmeron 教授提出了血糖负荷（GL）的概念。

GL= 某食物的 GI× 该食物实际碳水化合物含量（g）/100，GL 将食物升高血糖的速度和糖类含量结合起来评估食物总的血糖效应，是较为全面的指标。一般认为 GL 值小于 10 为低 GL 食物，GL 值在 10 ～ 20 为中 GL 食物，GL 值大于 20 为高 GL 食物。

仍以西瓜为例，西瓜和苏打饼干的 GI 值都是 72，但 100g 西瓜和饼干的碳水化合物含量差别极大。100g 苏打饼干含碳水化合物约 76g，GL=72×76/100=54.7，属于高 GL 食物；而 100g 西瓜所含碳水化合物一般不超过 8g，其 GL=72×8/100=5.76，属于低 GL 食物，两者的 GL 相差近 10 倍。食用同等重量的西瓜对血糖的影响程度比苏打饼干要小得多。可见在选择食物时不能只考虑其 GI 值，还应考虑到食物中碳水化合物含量的多少。常见食物血糖负荷（GL）见表 2–3。

表 2-3　常见食物血糖负荷（GL）

食物名称	GL（每 100g）	食物名称	GL（每 100g）
糯米饭	17.8	南瓜	5.9
大米饭	16.2	胡萝卜	5.5
白馒头	13.3	豆腐干	1.3
烙饼	14.7	洋葱	1.2
油条	9.4	花生	0.4
全麦面包	12.1	西瓜	9.9
荞麦面包	16.4	香蕉	8.1
小麦面条	11.8	菠萝	6.3
方便面	7.2	猕猴桃	6.2
米线	3.2	苹果	4.4
玉米面粥	9.4	橙子	4.4
小米（煮）	13.3	葡萄	4.3
马铃薯（煮）	11.0	草莓	4.3
栗子	10.7	梨	3.7
莲子	5.0	桃	3.1
芋头（蒸）	5.0	柚子	2.3
山药	4.4	樱桃	2.2
苏打饼干	13.7	李子	1.9
藕粉	6.9	全脂牛奶	1.5
绿豆	3.8	脱脂牛奶	2.6
四季豆	3.3	酸奶	2.3

资料来源：《中国食物成分表（标准版）》第 6 版。

将 GI 与 GL 结合起来选择食物，能同时兼顾食物中碳水化合物的质和量，从而综合考虑到食物对血糖的影响，对于科学、合理地指导糖尿病患者的饮食具有重要意义。

（三）适量的蛋白质摄入

蛋白质是机体组织的主要组成成分，人体的瘦体组织中含有大量蛋白质，骨骼中含有丰富的胶原蛋白，指（趾）甲及毛发也主要以角蛋白构成，从细胞器到细胞膜的各种细胞成分均离不开蛋白质。蛋白质也以各种形式如酶、激素、抗体、细胞因子、载体等生物活性物质参与机体各项活动、调节生理功能。蛋白质是生命的物质基础，是营养学最为重视的营养素之一。血清中多种蛋白（如白蛋白、前白蛋白、转铁蛋白）的水平也是人体营养状况的重要指标。因此，膳食治疗中应格外注意保证蛋白质摄入，避免因过度限制饮食导致蛋白质摄入不足的营养不良。

糖尿病患者的每日蛋白质需求量与健康成人的需求量［0.8 ～ 1.2g/（kg · d^{-1}）］无明显区别，也可按蛋白质占总能量的 15% ～ 20% 供给。对处于生长发育期的青少年或妊娠、哺乳、营养不良、消耗性疾病及合并感染等糖尿病患者可按 1.2 ～ 1.5g/（kg · d^{-1}）供给，对儿童可按照 2.0 ～ 3.0g/（kg · d^{-1}）计算，或按蛋白质占总能量的 20% 供给。

蛋白质的代谢产物如肌酐、尿素等主要通过肾脏排泄。许多糖尿病患者都伴有肾脏损害，当患者肾功能下降，出现肾小球滤过率明显降低或确诊糖尿病肾病时，为减轻肾脏负担，建议将蛋白质摄入量降低至 0.6 ～ 0.8g/（kg · d^{-1}）。大量临床研究表明合理的低水平蛋白质摄入量可延缓肾脏损害并保护剩余的肾脏功能。

此外，膳食中蛋白质的来源也很重要。动物蛋白含丰富的必需氨基酸，氨基酸模式符合人体需要，生物价值高，吸收利用率好；而植物蛋白（大豆蛋白除外）所含的氨基酸比例不佳，特别容易缺少赖氨酸、蛋氨酸、苏氨酸和色氨酸等必需氨基酸，消化利用率较低。不同种类的食物混合食用可使各种食物蛋白质所含的氨基酸在体内相互补充，以提高蛋白质的营养价值。建议膳食中优质蛋白，如畜肉中的瘦肉、禽肉、鱼类、蛋、乳、豆制品等，应占到总蛋白的 1/2 以上。

（四）适当限制脂肪及胆固醇摄入

脂肪最重要的功能为储存和提供能量，人体摄取的能量过多不能完全被利用时主要转变为脂肪储存在体内；脂肪分解产生能量可节约蛋白质；脂质是细胞膜的重要组成成分。

人体内的脂肪主要分布在皮下、腹腔和肌肉纤维之间，具有重要的生理功能。脂肪具有保护脏器、保温及润滑等作用；近年的研究还发现，脂肪组织可以分泌瘦素、脂联素、抵抗素、白细胞介素 –6、白细胞介素 –8、肿瘤坏死因子、胰岛素样生长因子等激素及细胞因子，参与机体代谢、免疫及生长发育调控。

食物中脂肪的主要形式为甘油三酯，是由一分子甘油和三分子脂肪酸组成。其主要区别在于脂肪酸组成不同，脂肪酸根据碳链长度的不同可将其分为：短链脂肪酸，含碳原子数小于 6；中链脂肪酸，碳链上碳原子数为 6 ～ 12，主要是辛酸（C8）和癸酸（C10）；长链脂肪酸，其碳链上碳原子数大于 12，一般为 14 ～ 24，如硬脂酸（C16）和棕榈酸（C18）。根据碳氢链饱和与不饱和键（碳氢双键）的不同可分为 3 类，即：饱和脂肪酸，碳氢链上没有不饱和键；单不饱和脂肪酸，碳氢链上仅有一个不饱和键；多不饱和脂肪酸，碳氢链上有两个及以上不饱和键。人体必需脂肪酸如亚油酸和 α- 亚麻酸等都是多不饱和脂肪酸，无法自身合成，必须从膳食中获取。

植物性食物中的甘油三酯不饱和程度高，常温下呈液态，被称为油；动物性食物的甘油三酯饱和程度高，常温下呈固态，被称为脂。食物中的脂肪除提供能量外，还能增加饱腹感，改善食物性状，促进食欲，同时提供必需脂肪酸和脂溶性维生素。

脂肪的能量密度高，每克脂肪可提供 9kcal 热量，远高于碳水化合物和蛋白质，过多的脂肪摄入容易造成超重或肥胖。脂肪组织在体内大量堆积会造成胰岛素抵抗并通过包含细胞因子介导的多种途径导致机体慢性炎症，这也正是 2 型糖尿病和代谢综合征的重要致病因素。

糖尿病患者因胰岛素分泌不足或胰岛素抵抗，体内脂肪合成减弱，分解加速，易发生脂质代谢紊乱。当膳食脂肪摄入过多时，易引起或加重高脂血症。脂质代谢紊乱，如血甘油三酯、低密度脂蛋白胆固醇升高，高密度脂蛋白胆固醇降低，是动脉粥样硬化、冠心病、脑卒中等心脑血管疾病的重要危险因素。

对于多数糖尿病患者而言，膳食脂肪提供的能量应占总能量的 20% ～ 35%，强调脂肪的质量重于比例。建议用多不饱和脂肪酸及单不饱和脂肪酸取代部分饱和脂肪酸。每日饱和脂肪酸提供的能量占比应少于 10%，并尽量避免反式脂肪酸的摄入。

反式脂肪酸是反式不饱和脂肪酸的简称。与碳氢双键上两个碳原子结合的两个氢原子在碳链的同侧，被称为顺式不饱和脂肪酸。反之，如果这两个氢原子分别在碳链的两侧，被称为反式不饱和脂肪酸。

氢化植物油是反式脂肪酸最主要的食物来源。它是将以不饱和脂肪酸为主的植物油催化加氢，从不饱和脂肪酸变成的饱和脂肪酸。在加氢过程中，部分不饱和脂肪酸从天然顺式结构转变成了反式不饱和脂肪酸。很多使用氢化植物油的食物如人造黄油、人造奶油、咖啡伴侣、西式糕点、薯片、炸薯条、珍珠奶茶等都含有反式脂肪酸。此外，植物油中的顺式脂肪酸在油炸、煎烤等高温加热后也可以部分转变为反式脂肪酸；反刍动物（如牛、羊）的脂肪组织及乳汁也存在少量天然反式脂肪酸。

饱和脂肪酸和反式脂肪酸都可升高血胆固醇、甘油三酯等，从而增加心脑血管疾病风险。优质脂肪，如单不饱和脂肪酸（油酸）及多不饱和脂肪酸（α- 亚麻酸、EPA、DHA 等），因其有降低血脂、调控炎症等作用，脂肪供能比可适当提高。

单不饱和脂肪酸摄入可占总能量的 10% ～ 20%。虽然多不饱和脂肪酸有降血脂和预防动脉粥样硬化等益处，但其含有较多的不饱和键，可增加机体氧化负担，也不宜过量摄入，一般不超过总能量的 10%。中国营养学会建议饱和脂肪酸、单不饱和脂肪酸、多不饱和脂肪酸所提供的能量占总能量比例分别为＜ 10%、10% 和 10%（即＜ 1∶1∶1），多不饱和脂肪酸中 ω–6/ω–3 脂肪酸的适宜比值为（4 ～ 6）∶1。常见膳食脂类来源见表 2–4。

表 2–4　常见膳食脂类来源

分类	亚组	代表性食物来源	推荐意见
脂肪	饱和脂肪酸	牛油、猪油、黄油、椰子油、棕榈油、可可脂	限制摄入
	单不饱和脂肪酸	橄榄油、茶油、菜籽油、鹅、鸭	推荐摄入
	多不饱和脂肪酸	鱼油、亚麻籽油、紫苏油、玉米油、葵花籽油、大豆油、花生油	适量摄入
	反式脂肪酸	人造黄油、人造奶油、咖啡伴侣、饼干、西式糕点、油炸食品、珍珠奶茶	限制摄入
类脂	胆固醇	动物脑、蛋黄、动物肾脏、动物肝脏、鱿鱼	限制摄入
	磷脂	广泛存在	/

（五）充足的维生素、矿物质

糖尿病患者因胰岛素分泌相对不足，糖原分解增加、糖异生作用增强、脂肪动员及分解代谢旺盛，对维生素特别是 B 族维生素（包括维生素 B_1、B_2、烟酸、泛酸、B_6、叶酸、B_{12} 等）需求增加。糖尿病患者往往主食和水果摄入量受限，易发生水溶性维生素摄入不足。高血糖的渗透性利尿作用易引起水溶性维生素随尿液流失，较易发生维生素缺乏。二甲双胍可影响维生素 B_{12} 的吸收，长期服用二甲双胍的患者易出现维生素 B_{12} 缺乏。糖尿病患者体内氧化作用增强，充足的维生素 C、维生素 E 及 β- 胡萝卜素能加强患者体内的抗氧化能力。补充 B 族维生素可改善患者的神经系统并发症；补充维生素 C 可改善微血管病变；供给足够的维生素 A 可以弥补糖尿病患者难以将胡萝卜素转化为维生素 A 的缺陷，从而改善视网膜病变。此外，因饮食结构问题，我国居民普遍存在维生素 D 摄入不足的情况。因此，摄入充足的维生素是糖尿病膳食治疗的重要原则。

镁参与胰岛素的生产和分泌，还与细胞内的胰岛素信号传递相关；三价铬参与葡萄糖耐量因子的组成，能增强胰岛素的作用；锌在胰岛素的合成与分泌中发挥重要作用，锌缺乏时胰腺和胰岛 β 细胞内锌浓度降低，胰岛素合成减少；锰可改善机体对葡萄糖的耐受性；锂能促进胰岛素的合成和分泌；硒参与谷胱甘肽过氧化物酶（GSH–Px）的组成，后者是机体重要的抗氧化物质，能防止氧自由基对肾小球、心肌细胞、视网膜等的损伤。糖尿病患者应适当增加镁、钙、铬、锌、硒等元素的供给，保证矿物质供给满足机体的需要。但应限制钠盐摄入，以预防和减轻高血压、动脉硬化和肾功能不全等糖尿病并发症。

不同食物中所含维生素、矿物质不同，这就要求食物种类丰富并进行合理搭配。许多糖尿病患者饮食受限，特别是老年人尤其容易因进食量不足，食物品种单调引起维生素、矿物质等营养素缺乏，需要格外注意膳食中的食物搭配，必要时也可考虑营养素补充剂。

（六）丰富的膳食纤维

膳食纤维是指植物中天然存在的、提取的或合成的多糖类聚合物，也属于碳水化合物的范畴。膳食纤维不能直接被人体消化吸收，但对人体有重要健康意义。根据其溶解性分为不可溶性膳食纤维（纤维素、半纤维素、木质素等）和可溶性膳食纤维（果胶、树胶等）。多年来的研究已经证实膳食纤维具有维持人体肠道功能，调节血糖、血脂及降低心血管疾病、部分肿瘤发病率等作用，因此也被称为人类的“第七大营养素”。

膳食纤维的作用包括以下几点。

1. 产生饱腹感，减慢消化、吸收过程

膳食纤维中的可溶性膳食纤维，如果胶、树胶等具有较强的黏性，能够形成高黏度的溶液。可溶性膳食纤维及半纤维素吸水能力强，吸水后形成的高黏度溶胶或凝胶能在胃中延迟胃的排空，产生饱腹感，减少进食量。膳食纤维可使小肠内容物黏度增高，阻碍肠道内食物与消化酶的混合，减慢消化、吸收的过程。此外，膳食纤维还有助于增强胆盐、胆固醇的排泄，阻断其肠肝循环，从而减少脂肪及胆固醇吸收。对糖尿病患者而言，摄入丰富的膳食纤维有助于减轻体重及改善血糖、血脂。

2. 调节肠道微环境

膳食纤维虽无法被人体消化，但在结肠可被有益细菌分解发酵，产生大量短链脂肪酸，如丁酸、丙酸、乙酸等，短链脂肪酸是结肠黏膜上皮细胞重要的能量物质，有利于维持上皮细胞的代谢和更新，调节肠道功能。短链脂肪酸及其代谢产物可降低肠道的 pH 值，有利于肠道内有益细菌如双歧杆菌、乳酸菌等的生长繁殖，阻碍有害细菌增殖，从而维持和改善肠道微环境。

3. 改善便秘

膳食纤维有很强的吸水性、保水性和膨胀性，这些特点可增加人体粪便的体积，软化粪便。膳食纤维在小肠中很难被消化吸收，进入到结肠后可被肠道细菌部分或完全酵解，能产生甲烷、二氧化碳、氢气等气体，可刺激肠道，促进肠蠕动，从而缩短食物残渣在肠内的存留时间，加快粪便的排出。充足的膳食纤维摄入对于慢传输型便秘、排便障碍型便秘、混合型便秘等功能性疾病均有较好的预防及治疗效果。糖尿病患者以中老年居多，往往伴随便秘，每天保证膳食纤维摄入有助于缓解便秘。

糖尿病患者的膳食纤维摄入量应达到甚至超过健康人群的推荐摄入量。但膳食纤维摄入过多可能增加肠道产气而引起腹胀、肠蠕动增加甚至肠痉挛等不适。此外，膳食纤维可以络合无机盐离子，特别是二价盐离子，如铁、铜、锌、钙，从而影响其吸收。建议每日膳食纤维摄入量为 25 ～ 36g 或 12 ～ 14g/1000kcal。

（七）限制饮酒

酒精是高能量食物，但除产生热量外并不能提供人体必需的营养素。大多数人在喝酒的同时往往会摄入过量的食物，特别是高油脂的食物，可导致能量摄入过多，造成超重或肥胖，这也是导致 2 型糖尿病的重要因素。酒精吸收和代谢较快，但不能较长时间维持血糖水平。酒精可使糖负荷后的胰岛素分泌增加，接受胰岛素、降糖药治疗的病人饮酒后容易发生低血糖。所以，糖尿病患者尤其应避免空腹饮酒。长期饮酒会引起肝功能受损，还可降低脂肪在体内的消耗率。酒精的中间代谢产物乙醛具有细胞毒性，可造成 DNA 损伤，酒精被世界卫生组织国际癌症研究机构（IARC）定义为Ⅰ类致癌物，是多种恶性肿瘤如肝癌、食道癌、结直肠癌、口腔癌的重要致病因素。因此，糖尿病患者最好戒酒，血糖控制不佳的糖尿病患者更不应饮酒。

对于无法戒酒的患者，如血糖控制良好可少量饮酒，但需严格控制饮酒量。《中国 2 型糖尿病防治指南（2020 年）》建议男性每天饮入酒精量不超过 25g，女性不超过 15g，每周饮酒不超过 2 次。25g 酒精对应的饮酒量，以酒精含量 53% 的白酒计算，为 58mL；如果喝的是红酒，以酒精含量 13% 计算，为 260mL；而如果为啤酒，以酒精含量 3.5% 计算，为 890mL。

（八）个体化的膳食模式

我国地域辽阔，各地地理因素、经济条件、饮食习惯不同，膳食模式差异较大。对不同的糖尿病患者来说，碳水化合物、脂肪、蛋白质也没有固定的完美比例。因此，在控制总热量摄入的基础上，膳食强调个体化，患者可以根据地域特点及饮食习惯灵活选择适合自身的膳食模式。目前，比较适合糖尿病患者的膳食模式主要有以下几点。

1. 地中海饮食

地中海饮食是以意大利、希腊为代表的地中海地区居民所特有的膳食模式。其特点包括：膳食富含植物性食物，如蔬菜、水果、全谷类、豆类和坚果等；食物的加工程度低，新鲜度高，以食用当季和当地产的食物为主；每周食用适量鱼、禽肉和蛋，每月只吃几次畜肉；脂肪提供能量占膳食总能量比值在25%～35%，橄榄油是主要的食用油，饱和脂肪酸只占7%～8%；每天食用适量奶酪和酸奶；适量饮用红酒。地中海饮食已被大量研究证实具有改善胰岛素敏感度、降血糖、降血脂、减缓代谢综合征发展、保护心脑血管和肾脏系统等多种健康益处。

2. DASH 饮食

DASH 饮食也称得舒饮食，该饮食由美国的一项大型高血压防治计划发展出来，在这项计划中发现，饮食中如果能减少油脂摄入（特别是富含饱和脂肪酸的动物性油脂），摄食足够的蔬菜、水果、低脂（或脱脂）奶，以维持足够的钾、镁、钙等离子的摄取，可以有效地降低血压。其饮食原则是多吃全谷食物和蔬菜，这类食物富含纤维、钙、蛋白质和钾，有助于控制或降低高血压。适度吃畜肉中的瘦肉、禽肉和鱼类，限制富含饱和脂肪酸的肥肉、全脂奶制品、棕榈油等部分植物油、糖果及含糖饮料、食盐的摄入。DASH 饮食虽然是为降低血压设计的，但大量研究发现，该饮食模式同样具有减重，改善代谢综合征，特别是降低心脑血管疾病风险等健康益处。

在由《美国新闻与世界报道》主办，全美各大学及研究机构的营养学、糖尿病、心脏病、减重、人类行为等方面的专家评选的“全球最佳饮食”榜单中，地中海饮食与 DASH 饮食交替上榜，常年占据最受推荐的健康饮食榜首。

3. 东方健康膳食模式

上述膳食模式都以西方饮食为基础设计，并不一定适合中国人。有鉴于此，2020 年上海瑞金医院的宁光院士就提出：“江南饮食”是更适合中国人的健康膳食模式。而《中国居民膳食指南科学研究报告（2021）》中也第一次提到“江南地区饮食模式”，认为以江浙沪地区为代表的膳食模式可以作为东方健康膳食模式的代表。

东方健康膳食模式的主要特点是：清淡少盐，食物多样，谷物为主，蔬菜水果充足，鱼虾等水产品丰富，奶类豆类丰富，并具有较高的身体活动量。

以上三种饮食都属于平衡膳食，其共同的特点是多吃全谷食物和新鲜蔬菜水果，较少摄入畜肉（也被称为红肉）而代之以鱼虾、禽肉等白肉，限制饱和脂肪酸摄入而以单不饱和脂肪酸及适量多不饱和脂肪酸为主要脂肪来源。糖尿病患者可以根据以上原则结合地域特点及自身饮食习惯设计适合自己的糖尿病膳食。

4. 低血糖生成指数饮食

该饮食的特点是在食物选择中有意识地选择低血糖生成指数食物（GI ≤ 55）的膳食结构。由于主食是碳水化合物的最主要来源，因此该饮食特别强调在主食中以全谷物及杂豆类替代精制米面，并减少精制碳水摄入。严格限制简单糖、添加糖的摄入，包括高糖水果与果汁等。有研究表明，低 GI 饮食对血糖、血脂、胰岛素抵抗及体重都具有有益的影响，特别是对于糖尿病患者的餐后血糖及 HbA1c 具有显著的改善作用。

5. 低碳水化合物饮食

低碳水化合物饮食是一种治疗性膳食，对于采用平衡膳食血糖控制不佳的患者，可以尝试该膳食模式。目前对于低碳水化合物饮食的定义并不一致，从碳水化合物占每日能量摄入的 4% 至 40% 不等。《中国低碳医学联盟低碳饮食专家共识（2020 年）》建议的低碳水化合物饮食是指每日碳水化合物摄入量小于 150g，且碳水化合物供能占总能量比小于 26% 的饮食。根据脂肪和蛋白质的比例不同，低碳水化合物饮食可以分为低碳水化合物高蛋白饮食和低碳水化合物高脂肪饮食。其区别主要在于低碳水化合物高蛋白饮食中蛋白质和脂肪供能比分别为 30% ～ 60% 和 20% ～ 30%，而低碳水化合物高脂肪饮食中蛋白质和脂肪的供能比为 20% ～ 30% 和 30% ～ 60%。

极低碳水化合物饮食则对碳水化合物限制更为严格：每日摄入＜ 50g。近年来颇受关注的生酮饮食即是一种高脂肪摄入的极低碳水化合物饮食。生酮饮食每天摄取碳水化合物仅 20 ～ 50g，模拟代谢组织的空腹状态，通过脂肪代谢诱导酮体产生，将主要的热量来源从碳水化合物转移到脂肪，由脂肪提供 80% ～ 90% 的热量。

低碳水化合物饮食通过减少碳水化合物摄入，并相应增加脂肪与蛋白质供能比，通过改变机体代谢状态，能达到减轻体重、降低高胰岛素血症发生率、改善胰岛素抵抗的效果，对于许多代谢相关疾病都能在短期内起到改善效果。加之该方法饱腹感强，利于患者接受，因而近来广受欢迎。

但是，低碳水化合物饮食是一种治疗性饮食而非平衡膳食。过高的蛋白质摄入会加重肾脏负担；而大量脂肪尤其是饱和脂肪酸的摄入可能导致血脂升高，并影响尿酸排泄，导致高尿酸血症甚至痛风发作。而碳水化合物的严格限制也会导致低血糖、酮症酸中毒风险增加。同时因食物品种受限，容易发生部分营养素如膳食纤维、维生素C、叶酸等缺乏和肠道菌群紊乱。患者应在医护人员、营养师等专业人士指导下实施并加强监测。

因此，低碳水化合物饮食比较适合伴有超重或肥胖的2型糖尿病患者，但对于酮症酸中毒风险较高的1型糖尿病患者应格外谨慎使用。也不推荐用于青少年、孕期和哺乳期妇女及老年人。

近年来，低碳水化合物尤其是极低碳水化合物饮食的长期应用风险逐渐引起重视。有研究显示长期生酮饮食会引起尿钙升高，酸化尿液，增加肾结石形成的风险。而长期的高脂肪摄入除引起血脂异常外，也可导致肝脏脂肪变性甚至纤维化。血脂尤其是低密度脂蛋白胆固醇的增加长期来看也会造成心血管疾病风险增加。最近有动物实验发现长期生酮饮食诱导大鼠心肌肥大，心肌脂质和胶原含量增高，氧化应激标志物增多。可见，对极低碳水化合物饮食的长期安全性尚存争议，不推荐长期应用。

（九）合理的餐次分配

定时定量进餐有助于糖尿病患者发现自身血糖变化规律及餐后血糖与饮食间的关系，也利于医生根据血糖情况对治疗方案进行调整。合理的餐次应根据病情、用药时间、血糖变化规律等情况，结合患者的饮食习惯合理分配餐次。建议至少一日3餐，可按早、午、晚各占1/3，或1/5、2/5、2/5，或3/10、4/10、3/10的能量比例分配，做到定时、定量。口服降糖药或注射胰岛素后易出现低血糖的患者，应在正餐之间加餐2～3次。

在饮食总能量不变的前提下，少量多餐能明显降低非胰岛素依赖型糖尿病患者餐后血糖的波动，有助于预防餐后高血糖及两餐间低血糖的发生，并可以改善患者的糖耐量。糖尿病患者的餐次安排应综合考虑患者的病情、用药、运动情况、饮食习惯等因素，最好与医生或临床营养师充分沟通后进行个体化的安排。

第二节　糖尿病膳食食物选择与搭配

根据食物的营养特点，《中国居民膳食指南（2022）》将其大致分为五大类：谷类（谷薯及杂豆类）、蔬菜水果类、动物性食品（畜、禽、水产、蛋、奶）、大豆及坚果类及纯能量食物（食用糖、烹调油）。没有一种食物能完美提供人体所需的各种营养素，不同食物的搭配方能满足机体的健康需求。

食物多样既是平衡膳食的要求，也是营养均衡的保证。《中国居民膳食指南（2022）》建议每日摄入12种，每周摄入25种以上食物。其中谷类、薯类、杂豆类的食物品种数平均每天3种以上，每周5种以上；蔬菜、菌藻和水果类的食物品种数平均每天4种以上，每周10种以上；畜肉、禽肉、水产、蛋类的食物品种数平均每天3种以上，每周5种以上；奶、大豆、坚果类的食物品种数平均每天2种，每周5种以上。烹调油和调味品不计算在内。按照一日三餐食物种类分配，建议早餐摄入3～5种食物，午餐摄入4～6种食物，晚餐摄入4～5种食物，另外可增加零食1～2种（水果或坚果为宜）。

糖尿病患者与健康人群相比，常常伴有糖类、脂肪、蛋白质等物质代谢紊乱，也常见维生素、矿物质缺乏。在食物选择上除注意多样化外，还需考虑食物对血糖、血脂等的影响，对易于缺乏的营养素要注意从含量丰富的食物中获取。此外，糖尿病的并发症如糖尿病肾病、糖尿病神经病变、糖尿病眼病等都对营养有特殊的需求，也应在膳食中加以考虑。

本节将介绍不同种类食物的营养特点和对糖尿病患者的影响，并从糖尿病防治的角度给出食物选择、搭配的建议。

一、谷类的营养特点

人类的主食一般都是“谷物”。在我国，“谷物”包括了大米、小麦、小米、大豆等及其他杂粮。并不单指禾本科植物的种子。一般来说，“谷物”可大体分为三类：

1. 禾谷类

禾谷类包括稻类（籼稻、粳稻、糯稻等）、麦类（小麦、大麦、燕麦、黑麦、青稞等）、玉米、高粱、粟、黍、黄米、荞麦等。

2. 豆菽类

豆菽类包括大豆、蚕豆、豌豆、绿豆、红小豆、芸豆、鹰嘴豆等，除大豆外的豆类统称为杂豆。

3. 薯类

薯类包括甘薯（也称红薯或白薯）、马铃薯、山药、芋头、木薯等。

按照习惯说法，除大米和面粉为细粮外，其余的统称为粗粮、杂粮。除大豆因含蛋白质丰富归为蛋白类食物，且一般作为菜品食用外，其他各类“谷物”一般作为主食摄入。

谷薯类食物富含碳水化合物，是提供机体所需能量的最主要和最经济的食物来源。谷类蛋白质含量一般在 7.5% ～ 15%，也是我国居民重要的蛋白质来源。但由于必需氨基酸组成不合理，特别是赖氨酸含量低，其蛋白质营养价值低于动物性食物。谷类脂肪含量较低，一般为 1% ～ 4%，燕麦及小米等谷物脂肪含量略高，主要为不饱和脂肪酸。同时，谷薯类食物也是膳食纤维、B 族维生素、矿物质特别是钾、镁的重要来源。适量的谷薯类摄入对维持人体健康具有重要意义。

我国谷物特别是禾谷类普遍存在过度加工的问题，在加工过程中去掉了谷皮、糊粉层和胚芽，从而损失了大量维生素、矿物质和膳食纤维，剩余部分以富含淀粉的胚乳为主，也就是俗称的“精米白面”，碳水化合物含量一般在 70% ～ 80% 以上。而全谷物是指经过清理但未经进一步加工，保留了完整颖果结构的谷物籽粒；或虽经碾磨、粉碎、挤压等方式加工，但皮层、胚乳、胚芽的相对比例仍与完整颖果保持一致的谷物制品。全谷物一般消化吸收较精米白面缓慢，饱腹感强，有利于降低餐后血糖，维持血糖稳定。我国常见的粗杂粮一般都属于全谷物，但是“粗粮细做”可能会损失部分营养成分，或加快食物的消化吸收，降低了粗杂粮的健康价值。增加全谷物的摄入，有利于降低 2 型糖尿病、心脑血管疾病的发病风险。国外有研究发现，在每日膳食中用糙米替换 50g 白米就可显著降低糖尿病的发病风险。而一项针对肥胖 2 型糖尿病患者进行的研究显示，用燕麦替代部分主食可显著降低患者体重、空腹血糖、餐后 2 小时血糖、HbA1c、甘油三酯及胆固醇。

杂豆类含 50% ～ 60% 的淀粉，蛋白含量约 20%，尤其是富含谷类蛋白中缺乏的赖氨酸，与谷类搭配食用，可以起到蛋白质互补作用，增加人体对蛋白质的吸收利用。杂豆类 B 族维生素、矿物质等含量较高，作为主食是谷类的良好补充。杂豆类富含膳食纤维，升糖指数低，还能增加饱腹感，减少食物摄入量，有助于血糖及体重控制。国外有研究表明用杂豆替代部分红肉作为蛋白质来源可显著降低 2 型糖尿病患者空腹血糖、胰岛素、甘油三酯及 LDL–C 水平。

我国常见薯类食物主要是马铃薯（别称土豆、洋芋）、甘薯（别称红薯、红苕、番薯、山芋等）、芋头、山药、魔芋等。薯类食物含水量可高达 60% ～ 80%，淀粉含量为 10% ～ 30%（主要是直链淀粉）。薯类一般含蛋白质、脂肪较低，富含膳食纤维、维生素 C、β– 胡萝卜素、钾等。部分薯类如芋头、魔芋等还含有多种对健康有益的多糖类化合物。

薯类单位重量的热量一般低于谷物，饱腹感强，含有的多种成分对健康有益。已有大量证据表明，以薯类替代精制米面有助于控制体重，降低血糖、血脂等，还对结直肠癌具有良好的预防作用。薯类既类似粗粮，又有蔬菜的部分特点。其中，马铃薯、芋头、山药是我国居民餐桌上常见的“蔬菜”。但考虑到薯类以淀粉为主要营养成分，仍应被作为主食对待。如不相应减少其他食物摄入，将薯类当作蔬菜大量食用，或将炸薯片、薯条等脂肪含量过高的薯类食物当作零食过量食用，容易导致摄入热量过多，不利于身体健康。

主食是碳水化合物的主要来源，与血糖关系最为密切。在控制碳水化合物总量的前提下建议优先选择低 GI、低 GL 食物。选择主食时可适当增加全谷物、杂豆及薯类食物，减少精加工谷类的摄入，粗细搭配有利于餐后血糖的控制。《中国居民膳食指南（2022）》建议成年人每日摄入谷薯类食物 250 ～ 400g，其中全谷物及杂豆类 50 ～ 150g，薯类 50 ～ 100g，建议糖尿病患者每日全谷物及杂豆的摄入占到主食总量的 1/4 ～ 1/2。

二、畜肉、禽肉、水产、蛋类食物的营养特点

畜肉、禽肉、水产及蛋类是我国居民主要的动物性食物，其营养特点是富含优质蛋白质、脂类、脂溶性维生素、B 族维生素和矿物质等。这类食物蛋白质含量较高，含有全部的必需氨基酸且氨基酸组成符合人体需要，吸收利用率高，是优良的蛋白质来源。动物性食物一般含碳水化合物极少，主要以糖原形式存在于肌肉中，适量食用对血糖影响较小。

（一）畜肉类

畜肉包括各类哺乳动物的肉和内脏，因颜色多呈暗红色，也称“红肉”。畜肉蛋白质含量一般在 10% ～ 20%，富含人体必需氨基酸，而且在种类和比例上接近人体需要，易消化吸收，蛋白质营养价值很高，为优质蛋白质。但牲畜皮肤及筋腱子中的蛋白质主要是胶原蛋白和弹性蛋白，其必需氨基酸组成不均衡，色氨酸、酪氨酸、蛋氨酸含量很少，蛋白质的利用率低。畜肉、禽肉在水煮时，溶于水中的含氮物质被称为“含氮浸出物”，主要包括氨基酸、肽类、核苷酸、嘌呤碱、肌酸、肌酐等，含氮浸出物越多，肉汤越浓香，它们是鲜味的重要来源。

畜肉中碳水化合物较低，一般为 0 ～ 9%。畜肉类脂肪含量范围较大，常见家畜中以猪肉最高，平均可达 30% 以上；其次为羊肉，达 20% 以上；牛肉较低，一般不超过 10%；兔肉只有 0.5% ～ 2%。畜肉脂肪以饱和脂肪酸为主，不饱和脂肪酸含量低。畜肉含胆固醇较多，其中肥肉胆固醇含量高于瘦肉，内脏含量更高，如猪脑的胆固醇含量高达 2571mg/100g。值得注意的是，牲畜不同部位营养成分差别较大。如肥猪肉脂肪含量达 90%，五花肉含脂肪 35.3%，猪前肘含脂肪 31.5%，猪里脊肉含脂肪 7.9%。牛五花肉含脂肪 5.4%，瘦牛肉含脂肪 2.3%。

畜肉中B族维生素、维生素A含量较为丰富，内脏特别是肝脏中含量尤高。畜肉中的铁以血红素形式存在，消化吸收率高，是良好的铁来源，此外畜肉中钾、磷等元素含量也较为丰富。肝脏中除铁含量较高，铜、锌等元素含量也较为丰富。

（二）禽肉类

禽肉指鸡、鸭、鹅等家禽的肉及内脏。禽肉蛋白质含量一般为16%～20%，也属于优质蛋白，常见家禽中以鸡肉蛋白质含量最高，达20%；鹅肉次之，约为18%；鸭肉较低，约为16%。禽肉脂肪含量低于畜肉，鹅肉脂肪含量最多，约为11.2%；鸭肉次之，约为7.5%；鸡肉与鸽肉最少，在2.5%左右。且禽肉饱和脂肪酸含量较畜肉低，脂肪构成以油酸为主，其次为亚油酸、棕榈酸，其中亚油酸（必需脂肪酸）占脂肪的20%左右。内脏饱和脂肪酸和胆固醇含量较高，禽肝中胆固醇含量在350mg/100g左右。禽肉B族维生素、维生素A含量较为丰富，内脏比肌肉含量高。禽肉铁含量不及畜肉，但仍是铁的良好食物来源，特别是肝脏中铁含量较高。禽肉结缔组织较柔软，脂肪分布均匀，含氮浸出物较多，所以禽肉比畜肉鲜嫩味美，易于消化。

（三）水产

我国水产主要包括鱼类、虾蟹（甲壳）类及贝类。根据产地不同又可分为淡水水产及海水水产。

1. 鱼类

水产中鱼类占较大比例，是最常被人们食用的水产品种。鱼类蛋白质含量一般为15%～25%。鱼类肌肉组织中肌纤维细短，水分含量较多，因此柔软细嫩，较畜肉、禽肉更易消化。鱼肉含有人体必需的各种氨基酸，尤其富含亮氨酸和赖氨酸，但多数鱼类缬氨酸含量较低。鱼类的碳水化合物含量极低，鱼脂肪含量一般为1%～10%。鱼的种类不同，脂肪含量差别也较大，如常见的鳙鱼（胖头鱼、花鲢）脂肪含量仅为2.2%，草鱼脂肪含量约5.2%，而鳗鲡（鳗鱼、河鳗）脂肪含量可达10.8%。

鱼类脂肪多由不饱和脂肪酸组成（约80%），其中的ω-3脂肪酸，如二十碳五烯酸（EPA）和二十二碳六烯酸（DHA），有降低血脂、防治动脉粥样硬化、抗癌等作用。这类脂肪酸一般在淡水鱼类中含量较少，而在深海鱼，特别是三文鱼、鲑鱼、沙丁鱼等富含脂肪的鱼类中含量丰富，是优质的脂肪来源。鱼类中胆固醇含量为100mg/100g左右，但鱼籽中含量较高，应避免过多摄入。

鱼类钙含量较畜肉、禽肉高，是钙的较好来源。海鱼中含碘较为丰富。鱼类也是维生素 A、D 的重要来源，特别在海鱼的肝脏中很高。鱼类还含有较丰富的维生素 B_2、B_1 及维生素 E，但几乎不含维生素 C。

2. 虾蟹及贝类

虾蟹及贝类富含优质蛋白，蛋白质含量在 20% 左右，而脂肪含量较畜肉、禽肉及鱼类更低。蟹肉中维生素 A 含量丰富，维生素 B_1、B_2 含量比鱼肉高 6 ～ 10 倍。虾皮、虾米等钙含量极高，是钙的良好食物来源。贝类含有丰富的钙、锌、铜、钴等元素，牡蛎更是常见食物中锌含量最高的。海产虾蟹及贝类一般也富含碘。

（四）蛋类

日常食用的蛋类包括鸡、鸭、鹅及鹌鹑蛋等。蛋类含蛋白质一般在 10% 以上。全鸡蛋蛋白质含量为 12.8%，蛋清中较低，蛋黄中较高。鸡蛋蛋白质含有人体所需的各种氨基酸，且氨基酸模式与人体组织蛋白质模式十分相近，容易消化吸收，是最理想的天然优质蛋白质。在评价食物蛋白质营养价值时，常以鸡蛋蛋白质作为参考。

蛋类所含脂肪的 98% 集中在蛋黄内，蛋清脂肪含量极少。蛋类胆固醇含量很高，主要集中在蛋黄。全鸡蛋胆固醇含量为 585mg/100g，而鸡蛋黄中达 1510mg/100g。血胆固醇高的患者应避免过多的蛋黄摄入。蛋黄是磷脂的良好食物来源，蛋黄中的磷脂主要是卵磷脂和脑磷脂，除此之外还有神经鞘磷脂。卵磷脂具有降低血胆固醇的作用，并能促进脂溶性维生素的吸收。

蛋类维生素含量较为丰富，而且种类较为齐全，包括所有的 B 族维生素、维生素 A、维生素 D、维生素 E、维生素 K 和微量的维生素 C。绝大部分的维生素都集中在蛋黄内。蛋类的矿物质主要存在于蛋黄内，蛋清中含量极低。其中以磷、钙、钾、钠含量较多，如磷为 240mg/100g，钙为 112mg/100g。此外还含有丰富的铁、镁、锌、硒等矿物质。可见，蛋类中绝大多数营养素都集中在蛋黄内，为保证营养，食用蛋类时最好以整蛋摄入为佳。为避免脂肪、胆固醇等摄入过多，一般每日 1 个鸡蛋的量即可。

目前我国多数居民摄入畜肉（红肉）较多，禽肉和水产品相对较少。畜肉中除含有较多饱和脂肪酸的不利因素外，近年来还发现经常吃红肉可以使体内氧化三甲胺（TMAO）水平升高，而高水平的 TMAO 与心脑血管疾病风险增加密切相关。红肉及动物内脏中含有丰富的肉碱，肠道细菌可以将其转化为 TMAO。研究显示，TMAO 可以增加胆固醇在动脉血管壁的沉积，还能与血小板相互作用，从而增加心脏病和中风等疾病的风险。糖尿病患者很多都伴有血脂异常，也是心脑血管疾病的高危人群，适当增加水产、禽肉的摄入，减少畜肉特别是肥肉的摄入，有利于糖尿病患者的整体预后。根据《中国居民膳食指南（2022）》的建议，成人糖尿病患者每天平均摄入水产类 40 ～ 75g，畜禽肉类 40 ～ 75g，蛋类 40 ～ 50g，平均每天摄入这些动物性食物总量为 120 ～ 200g。

三、蔬菜的营养特点

蔬菜是人类膳食中的重要组成部分，具有重要的健康价值。蔬菜按其品种大致分为叶菜类、瓜茄类、根茎类、鲜豆类、花芽类及菌藻类，所含营养素因其种类不同，差异较大。蔬菜富含维生素、矿物质、膳食纤维等营养成分，还含有许多风味物质及植物化学物，对促进消化液分泌、增进食欲、刺激肠道蠕动、调节机体酸碱平衡及维持肠道微生态都具有重要意义。

大部分蔬菜含水分较多，所含热量相对较低。蔬菜蛋白质含量很低，一般为 1% ～ 2%，鲜豆类平均可达 4%，但晒干的蘑菇蛋白质可达 20%。大部分蔬菜所含必需氨基酸中赖氨酸、蛋氨酸含量较低，不属于优质蛋白，故蔬菜不是人类蛋白质的主要来源。蔬菜脂肪含量极低，大多数蔬菜脂肪含量不超过 1%。蔬菜中碳水化合物含量一般为 4% 左右，但根茎类蔬菜（如马铃薯、芋头、莲藕、山药等）可达 20% 以上，除淀粉外，蔬菜中还含有少量单糖及无法被人体消化吸收的膳食纤维。蔬菜的膳食纤维含量在 1% ～ 3% 之间，包括纤维素、半纤维素、木质素等，是食物中膳食纤维的主要来源。

蔬菜是各类维生素最重要的来源。其中瓜茄类维生素含量较多，其次为叶菜类，根茎类含量较低。一般绿叶蔬菜和豆类蔬菜中含 B 族维生素较多。而 β 胡萝卜素在各种绿色、黄色及红色蔬菜中含量较多，如胡萝卜、菠菜、辣椒、南瓜等，胡萝卜素在人体内可转化成有生物活性的维素 A 原及维生素 A。各种绿叶蔬菜中维生素 C 含量丰富，其次是根茎类蔬菜，而冬瓜、黄瓜等蔬菜中的含量相对较少。因动物性食品中除肝、肾含少量维生素 C 外，其他肉类基本不含维生素 C，人体所需的维生素 C 主要由蔬菜和水果供给。绿叶蔬菜和豆类中维生素 E 的含量丰富，此外蔬菜中还含有丰富的维生素 K、泛酸、叶酸等人体必需的维生素。

蔬菜中含有丰富的无机盐，如钙、磷、铁、钾、钠、镁、铜等，其中以钾含量较多，钙、镁含量也较丰富，是无机盐的重要来源。这些无机盐最终代谢产物为碱性，对维持机体的酸碱平衡起重要作用。绿叶蔬菜（如油菜、菠菜、雪里蕻、苋菜）含钙、铁比较丰富，但蔬菜中的草酸可结合食物中的钙和铁，因此蔬菜中钙、铁的吸收利用率较低。食用含草酸多的蔬菜时，可先在开水中汆烫，以去除部分草酸，减轻对矿物质吸收的影响。

此外，蔬菜中还含有多种植物化学物。植物化学物是植物在代谢中产生的低分子代谢产物，虽然并非传统的营养成分，但大量研究表明植物化学物具有抑制肿瘤，抗氧化，调节血压、血脂、血糖，抑制炎症，免疫调节和抗微生物等多种生物活性，对人体健康具有积极作用。常见蔬菜所含植物化学物主要有有机硫化物、单萜类、类胡萝卜素、植物固醇、皂苷、芥子油苷、多酚、蛋白酶抑制剂等。如胡萝卜中类胡萝卜素含量丰富，约为4.82mg/100g；绿叶蔬菜如芹菜、菠菜、莴苣、苋菜等含有丰富的皂苷及类胡萝卜素；萝卜、胡萝卜、大头菜等蔬菜的类胡萝卜素、硫代葡萄糖苷含量相对较高；许多十字花科蔬菜如白菜、芥菜、甘蓝类（结球甘蓝、球茎甘蓝、紫甘蓝、花椰菜、西蓝花）等含有芥子油苷；葱蒜类如大蒜、大葱、洋葱、韭菜等含有含硫化合物及一定量的类黄酮、皂苷类等，如洋葱富含槲皮素，新鲜大蒜中富含大蒜素；番茄中含有丰富的番茄红素；辣椒富含辣椒素和辣椒红色素等；食用菌类富含各种活性多糖，香菇中还有一定量硫化物。这些植物化学物除了能提供独特的风味，也在慢性病的防治和促进健康方面发挥重要作用。

除新鲜蔬菜外，我国很多地区都有制作及食用酸菜、腌菜、酱菜等蔬菜制品的习惯。这些制作方法可增加蔬菜风味，但加工过程中会造成部分营养素如水溶性维生素（特别是维生素C、叶酸）的损失，同时容易造成食盐摄入增加，建议适量食用以免对健康造成不良影响。

蔬菜（部分根茎类蔬菜除外）一般升糖指数低，其富含的膳食纤维、维生素、植物化学物等多种成分有助于减轻体重及血糖、血脂控制。已有国外的研究表明，蔬菜摄入量与2型糖尿病患者的HbA1c水平呈负相关。随着绿色蔬菜摄入增加，患者的HbA1c水平呈下降趋势，蔬菜摄入量≥200g/d的糖尿病患者其HbA1c、血清甘油三酯均显著低于摄入量＜100g/d的患者。

《中国居民膳食指南（2022）》建议健康成人每日蔬菜摄入量为300～500g，糖尿病患者不应低于此剂量，建议达到每日500g。注意蔬菜品种多样，每天建议达到5种以上。由于深色（包括深绿色、紫红色、红色、橘红色）蔬菜的维生素、抗氧化物质及植物化学物含量一般高于浅色蔬菜，如果深色蔬菜能占到一半以上则对健康更为有益。

四、水果的营养特点

新鲜水果的营养素种类与蔬菜相似，也是膳食中维生素、矿物质、膳食纤维的重要来源。根据果实品种及特征，一般可分为核果类、仁果类、浆果类、瓜果类、柑橘类等。

新鲜水果水分含量多，蛋白质及脂肪含量较低，一般不超过1%。水果中所含碳水化合物在6%～28%，主要是葡萄糖、果糖及蔗糖，不同种类甚至同种水果的不同品种均有较大差异。核果类如桃、李、杏及柑橘类以含蔗糖为主；仁果类如苹果、梨、枇杷以含果糖为主；浆果类如葡萄、草莓、猕猴桃等则富含葡萄糖和果糖。

水果富含纤维素、半纤维素和果胶等膳食纤维，尤其是可溶性膳食纤维的重要来源。新鲜水果中含维生素C和胡萝卜素较多，而维生素B_1、维生素B_2含量较少。鲜枣、猕猴桃、柑橘、草莓中维生素C含量丰富，而许多橙黄色水果如芒果、柑橘和杏等含β胡萝卜素较多。水果还含有多种矿物质如钾、钠、镁、钙、磷、铁、铜等，以钾、镁和磷含量较多。

水果因含有多种有机酸如柠檬酸、苹果酸、酒石酸、水杨酸、草酸等而呈酸味。在同一种果实中，往往是数种有机酸同时存在，如苹果中主要为苹果酸，同时含有少量的柠檬酸和草酸；柑橘类水果所含的主要有机酸为柠檬酸，也含有少量苹果酸、草酸等。有机酸不仅能增加水果独特的风味，柠檬酸、苹果酸等还是重要的代谢底物。有机酸可刺激消化液分泌，增进食欲，还具有抗氧化、调节代谢等作用。

水果中也富含多种植物化学物，不同种类的水果含有的植物化学物不同。核果类如樱桃、桃、杏、李、梅、枣、荔枝等含多酚类化合物较多；仁果类如苹果、梨、山楂等富含黄酮类物质；浆果类如草莓、猕猴桃、桑椹、蓝莓等富含类胡萝卜素、花青素及多酚类化合物；柑橘类如橘子、柠檬、柚子等富含类胡萝卜素和黄酮类物质；瓜果类如西瓜含番茄红素，哈密瓜则富含类胡萝卜素。

值得注意的是，现在许多人喜欢将水果榨汁饮用而不是吃完整的水果，这并非健康的做法。水果中的膳食纤维大多存在于榨汁后剩下的果渣中，如果未被食用则膳食纤维基本被浪费，丢弃果渣还会损失部分维生素、矿物质等。而原本存在于水果细胞中的果糖、葡萄糖、蔗糖等在榨汁后被富集到果汁中。原本健康的水果被制成果汁后，其饱腹感降低，游离糖增加，升糖指数急剧升高，不利于血糖控制。大量糖分的摄入可能引起肥胖、脂肪肝等健康问题，特别是果糖的大量摄入易造成内脏脂肪特别是肝脏脂肪合成增加、血尿酸增高等危害。此外，在榨汁的过程中，挤压、切碎及搅拌，维生素C及多酚、黄酮等具有抗氧化作用的植物化学物与氧气作用而丧失生物活性。这都大大降低了水果的营养价值。

许多糖尿病患者因害怕影响血糖而不敢食用水果。其实新鲜水果中的膳食纤维、抗氧化物质、维生素、植物化学物等营养素具有改善机体代谢，维护健康的重要作用，适量食用有利于糖尿病的防治。有研究发现摄入低GI的水果可降低糖尿病患者的空腹血糖、餐后血糖和HbA1c水平。国内一项大规模（50万人）

长时间（7年）的队列研究显示，摄入新鲜水果较多的人群2型糖尿病的发病风险、发生微血管和大血管并发症风险降低。同一队列的数据还显示，2型糖尿病患者的每日新鲜水果摄入量增加100g，其全因死亡风险可降低17%。

糖尿病患者每日可摄入水果200g左右。建议优先选择含糖量、甜度较低的水果，如樱桃、柚子、柠檬、苹果、梨、草莓、蓝莓等。当然，上述低糖水果中也有一些品种经培育后甜度有较大提升，还应根据实际情况合理选择。将水果放在两餐之间或者运动前后食用，有利于维持血糖平稳。

五、大豆及其制品的营养特点

大豆包括黄豆、黑豆和青豆。大豆制品通常分为非发酵豆制品和发酵豆制品两类：非发酵豆制品有豆浆、豆腐、豆腐干、腐竹等，发酵豆制品有豆豉、豆瓣酱、腐乳、臭豆腐等。

大豆蛋白质含量为35%～40%。除蛋氨酸含量偏低外，其他必需氨基酸的组成和比例与动物蛋白相似，符合人体需要，属于优质蛋白。因此大豆及其制品有"植物肉"的美称。大豆富含谷类蛋白缺乏的赖氨酸，与谷物共同食用可有效提高蛋白质利用率。大豆中脂肪含量为15%～20%，其中不饱和脂肪酸占85%，亚油酸高达50%，且消化率高，并含有较多磷脂。大豆中碳水化合物含量为25%～30%，但其中一半左右为膳食纤维，并不能被人体有效吸收，其中棉籽糖和水苏糖在肠道可被细菌发酵产生气体而引起腹胀等不适。

大豆中维生素B_1、维生素B_2和烟酸等B族维生素含量较高，并含有少量胡萝卜素和丰富的维生素E。大豆含有丰富的磷、铁、钙，每100g大豆分别含有磷571mg、铁11mg和钙367mg，明显多于谷类。

大豆还含有多种有益于健康的植物化学物，如大豆皂苷、大豆异黄酮、植物固醇、大豆低聚糖等。特别是大豆皂苷和大豆异黄酮具有抗氧化、降低血脂和血胆固醇等作用。此外，大豆异黄酮还有雌激素样作用，对骨质疏松、动脉粥样硬化、血脂升高都有一定的预防和治疗作用。

大豆中含有一些影响消化、吸收和利用，并可能对人体产生不利影响的物质，被称为抗营养因子，主要包括：①蛋白酶抑制剂（妨碍蛋白质消化吸收）；②胀气因子（主要是水苏糖和棉籽糖，可在肠道细菌作用下产气）；③豆腥味成分（主要为脂肪氧化酶）；④植酸（影响锌、钙、镁、铁等吸收和利用）；⑤植物红细胞凝集素（大量摄入可凝集红细胞引起头晕头痛、恶心呕吐等不良反应）。

大豆经加工处理，如进行水泡、磨浆、加热、发酵等方法制成豆制品或经发芽转变为豆芽，则可灭活或消除上述抗营养因子。豆制品的蛋白质消化率较大豆明显提高，如整粒的煮熟大豆蛋白质消化率为65%，豆浆蛋白质消化率为85%，加工成豆腐后蛋白质消化率可达92%～96%。大豆不含维生素C，经发芽后豆芽中维生素C含量明显提高。

大豆发酵后可制成豆腐乳、豆豉、豆瓣酱等，蛋白质被部分分解，除更易于消化吸收，还产生了氨基酸等呈鲜物质，增加了风味。在发酵过程中，微生物也可合成部分营养素，如核黄素、维生素B_{12}等，增加了豆制品的营养价值。

大豆及其制品是良好的蛋白质来源，同时各类维生素、矿物质含量也较为丰富，与肉类相比饱和脂肪酸含量极少，不含胆固醇，有助于血糖、血脂控制，是比较适合糖尿病患者的食物。有研究显示2型糖尿病患者每日摄入20g以上大豆及其制品，血清总胆固醇、甘油三酯及LDL–C水平显著降低，HDL–C水平显著升高。如以豆制品替代动物来源的蛋白质，大豆蛋白摄入占蛋白质摄入总量35%以上时，2型糖尿病患者的空腹血糖、空腹胰岛素及HbA1c水平均显著降低。推荐糖尿病患者每天摄入相当于20～25g大豆的豆制品，可以豆浆、豆腐脑、豆腐、豆腐干、千张、豆芽等不同形式变换，以丰富口味，达到营养需求。

六、奶类及其制品的营养特点

奶是由水、蛋白质、脂肪、乳糖、矿物质、维生素等组成的乳胶体，水分含量占86%～90%。日常消费较多的奶类有牛奶（含奶牛、水牛、牦牛等）、羊奶等，部分地区也常消费马奶、骆驼奶。奶制品包括液态奶、奶粉、酸奶、奶酪、炼乳、奶油等。奶类营养素种类丰富，易消化吸收，营养价值较高。

牛奶中蛋白质含量平均为3.0%左右，主要由酪蛋白（79.6%）、乳清蛋白（11.5%）和乳球蛋白（3.3%）组成。酪蛋白可与钙、磷等结合，形成酪蛋白胶体。牛奶蛋白质消化吸收率为87%～89%，生物价为85，属优质蛋白质。但牛奶中蛋白质含量比人乳高2倍以上，且酪蛋白与乳清蛋白的构成比与人乳恰好相反，因此不适合婴幼儿消化系统的消化吸收。

奶中碳水化合物含量为3.4%～7.4%，其中人乳中含量最高，羊奶居中，牛奶最少。其主要形式为乳糖，乳糖有调节胃酸、促进胃肠道蠕动和消化液分泌的作用，还能促进钙的吸收，促进肠道乳酸杆菌繁殖，抑制腐败菌生长，因此对婴儿的消化道健康具有重要意义。我国居民有相当部分体内缺乏乳糖酶，大量饮用牛奶后，由于乳糖不能被充分分解，会出现胃肠胀气、腹泻等不适症状，称为乳糖不耐受。对于这部分人群，建议饮用酸奶或无乳糖奶，采用少量多次的方式饮用牛奶也能减轻甚至消除乳糖不耐受情况。

奶中脂肪含量一般为3.0%～5.0%，其中油酸占30%，亚油酸和亚麻酸含量分别为 5.3% 和 2.1%。乳脂肪以微粒状的脂肪球形态分散在乳浆中，吸收率高达 97%。此外还有少量的卵磷脂和胆固醇。

奶中富含钙、磷、钾等矿物质，其中大部分与有机酸结合形成盐类。100mL 牛奶中一般含钙 100 ～ 120mg，且易于消化吸收，是常见食物中最好的钙来源。我国居民普遍存在钙摄入不足的情况，鼓励奶类摄入可改善这一状况。此外奶中还有多种微量元素，如铜、锌等。

《中国居民膳食指南（2022）》推荐每日摄入 300mL 以上液态奶或相当量的奶制品。糖尿病患者如有超重或肥胖及高脂血症等问题，建议饮用低脂奶或脱脂奶。乳糖不耐受者可饮用酸奶或无乳糖奶。需要注意的是，市售酸奶大都含有蔗糖、果葡糖浆等添加糖，糖尿病患者应留意食品成分表，合理选择，以免对血糖产生不利影响。

七、坚果的营养特点

坚果包括多种富含油脂的种子类食物，常见的有花生、瓜子及各种树坚果（杏仁、腰果、核桃、山核桃、榛子、松子、开心果等）。不同种类的坚果营养成分差别较大，但其共同特点是富含蛋白质，高脂肪，高热量，同时含有丰富的维生素和矿物质，具有较高的营养价值。

坚果的蛋白质含量 12% ～ 25%，但坚果中有些必需氨基酸相对较低，从而影响蛋白质的吸收利用，降低生物价。如核桃的蛋白质中蛋氨酸和赖氨酸含量不足，所以不属于优质蛋白，应与其他食物搭配，以提高蛋白质利用率。坚果的碳水化合物含量依不同种类而差异较大，含量较高的如板栗可达 77.2%；而含油脂多的坚果碳水化合物含量较低，如核桃为 9.6%，榛子为 14.7%。

坚果中油脂含量高达 40% ～ 70%，以不饱和脂肪酸为主。如核桃的脂肪含量为 58.8% 以上，其中亚油酸为 47% ～ 73%，并富含亚麻酸和油酸。各类坚果是人体必需脂肪酸的良好来源。坚果中的矿物质比较丰富，含有大量的维生素 E 和硒等具有抗氧化作用的营养成分。如核桃、榛子、栗子等富含维生素 E、B 族维生素和钾、钙、锌、铁等矿物元素，为矿物质的优秀膳食来源。葵花籽、花生仁的维生素 B_1 的含量分别为 1.89mg/100g 和 1.25mg/100g，在日常食物中含量较高。

适量食用坚果对预防营养相关慢性病有益。美国一项研究显示摄入树坚果可降低成年人的 BMI 及腰围，长期来看有利于降低心血管疾病及代谢综合征的风险。一项系统综述结果显示，与不食用坚果的人群相比，长期食用树坚果能降低健康人、代谢综合征者或糖尿病患者的空腹血糖。但坚果油脂含量高，属于高热量食物，不宜摄入过多。《中国居民膳食指南（2022）》推荐每周摄入坚果 50 ～ 70g（每日 10g 左右），可作为两餐之间的零食食用。

八、食用油的营养特点

食用油是指在制作食品过程中使用的动物或者植物油脂。其中，富含饱和脂肪酸的主要是动物油脂，如猪油、牛油、奶油、黄油，但植物油中的椰子油和棕榈油也含较多的饱和脂肪酸。富含单不饱和脂肪酸的油脂有橄榄油、茶籽油、花生油、各种坚果油等；富含多不饱和脂肪酸的多为植物油，如豆油、玉米油、葵花籽油等，也包括鱼油（富含 ω–3 脂肪酸）。必需脂肪酸亚油酸、α– 亚麻酸及其衍生物都是多不饱和脂肪酸，主要来源于植物油，且植物油中的维生素 E 含量较为丰富，还含有植物固醇及少量植物化学物等有益成分，所以一般认为植物油的营养价值较高。

我国居民食用油摄入量逐年增加，《中国居民膳食指南（2022）》建议每日烹调用油量为 25 ～ 30g，但早在 2002 年我国居民平均每日食用油的摄入量就达到了 41.6g。《中国居民营养与慢性病状况报告（2020）》指出目前我国家庭人均每日烹调用油量已经远高于推荐值，需要适当限制。

食用油与烹饪及营养相关的一个重要特征是烟点，指的是油在达到特定温度（烟点）后，开始产生烟气，甚至起火燃烧，同时产生各类有害健康的物质。食用油的烟点高于烹调温度才是相对安全的。通常小火或加水炒温度都在 100℃以上，中火炒会达到 160 ～ 180℃，大火炒及煎炸常会超过 200℃。

不同的油由于脂肪酸构成和加工工艺不同，烟点也不相同。一般含饱和脂肪酸较多的油（如椰子油、棕榈油、各类动物油脂等）烟点高，最适合煎炒炸等高温烹饪。而单不饱和脂肪酸含量丰富的油（如牛油果油、米糠油、茶籽油、高油酸菜籽油等）及精炼过的橄榄油、玉米油、花生油、大豆油等烟点也较高，适合日常炒菜。而未精炼过的油由于含杂质较多，烟点大大降低，如未精炼过的葵花籽油、菜籽油烟点都在 107℃左右，更加适合用来凉拌或者生食；未精炼过的大豆油、花生油烟点在 160℃左右，也不是很适合大火炒菜。目前市面上很受欢迎的各类“土榨”植物油及“初榨”植物油都属于未精炼油，虽然在风味上有优势，但烟点较低，不适合高温烹饪。特别需要注意的是，植物油中的不饱和脂肪酸在高温加热（煎炸、烧烤）时有一部分会转变为反式脂肪酸，增加对健康的不利影响。

没有一种食用油能在营养和烹饪上满足所有要求，所以《中国居民膳食指南（2022）》建议大家应该经常更换烹调油的种类，通过食用多种不同类型的植物油以达到脂肪酸的互补，保持合适的摄入比例。家中也可准备几种不同的食用油来满足不同的烹调需求。

小结

近年的《中国居民膳食指南（2022）》《中国居民营养与慢性病状况报告（2020）》等大范围调查研究均指出：我国居民膳食中存在精制碳水摄入过多，动物性食品以畜肉为主，饮食中油盐超标等主要问题。我国近 80% 的成年居民全谷物摄入严重不足，成年男性每日全谷物摄入量为 13.9g，女性为 14.6g，仅 20% 成年居民日均能达到 50g，且主要以玉米、小米为主，品种较为单一。在动物性食品中，我国主要消费猪肉、牛肉，其中猪肉占比达到 60% 以上，而鱼虾类每日摄入仅 23.4g。大豆及其制品消费不足，40% 左右的成人较少吃豆制品。蔬菜摄入中以浅色蔬菜为主，深色蔬菜仅占 30%，尚达不到推荐水平（50%）。水果摄入较低，城市居民仅为每日 55.7g，农村更低，远远达不到推荐摄入量。食物选择、搭配不当，膳食不平衡导致的热量摄入过多、营养素比例失衡已成为糖尿病特别是 2 型糖尿病的重要致病因素。

糖尿病患者相比健康人群更需强调膳食平衡和食物的合理选择及搭配。总体而言，在保证合理的能量摄入，维持健康体重的前提下，注重食物的多样性，同时结合食物升糖指数、饱腹感等因素，合理搭配不同种类食物，以保证各种营养素的供给。做到既吃饱，又吃好，让饮食不再成为身体的负担，而是治疗的助力。在此笔者总结了一下糖尿病膳食的食物搭配原则，方便记忆：

主食粗细搭配
鱼禽肉蛋适量
蔬菜多多益善
水果低糖优先
豆奶每天都有
油盐少许就够

第三节　糖尿病膳食治疗方案制订

对于糖尿病患者而言，其膳食治疗方案不仅限于食物的合理选择，食物用量的计算、食材的搭配、烹饪的方法、餐次的分配、进餐的时间乃至于进餐的技巧都是治疗方案的组成部分，并对于膳食治疗效果有重要影响。

一、糖尿病治疗膳食的食谱制订

食谱是将每日各餐主副食的品种、数量、烹调方法及用餐时间排列成表的形式。食谱一般有两种含义：一种泛指食物调配与烹调方法的汇总，重点是介绍制作方法（就是菜谱）；另一种指膳食计划，内容主要包括时间、餐次、主副食名称、原料用量等。本指南介绍的食谱指的就是后者。

食谱应按照人体生理需要的热能和各种营养素，参考《中国居民膳食指南（2022）》推荐的每日膳食营养素供给量并将其具体落实到每餐膳食中，以求达到合理营养、促进身体健康的目的。营养平衡、食物多样性和经济合理是制订食谱需要考虑的基本原则，同时也要考虑到地域特点及患者的饮食喜好，应尽可能做到科学性与个体化的平衡。食谱是平衡膳食和治疗膳食的具体体现和应用。对糖尿病患者来说，食谱的制订是保证治疗膳食实施的重要环节。

（一）膳食食谱制作的基本步骤

1. 掌握患者的基本情况如年龄、性别、身高、体重、职业、身体活动水平及饮食喜好等。同时还需对患者的疾病情况深入了解，包括患者的基础疾病，血压、血糖、血脂、尿酸及肝肾功能及用药情况，特别是糖尿病用药种类、剂量及用药时间等。以便对患者膳食需求进行综合评估。

2. 根据患者体重状况（是否存在营养不良或超重及肥胖等问题）并结合患者活动水平计算每日膳食能量需要量。每公斤体重的能量需求可参考表 2–1。

3. 根据此能量需要量确定食物种类和用量。一般按供能比例先计算出三大营养物质蛋白质、脂肪及糖类的需要量，再分配到各类食物。传统上各类食物用量都需要计算出来，目前也常用较为便捷的食物交换份法来确定食物量，后文将详细介绍。

4. 参照《中国居民膳食指南（2022）》合理选择食物品种并进行搭配。一般应优先选择本地出产的当季食材，并兼顾经济因素。应注意动物性食物的合理选择，并适当增加全谷物、深色蔬菜等健康食物摄入。

5. 结合患者饮食喜好及地方特点合理设计菜肴，并选择合理的烹调方式，最终形成每日的食谱。

（二）糖尿病食谱编制方法

1. 计算法

糖尿病饮食是一种需要计算能量和食物重量的饮食。计算法能比较精确地根据需要量确定各种食物份量及其所能提供的各种营养素。其具体步骤如下。

第 1 步：根据患者的身高，计算其标准体重及体质指数（BMI），判断其体型（消瘦、正常、肥胖）；结合患者体力活动及血糖控制情况，确定能量供给，参考表 2–1。

全日能量供给量（kcal）= 标准体重（kg）× 能量需要量［kcal/（kg · d^{-1}）］

第 2 步：计算三大营养素蛋白质、脂肪、碳水化合物需要量。

全日蛋白质需要量（g）= 全日能量需要量（kcal）× 蛋白质供能比（15% ～ 20%）÷ 4

全日碳水化合物需要量（g）= 全日能量需要量（kcal）× 碳水供能比（45% ～ 60%）÷ 4

全日脂肪需要量（g）= 全日能量需要量（kcal）× 脂肪供能比（20% ～ 35%）÷ 9

第 3 步：确定每日主食数量并进行食物分配。主食品种主要根据用餐者的饮食习惯及偏好决定。如北方以面食如馒头、饼类或面条为主，南方则以米饭为主。

第 4 步：确定全天副食蛋白质需要量。蛋白质广泛存在于各类食物中，各类动物性食物和豆制品是优质蛋白质的主要来源，但因主食摄入量大，每日提供的蛋白质仍占相当大比例。副食应提供的蛋白质量 = 全天需摄入的蛋白质量 – 主食中蛋白质量。副食品种和数量的确定需要在确定主食用量的基础上，根据各种副食所含的蛋白质量计算。

第 5 步：根据副食需要提供的蛋白质量确定副食的原料品种和数量。

第 6 步：确定烹调用油的量。将每日需要的脂肪总含量减去前面步骤计算的主副食物提供的脂肪量即为烹调用油的需要量。烹调用油应以植物油为主。

第 7 步：根据上述步骤确定的主副食的数量，选择各种食物进行搭配，并选择合适的烹饪方式组成食谱，按照比例分配到三餐中。

以下结合具体实例讲解如何通过计算进行糖尿病食谱的制订。

病例 1：患者张某，男性，42 岁，身高 1.7m，体重 72kg，职业为事业单位员工，日常以坐姿办公为主，较少运动。确诊 2 型糖尿病 1 年余，目前口服二甲双胍、阿卡波糖，餐后血糖控制不佳（12.2 ～ 14.3mmol/L）。体检各种生化指标、肝肾功能无明显异常。如何为其制订糖尿病食谱？

按以上步骤，首先计算患者的理想体重为 170–105=65kg，患者的实际体重为 73kg，比理想体重高 12.31%，计算 BMI 为 25.26kg/m^2，属于超重。患者为轻体力活动者，计算其每日能量需要量 =65 × 25=1625kcal≈1600kcal。

计算其三大营养素需要量如下：

全天蛋白质需要量 =1600 × 18% ÷ 4≈72g

全天碳水化合物需要量 =1600 × 52% ÷ 4≈208g

全天脂肪需要量 =1600 × 30% ÷ 9≈53g

根据食物营养成分表确定各类食物品种及含量。一日需要量：主食 210g，动物性食品（畜、禽、水产、蛋）约 150g，豆制品 50g，奶类 300g，蔬菜 500g。

再计算这些食物中含脂肪约 23g，烹调用油大约需要 20g。按能量比例 20%、40%、40% 分配到一日三餐，进行食物搭配形成食谱如下：

早餐

低脂牛奶 200g

白菜肉包（含小麦粉 60g，猪肉 25g，白菜 50g）

午餐

糙米饭（大米 45g，糙米 30g）

番茄鱼片（草鱼 100g，番茄 60g）

豆腐干炒芹菜（豆腐干 50g，芹菜 100g）

烹调油 10g

加餐

无糖酸奶 100g

晚餐

黑米麦仁饭（大米 25g，黑米 25，麦仁 25g）

韭菜炒鸡蛋（韭菜 150g，鸡蛋 50g）

香菇炒莴笋（莴笋 100g，香菇 50g）

烹调油 10g

每日食盐使用量不超过 5g

计算法可以较为精确地确定各种食物需要量及所含营养素，是医院临床营养科制备糖尿病膳食较为推荐的方法。但该方法步骤较多，需要考虑各种食物成分，计算较为烦琐，如果没有营养软件辅助在日常使用中则不够简便，一般患者也难以掌握使用。因此，目前在营养工作及糖尿病患者自我饮食管理中使用更为广泛的方法是食物交换份法。

2. 食物交换份法

食物交换份法是国内外普遍采用的食谱编制方法。根据食物的来源、性质及营养成分特点，食物交换份法将食物分为 4 大类、8 小类，包括谷薯类、蔬菜类、水果类、大豆类、奶类、肉蛋类、坚果类和油脂类。其中谷薯组就是谷薯类食物或主食，肉蛋组包括肉蛋类、奶类、大豆类，蔬果组包括蔬菜类和水果类，油脂组包括坚果类和油脂类。

各类食物按照提供同等热卡的能量（90kcal）作为一份食物交换份。同类食物的一份所含的能量及蛋白质、脂肪、碳水化合物相似，但是食物中的维生素和矿物质等微量营养素差别较大。单位食物交换份营养数据见表 2–5。

表 2–5 单位食物交换份营养数据表

组别	食物类别	能量 /kcal	蛋白质 /g	脂肪 /g	碳水化合物 /g	重量 /g
谷薯组	谷薯类	90	2	—	20	25
肉蛋组	肉蛋类	90	9	6	—	50
	奶类	90	5	5	6	160
	大豆类	90	9	4	4	25
蔬果组	蔬菜类	90	5	—	17	500
	水果类	90	1	—	21	200
油脂组	坚果类	90	4	7	2	15
	油脂类	90	—	10	—	10

资料来源：《成人糖尿病膳食指导》WS/T429–2013。

同类食物间因三大能量物质含量相似，可等值互换，各类食物交换方法详见表 2–6 至表 2–12。

表 2–6 谷薯类食物交换份表

食品	重量 /g	食品	重量 /g
大米、小米、糯米、薏米	25	干粉条、干莲子	25
高粱米、玉米渣	25	油条、油饼、苏打饼干	25
面粉、米粉、玉米面	25	烧饼、烙饼、馒头	35
混合面	25	咸面包、窝窝头	35
燕麦片、莜麦面	25	生面条	35
荞麦面、苦荞面	25	马铃薯	100
各种挂面、龙须面	25	湿粉皮	150
通心粉	25	鲜玉米（中等大小 1 个，带棒心）	200
绿豆、红豆、芸豆、干豌豆	25		

资料来源：顾景范、杜寿玢、郭长江《现代临床营养学》第 2 版。

大米、面粉每 25g（半两）为一份：
可换小米或玉米面或燕麦片或挂面 25g；
可换苏打饼干 25g，或馒头或窝窝头或生面条 35g；
可换马铃薯 100g 或鲜玉米 200g（1 个）。
生大米 25g= 熟大米 65 ～ 70g= 一个交换份。

小贴士

如无特殊说明，提到的食物重量指的是未加工的重量，如生大米、生蔬菜、生肉等。一定要注意生熟的互换！

表 2-7　肉蛋类食物交换份表

食品	重量 /g	食品	重量 /g
熟火腿、香肠	20	鸡蛋粉	15
猪五花肉	25	鸡蛋（1 大个带壳）	60
熟叉烧肉（无糖）、午餐肉	35	鸭蛋、松花蛋（1 大个带壳）	60
熟酱牛肉、熟酱鸭、大肉肠	35	鹌鹑蛋（5 个带壳）	60
猪瘦肉、牛肉、羊肉	50	鸡蛋清	150
带骨排骨	70	带鱼	80
鸭肉、鸡肉	50	草鱼、鲤鱼、甲鱼、比目鱼	80
鹅肉	50	大黄鱼、鳝鱼、黑鲢、鲫鱼	80
兔肉	100	对虾、青虾、鲜贝	80
水浸海参	350	蟹肉、水浸鱿鱼	100

资料来源：顾景范、杜寿玢、郭长江《现代临床营养学》第 2 版。

猪瘦肉或牛、羊肉每 50g（1 两）为一份：
可换鸡或鸭或鹅肉 50g，或猪五花肉 25g；
可换鸡蛋 60g（1 大个带壳）；
可换鸭蛋 60g（1 大个带壳）；
可换鹌鹑蛋 60g（5 个带壳）；
可换带鱼 80g；
可换草鱼或鳝鱼或对虾 80g。

表 2-8 奶类食物交换份表

食品	重量 /g	食品	重量 /g
奶粉	20	牛奶	160
脱脂奶粉	25	羊奶	160
乳酪	25	无糖酸奶	130

资料来源：顾景范、杜寿玢、郭长江《现代临床营养学》第 2 版。

牛奶 160g 为一份：
可换奶粉 20g 或脱脂奶粉 25g；
可换羊奶 160g 或无糖酸奶 130g。

表 2-9 大豆类食物交换份表

食品	重量 /g	食品	重量 /g
腐竹	20	北豆腐	100
大豆	25	南豆腐（嫩豆腐）	150
大豆粉	25	豆浆（黄豆与水比例为 1:8）	400
豆腐丝，豆腐干	50		
油豆腐	30		

资料来源：顾景范、杜寿玢、郭长江《现代临床营养学》第 2 版。

豆腐丝或豆腐干 50g（1 两）为一份：
可换北豆腐 100g 或南豆腐 150g；
可换腐竹 20g 或豆浆 400g。

表 2-10 蔬菜类食物交换份表

食品	重量 /g	食品	重量 /g
白菜、卷心菜、菠菜、油菜	500	白萝卜、青椒、茭白、冬笋	400
韭菜、茴香、茼蒿	500	南瓜、菜花	350
芹菜、苤蓝、莴笋、油菜薹	500	鲜豇豆、扁豆、洋葱、蒜苗	250
西葫芦、番茄、冬瓜、苦瓜	500	胡萝卜	200
黄瓜、茄子、丝瓜	500	山药、荸荠、藕、凉薯	150
芥蓝菜、瓢儿菜、塌棵菜	500	茨菇、芋头	100

续表

食品	重量 /g	食品	重量 /g
蕹菜、苋菜、龙须菜	500	毛豆、鲜豌豆	70
绿豆芽、鲜蘑、水浸海带	500	百合	50

资料来源：顾景范、杜寿玢、郭长江《现代临床营养学》第 2 版。

白菜每 500g 为一份：

可换卷心菜、油菜、菠菜、韭菜、茴香、芹菜、西葫芦、苦瓜、黄瓜、茄子、丝瓜、苋菜、番茄、冬瓜、莴笋、油菜薹、绿豆芽、鲜蘑、水浸海带、苤蓝任意一种 500g；

可换白萝卜、青椒、茭白、冬笋任意一种 400g；

可换南瓜或菜花 350g；

可换扁豆或洋葱或蒜苗或鲜豇豆 250g；

可换胡萝卜 200g；

可换山药或荸荠或藕或凉薯 150g；

可换茨菇或芋头 100g；

可换毛豆或鲜豌豆 70g；

可换百合 50g。

表 2-11　油脂（包括坚果类）食物交换份表

食品	重量 /g	食品	重量 /g
花生油、香油（1 汤匙）	10	猪油	10
玉米油、菜籽油（1 汤匙）	10	牛油	10
豆油（1 汤匙）	10	羊油	10
红花油（1 汤匙）	10	黄油	10
核桃	15	葵花籽（带壳）	25
杏仁	15	西瓜籽（带壳）	40
花生米	15		

资料来源：顾景范、杜寿玢、郭长江《现代临床营养学》第 2 版。

花生油 10g（1 汤匙）为一份：

可换香油、菜籽油、豆油、玉米油、红花油、猪油、牛油、羊油、黄油任意一种 10g；

可换核桃仁或杏仁或花生米 15g；

可换葵花籽（带壳）25g；

可换西瓜籽（带壳）40g。

表 2-12 水果类食物交换份表

食品	重量 /g	食品	重量 /g
柿子、香蕉、鲜荔枝	150	李子、杏	200
梨、桃、苹果	200	葡萄	200
橘子、橙子、柚子	200	草莓	300
猕猴桃	200	西瓜	500

资料来源：顾景范、杜寿玢、郭长江《现代临床营养学》第 2 版。

梨、桃、苹果、橘子、橙子、柚子、猕猴桃、李子、杏、葡萄中任意水果 200g 为一份：

可换柿子或香蕉或鲜荔枝 150g；

可换草莓 300g，西瓜 500g（带皮）。

食物交换份法应用的窍门如下：

①同类食品可以互换。

50g 大米可以和 50g 面粉互换；25g 苏打饼干可以和 25g 燕麦片互换；瘦肉与豆腐同属肉蛋类，50g 瘦肉也可以和 100g 北豆腐互换。

②不同类食品当营养素结构相似时，也可以互换。

25g 燕麦片可以和 200g 橘子互换，它们所含能量、碳水化合物基本相近；35g 馒头与 500g 西瓜（带皮）也是等值的。

③在不增加全天总能量的条件下，不同类食物可以互换。

吃 500g 西瓜和 35g 馒头是一样的。只要血糖控制稳定，糖尿病患者每天吃一份水果减少一份主食也是可以的。

只要熟悉食物交换份法的应用，日常饮食安排就比较自由了。只要不增加总能量、总脂肪量，糖尿病患者可以选择多种食品，也可以适当选择过去不敢选择的水果、马铃薯、粉丝。

但应记住，一天内凡是吃进的食物都要计算在总能量之内。比如吃了一些花生米，嗑了一把瓜子作为零食，都要计算在能量之内。20 粒花生所提供的能量，相当于 10g 油或 50g 瘦肉或 35g 馒头的能量。因此，糖尿病患者最好不吃或少吃零食。

利用食物交换份法，能够比较便捷地制订糖尿病食谱，其基本步骤如下。

第 1 步：计算患者每日所需的总能量。

第 2 步：按照食物交换份一份食物 90kcal 计算所需份数，并且按照患者身体情况及饮食特点分配各种食物的份数。

第 3 步：选择各种食物进行搭配组成食谱，并按照比例分配到三餐中。

以下结合病例讲解如何利用食物交换份法进行糖尿病食谱的制订。

病例 2：患者李某，男性，45 岁，身高 1.72m，体重 86kg，职业为公务员，食欲较好，饭量大，应酬较多，运动少。确诊 2 型糖尿病 3 年余，目前口服二甲双胍、阿卡波糖、达格列净，空腹血糖控制一般（5.2 ～ 7.6mmol/L），餐后血糖控制不佳（12.8 ～ 15.1mmol/L）。患者患有高血压，血压 147/95mmHg，患有中度脂肪肝，血甘油三酯 2.3mmol/L，总胆固醇 4.63mmol/L，LDL–C2.3mmol/L，HDL–C0.83mmol/L。其他生化指标、肝肾功能无明显异常。患者目前暂不考虑使用胰岛素，应如何为其制订糖尿病食谱控制体重及血糖？

患者理想体重=172–105=67kg，实际体重较理想体重高 28.36%，BMI=29.1kg/m^2。患者已达到肥胖标准，建议减重。考虑到患者之前食量较大，能量控制需循序渐进，不宜在初期将能量摄入降低过多。在实际应用中，为满足平衡膳食要求，保证不同种类食物的摄入，一般男性每日热量尽量不少于 1500kcal，女性不少于 1200kcal。

该患者每日能量摄入量：67 × 22=1474kcal≈1500kcal

总的食物交换份数：1500 ÷ 90=16.67≈16.5 份

根据患者的病情特点：如餐后血糖控制不佳、患有高脂血症等，需适当降低碳水化合物及脂肪供能比例。减重期间为避免因热量摄入不足，肌肉蛋白质分解导致肌肉等机体瘦体组织流失需要提高蛋白质摄入，患者肝肾功能无异常，可将蛋白质供能比提高到 20%。同时较高的蛋白质摄入也有助于减重。

三大营养素需要量计算如下：

蛋白质供能比例 20%，全天蛋白质需要量：1500 × 20% ÷ 4=75g

碳水化合物供能比例 55%，全天碳水化合物需要量：1500 × 55% ÷ 4≈206g

脂肪供能比例 25%，全天脂肪需要量：1500 × 25% ÷ 9≈42g

每日摄入食物大致分为谷薯类、蔬菜水果类、鱼肉蛋类、奶类、大豆制品及食用油等，结合各类食物的营养成分特点将 16.5 份食物交换份分配到各类食物中。含碳水较多的食物为谷薯类，给予 8 份；蛋白质含量较高的是鱼肉蛋奶和豆制品，给予 5.5 份，蔬菜 1 份，食用油 2 份，共计 16.5 份。考虑到蛋白质要求高且患者血糖控制不佳，暂时没有给予水果。当然，食物交换份法只是迅速计算食谱的方法，实际上，谷物中也含有蛋白质和脂肪，肉类除脂肪和蛋白质外也含有少量碳水化合物，故无法像计算法一样精确，各类营养素只能大致达到一个合适的比例。

按照各类食物份数进行计算，谷薯类8份（25×8=200g）；蔬菜1份（500g）；肉蛋组4份，其中肉类2份（100g），蛋类1份（50g），豆类1份；奶类2份（300g）；油脂2.5份（20g）。

按3∶4∶3的比例分配到早、中、晚三餐，为了便于计算，将上述食品份数调整后安排如下：

早餐

馒头（含面粉50g）

脱脂牛奶200mL（或脱脂奶粉25g）

煮鸡蛋1个（鸡蛋50g）

拌蒜泥茄丝（茄子100g，烹调油2g）

午餐

糙米饭（大米65g，糙米35g）

青椒炒牛肉（牛肉50g，青椒100g）

炒青菜（小青菜200g）

无糖酸奶100mL

烹调油10g

晚餐

杂粮饭（大米25g，荞麦25g）

清蒸鳕鱼（鳕鱼80g）

白菜豆腐（白菜100g，豆腐100g）

烹调油8g

适当减少煎、炒方式，总食盐量控制在5g。

在食物交换份法的使用中，可以根据患者所需能量直接将各类食物按一定比例进行分配，以方便快捷地确定食物用量。不同能量所需的各类食物交换份数见表2-13。

表2-13　不同能量所需的各类食物交换份数

能量/kcal	交换份数	谷薯类		肉蛋类		蔬果类		乳类		油脂类	
		份数	质量/g	份数	质量/g	份数	质量/g	份数	质量/g	份数	质量/g
1200	13	6	150	2	100	1	500	2	300	2	20
1400	15.5	7	175	3.5	175	1	500	2	300	2	20
1600	17.5	8	200	4	200	1	500	2	300	2.5	25

续表

能量 / kcal	交换份数	谷薯类		肉蛋类		蔬果类		乳类		油脂类	
		份数	质量 / g	份数	质量 / g	份数	质量 / g	份数	质量 / g	份数	质量 / g
1800	20	10	250	4	200	1.5	750	2	300	2.5	25
2000	22	11	275	4.5	225	1.5	750	2	300	3	30

在实际使用中，可以根据患者具体情况对不同食物的用量进行调整。

3. 碳水化合物计数法

随着血糖指数、血糖负荷等概念的兴起，糖尿病的饮食治疗从简单的节食到注重整体的热量控制及食物和营养素的搭配，取得了明显的进步。对于多数糖尿病患者，应用传统的食物交换份法进行血糖控制已显示出确切的成效。但是，对于需要长期应用胰岛素治疗的 1 型糖尿病及部分 2 型糖尿病患者，在胰岛素精细的调节与饮食、体力活动的平衡等方面仍存在困扰，传统糖尿病饮食宣教及食物交换份法针对这类情况效果欠佳。

饮食中摄入的碳水化合物是导致餐后血糖水平升高的主要原因。在日常饮食中，摄入的碳水化合物 90% ～ 100% 被转化为葡萄糖，且在餐后 5 ～ 15 分钟即可释放入血液中。而蛋白质、脂肪只有极少部分能转化为糖，且这一过程较为缓慢，对血糖的影响较小。故餐后 1 ～ 2 小时血糖主要取决于食物中碳水化合物的摄入量。

碳水化合物对血糖的重要性及其与糖尿病患者所需胰岛素之间的关系很早就引起了研究者的关注和重视，早期研究已发现饮食摄入碳水化合物数量与所需的胰岛素剂量之间存在明显的剂量关系。而目前最常用的计算法和食物交换份法都把重点放在饮食的总热量控制上，没有着重并精确考虑饮食中碳水化合物的数量，这是影响其治疗效果的主要因素。有鉴于此，碳水化合物计数法（CHO）应运而生。

（1）碳水化合物计数法的概念　碳水化合物计数法是近年来出现的制订糖尿病饮食计划的一种简便、有效的方法。该方法需要计算一日正餐和零食中的碳水化合物克数或食物份数，将摄入碳水化合物数量与注射胰岛素剂量之间建立关联，通过准确、合理地分配一天中允许摄入的碳水化合物数量来计划每日胰岛素剂量。通过精确计算并合理分配食物，碳水化合物计数法克服了之前常用糖尿病饮食控制方法如食物交换份法的不足，从而达到既控制血糖，又增加食物选择性的目的。

（2）碳水化合物计数法的使用方法　碳水化合物计数法分为基础计数法和高级计数法两类。

基础碳水化合物计数法是指将各种食物按照种类及碳水化合物的含量进行分类。含碳水化合物的食物包括：谷薯类（主食）、水果类、乳制品类、蔬菜类；基本不含碳水化合物的食物包括：蛋白质类（畜肉、禽肉、水产、蛋类）、脂肪类（烹调用油、黄油、奶酪）及无糖饮料。常见食物的碳水化合物交换份见表2–14。

表2–14　常见食物的碳水化合物交换份表

食物		碳水化合物/g	蛋白质/g	脂肪/g	热量/kcal	食物重量
主食类及部分根茎类蔬菜		15	2	—	70	馒头、切片面包 35g；面粉、大米、玉米 20g；马铃薯 100g
各类蔬菜		15	1	—	25	叶类蔬菜 300g
各类水果		15	—	—	60	芒果、哈密瓜、西瓜 180～200g；柚子、菠萝、鸭梨、苹果、葡萄、樱桃 150～160g；桃、橘子、猕猴桃 120～140g；荔枝、香蕉 70～90g
奶类	全脂	12	8	8	150	全脂、低脂、脱脂牛奶 240mL
	低脂	12	8	4	120	
	脱脂	12	8	—	80	

基础碳水化合物计数法就是通过准确、合理地分配一天中可摄入的碳水化合物数量来计划每日的饮食，从而实现血糖控制。

个体一天需要多少碳水化合物应遵循底线和个体化的原则：每日最少碳水化合物供应量为100～150g；而个体化是指在建议的碳水化合物供能比例范围（45%～60%）内，根据患者身体状况、血糖控制情况、用药及运动等综合考虑来调整碳水化合物摄入量。例如：对于非超重男性每餐可进食4～5份（60～75g）碳水化合物，非超重女性每餐可进食3～4份（45～60g）碳水化合物，而对于超重者应减少1份碳水化合物（15g）。患者如能进行规律的有氧运动（每次至少 30 分钟），则可考虑增加 1 份碳水化合物。

根据碳水化合物摄入量来计划一天的饮食，可以按以下步骤进行。

步骤 1：制订饮食计划。

为了准确使用碳水化合物计数法，建议在医生或营养师的指导下，制订出自己的饮食计划。首先根据个人情况计算一天所需要的总热量，并确定一天的碳水化合物摄入量，并将剩余热量分配到蛋白质及脂肪。在此基础上，食物选择可以灵活多样。

碳水化合物计数法主要关注碳水化合物摄入量，建议每天的摄入量尽量保持稳定，如果进食碳水化合物量变化太大，血糖水平变化就会变得难以预料。总热量的控制同样重要，如果对蛋白质或脂肪的摄入量不加限制，仍会对血糖造成不良影响，且热量摄入增加导致体重增加，不利于长期的血糖控制和整体预后。

步骤 2：评估食物中的碳水化合物量。

正确评估食物中碳水化合物的量是碳水化合物计数法中最为重要的部分。如果条件许可建议对准备进食的食物称重，明确实际摄入的食物和食物交换份法中的一份食物之间的量化关系。同时明确常用的一勺、一杯或一碗食物的具体重量。当熟练之后，通过目测就可以知道食物的重量，而不需要每次称重。在此基础上，参考食物交换表就可以比较准确地评估不同食物中碳水化合物的量。

步骤 3：根据自身血糖情况调整碳水化合物摄入量。

在每天摄入总能量近似的前提下，患者可以根据自身血糖控制情况，通过改变食物种类来调整碳水化合物的摄入量。举例来说，如果患者的血糖特别是餐后血糖控制不佳，则可考虑在这顿饭中减去一份碳水化合物食物（主食、根茎类蔬菜等），而代之以碳水化合物较少的食物如叶菜或基本不含碳水化合物的食物如肉、蛋、鱼类或豆制品。反之，如果患者有低血糖则可考虑增加一份碳水化合物食物。如果估计患者当天某时间段活动时间、强度较平时增加，则可考虑在前一顿正餐增加一份碳水化合物食物或准备碳水化合物食物作为加餐。

总之，在做好血糖监测，充分了解自身血糖曲线的同时，掌握并合理应用碳水化合物交换份法能为糖尿病患者提供更为灵活、丰富的食物选择，并更好地达到控制血糖的目的。

基础碳水化合物计数法主要适用于 2 型糖尿病患者，如使用口服降糖药物及部分不需要经常调整胰岛素剂量的患者。而对于 1 型糖尿病患者及少数使用胰岛素治疗的 2 型糖尿病患者，因为需要经常调整胰岛素用量（如每日多次注射胰岛素或使用胰岛素泵治疗者），饮食中碳水化合物含量与胰岛素用量之间的平衡就显得尤为重要，需要用到高级碳水化合物计数法。

对于需要长期使用胰岛素治疗的患者而言，应明确每日注射的胰岛素分为基础胰岛素和餐前大剂量胰岛素两大部分。

基础胰岛素主要用于维持两餐之间和睡眠时的血糖正常，其剂量占每日胰岛素用量的 45% ～ 60%。基础胰岛素一般是长效胰岛素或胰岛素类似物，但使用胰岛素泵治疗者也可以通过持续释放速效或短效胰岛素作为基础胰岛素。

餐前大剂量胰岛素是指进餐前使用的胰岛素，主要用于降低食物及饮料中所含碳水化合物引起的血糖升高，其剂量占每日胰岛素用量的 40% ～ 55%。餐前大剂量胰岛素一般是速效或短效胰岛素。

高级碳水化合物计数法通过个性化平衡患者摄入碳水化合物数量和胰岛素所需剂量来达到控制血糖的目的，主要针对的就是餐前大剂量胰岛素。

要正确使用高级碳水化合物计数法并发挥其最佳效果，需要做好以下基本工作。

①血糖测定：每次餐前及餐后监测并且记录血糖水平。

②准确衡量饮食中碳水化合物量：记录一天中进食的所有食物，计算出这些食物中碳水化合物量。同时记下进餐或者加餐的时间。

③掌握自身使用的胰岛素种类、剂量及用药时间。

④对每天将要进行的运动种类、时间及运动强度进行评估。

在掌握以上情况的基础上，应用高级计数法，其主要步骤如下。

步骤 1：制订饮食计划并计算患者每日饮食中的碳水化合物数量。

这部分与初级计算法的前两个步骤类似，请参考前文。

步骤 2：计算进食碳水化合物需要的胰岛素剂量（餐前大剂量）。

该剂量取决于进食碳水化合物的数量和患者的胰岛素 – 碳水化合物比值（I/C 或 ICR），也就是注射 1U 胰岛素所能覆盖的碳水化合物克数。计算方法为每天摄入碳水化合物（g）/ 全天胰岛素总量（TDD）。一般 1U 胰岛素可处理 12 ～ 15g 碳水化合物。

临床上常用 450 法则或 500 法则对 ICR 进行经验性计算。

450 法则主要针对短效胰岛素：ICR=450 ÷ TDD

500 法则主要针对速效胰岛素：ICR=500 ÷ TDD

胰岛素 – 碳水化合物比值因人而异，取决于机体对胰岛素的敏感性，如对胰岛素敏感，ICR 数值较大。但体重变化、胰岛素抵抗、应激情况及身体活动量都对 ICR 有影响，因此在不同时期，ICR 也会发生变化。当体重变化超过 1kg，血糖波动较大、胰岛素用量变化（如增减超过 2U）、生活方式改变（如工作时长、锻炼时间、应激情况）时，建议重新计算或调整 ICR。

下面以具体实例来说明餐前大剂量胰岛素的计算方法。

李先生目前的胰岛素治疗方案为 4 针方案［基础胰岛素 +3 次餐前胰岛素

（速效）]，全天胰岛素总量（TDD）为 38U。李先生评估自己的午餐、晚餐均摄入 5 份碳水化合物，请计算餐前胰岛素用量？

首先计算李先生的 ICR=500 ÷ 38=13.2≈13

午餐、晚餐的碳水化合物量 =15 × 5=75g

餐前胰岛素用量 =75 ÷ 13=5.8≈6U

即李先生的午餐、晚餐餐前胰岛素用量为 6U。

糖尿病患者如果饮食定时定量，特别是碳水化合物摄入量不变，生活及运动情况也相对稳定的情况下，以上述方法计算餐前胰岛素用量是比较准确的。但是，实际生活中总能遇到血糖未达到控制目标，低估摄入的碳水化合物量，偶尔加餐时忘记注射胰岛素，或是作息改变、生活压力大等情况导致日常的胰岛素注射方案无法有效控制血糖，这时就需要调整胰岛素用量，计算胰岛素校正剂量。

步骤 3：考虑校正剂量的餐前胰岛素剂量。

经校正的餐前胰岛素剂量 = 餐前大剂量 + 校正剂量

校正剂量指通过调整剂量使各种原因导致的高血糖恢复到控制目标范围而额外注射的餐前胰岛素剂量。需要根据患者实际血糖水平与目标水平的差值计算出胰岛素校正剂量。

校正剂量 =（实测血糖值 – 目标血糖值）÷ 胰岛素敏感系数 – 剩余活性胰岛素

胰岛素敏感系数（ISF）是指将血糖调整到目标值所需的胰岛素量。临床上最常用的是 1500 法则和 1800 法则。

1500 法则主要针对短效胰岛素：ISF=1500 ÷（TDD × 18）

1800 法则主要针对速效胰岛素：ISF=1800 ÷（TDD × 18）

除此之外，还需要考虑剩余活性胰岛素的影响。这是因为上次给予餐前大剂量胰岛素后，虽然胰岛素随着时间逐渐消耗，失去活性，但剩余的活性胰岛素依然有降糖作用，可能和校正胰岛素作用叠加，引发低血糖。

估算剩余活性胰岛素数量的方法如下：对于高龄、肥胖、胰岛素用量大或使用短效胰岛素者，胰岛素以每小时 16% ～ 20% 的速度消耗；对于青少年、消瘦、胰岛素相对敏感或使用速效胰岛素者，胰岛素以每小时 25% ～ 30% 的速度消耗。举例来说：某患者餐前注射大剂量短效胰岛素 10U，1 小时后剩余活性胰岛素量 =10–10 ×（16% ～ 20%）=8.0 ～ 8.4U，2 小时后剩余 6.0 ～ 6.8U。

计算出上述各项就可以得出校正剂量。

下面结合实例来说明经校正的餐前大剂量胰岛素的计算方法。

患者张某，女，确诊 1 型糖尿病 15 年，目前以胰岛素泵控制血糖，主要为短效胰岛素，基础胰岛素量 20U，三餐前剂量分别为 10U、8U、8U，全天胰岛素总量（TDD）共46U，血糖控制尚可。但某日晚餐前测得血糖11.6mmol/L，因需要加班她准备吃含5份碳水化合物的食物。如果张小姐的目标血糖水平为5.6mmol/L，那么其晚餐时要打多少胰岛素？以下列出算式。

ICR=450÷46=9.8

晚餐的碳水化合物量=5×15=75g

餐前胰岛素用量=75÷9.8=7.7U

ISF=1500÷（46×18）=1.8

患者目前晚餐前血糖水平偏高，实际血糖－目标血糖=11.6–5.6=6mmol/L。

要将实际血糖水平降低到控制目标范围内所需要的胰岛素，也就是纠正高血糖的补充追加量为6÷1.8=3.3U。

患者午餐餐前大剂量胰岛素为8U，经过约6个小时的消耗，剩余活性胰岛素已可以忽略不计。

张某晚餐餐前胰岛素需要量为7.7+3.3=11U。

近年来，随着速效胰岛素类似物和胰岛素泵的出现和应用，突出了碳水化合物和胰岛素关联及相互平衡的重要性。碳水化合物计数法克服了传统饮食控制方法的一些缺点，能够根据每位患者的个体差异更灵活、准确地控制血糖水平。

碳水化合物计数法已在国内外临床上进行了长期实践，并取得了较好的疗效。多数研究认为该方法具有更好改善患者血糖的作用。有研究发现，与常规糖尿病饮食原则指导和目前临床使用的其他糖尿病饮食控制方法相比较，高级碳水化合物计数法能够明显降低1型糖尿病患者HbA1c水平。连续皮下胰岛素注射（胰岛素泵）的1型糖尿病患者应用碳水化合物计数法24周后，结果表明碳水化合物计数法不仅显著降低患者HbA1c水平，还能够减少患者BMI及腰围，提高患者的生活质量。很多专家甚至建议把碳水化合物计数法作为胰岛素强化治疗的基础。美国的《成人糖尿病管理膳食治疗》推荐将碳水化合物计数法列入碳水化合物管理办法，《中国糖尿病医学膳食治疗指南（2022）》同样认为碳水化合物计数法有助于改善1型及2型糖尿病患者的血糖控制，这都给推广应用该方法提供了循证医学的证据。

尽管碳水化合物计数法具有个性化控制血糖及食物选择灵活多样等优势，但在使用过程中需要一定的学习和计算能力，这可能会对一些患者特别是老年及少儿患者的应用造成困难，从而影响其对该方法的接受和掌握。患者对该方法的认同程度、配合度及熟练程度是影响该方法疗效的重要因素。因此，在临床使用过程中，医护人员及营养师应该综合考虑以上因素对碳水化合物计数法治疗效果的影响，通过各种手段对其简化和模式化，以帮助患者接受并熟练掌握，真正发挥碳水化合物计数法的作用。

此外，碳水化合物计数法主要关注膳食中碳水化合物的摄入量，患者在应用过程中，容易忽略脂肪、蛋白质对血糖的影响，导致营养失衡，甚至使膳食模式变为极低碳水化合物、高脂肪、高蛋白质饮食。使用碳水化合物计数法不能放松对总能量摄入的限制，宏量营养素（碳水化合物、蛋白质、脂肪）的供能比例仍需保持在推荐范围内，保证各类食物合理搭配，达到平衡膳食的要求。

二、糖尿病治疗膳食烹饪方法及进餐技巧

除了选择和搭配合适的食物，烹饪方法对于治疗膳食也十分重要。选择合适的烹饪方法能减少食物营养素的损失，帮助机体对食物消化吸收，并增进食欲，从而更好地发挥治疗膳食的作用。而合理的进餐技巧有助于控制进食量并减少血糖波动，有利于糖尿病患者的健康。

（一）烹饪对食物营养价值的影响

烹调处理能破坏食物中的有害成分，杀灭有害病菌及寄生虫卵。在烹饪的过程中，食物发生一系列物理、化学变化更容易消化吸收，提高人体对食物营养素的利用率。但是，不合理的烹饪会在食物加工过程中破坏营养素，甚至产生有害物质。因此，在烹饪过程中要尽量发挥有利因素，提高食物营养价值，促进消化吸收；另一方面要控制不利因素，尽量减少营养素的损失，避免有害物质的产生。

1. 谷物的烹饪

各种谷物食物在烹饪前大多需要淘洗，部分营养素特别是水溶性维生素和矿物质在淘洗过程中容易发生丢失。大米在淘洗过程中维生素 B_1 的损失可达 30% ～ 60%，维生素 B_2 和烟酸损失 20% ～ 25%，无机盐损失更高达 70%。淘洗次数越多，水温越高，浸泡时间越长，营养素的损失就越多。

谷类的常用烹饪方法包括煮、焖、蒸、烙、炒、烤、炸等，不同的烹调方法引起营养素损失的程度不同，主要是对 B 族维生素的影响。现在家庭煮饭多使用电饭煲，米饭在电饭煲中保温时，随时间延长，B 族维生素的损失增加，可损失所余部分的 50% ～ 90%。在制作面食时，如使用烘烤、煎烙等方法，在温度过高时可造成一些必需氨基酸如蛋氨酸、色氨酸、赖氨酸的损失，可造成 B 族维生的破坏，高温油炸时损失更大。熬粥和做馒头时加碱可使维生素 B_1、B_2 大量破坏，而油条在制作时因加碱及高温油炸会使维生素 B_1 全部损失，维生素 B_2 和烟酸也将损失一半左右。

许多糖尿病患者喜欢制作捞饭或称沥饭，即将米煮至半熟后捞出再蒸。米

粒和米汤分离过程中，米中的少量淀粉会留在米汤里。同时因支链淀粉相对直链淀粉更易溶于米汤而被“洗脱”，支链淀粉比例降低，直链淀粉比例升高。沥米饭的淀粉含量有所下降，抗性淀粉比例升高，能稍微减缓消化吸收的速度，对降低餐后血糖可能会有少许帮助。不过，这种做法对于降低餐后血糖的作用并不显著，反而在丢弃的米汤中损失了大量 B 族维生素和矿物质，而这些也正是糖尿病患者容易缺乏的营养物质。所以，并不建议长期食用捞饭或沥饭。

实际上，就降低餐后血糖来说，“老化降糖”法的效果可能更好。这种方法利用的是淀粉的糊化和老化特性。米饭、面食等在蒸煮时，淀粉在高温下溶胀、分裂形成均匀的糊状，在此过程中淀粉吸水膨胀，体积可达原来的 50 ～ 100 倍，这一现象称为淀粉的糊化。淀粉经糊化作用，更容易消化吸收，升血糖效果更明显。经过糊化的淀粉在室温或低于室温下放置后，淀粉分子在低温下会重新排列形成晶体结构，从而变得不透明甚至凝结成沉淀，该现象称为淀粉的老化，也叫做回生。淀粉糊化后降温或冷藏都会发生老化，在 2℃～ 10℃时老化速度最快。淀粉老化后难以再次溶解，也就是即便重新加热也不可能再完全糊化。老化后的淀粉消化吸收率明显下降，有助于降低餐后血糖，还能增加饱腹感。此外，老化后形成的抗性淀粉可被肠道细菌发酵生成短链脂肪酸，有助于维护肠道健康。这些特点都对糖尿病患者十分有益。

需要注意的是，含支链淀粉多的淀粉易糊化不易老化，含直链淀粉多的淀粉易老化不易糊化。所以玉米淀粉、小麦淀粉制作的食物老化作用更明显，米饭中籼米比粳米老化作用明显，而糯米由于主要含支链淀粉，老化效果较差。食物淀粉的含水量在 30% ～ 60% 时容易老化，但含水量过低＜ 10% 则不易老化。常见的主食如米饭含水量 60% ～ 70%，馒头含水量 35% ～ 45%，包子含水量 55% ～ 70%，烙饼含水量 20% ～ 30%，均比较适合淀粉的老化。“老化降糖”法操作简便，辅助降低血糖作用明确，除可能影响口感、消化率降低之外并不会导致食物中营养成分特别是维生素、矿物质的流失，比起捞饭或沥饭更值得推荐。

2. 畜、禽、鱼、蛋类的烹饪

畜、禽、鱼、蛋类富含蛋白质，含碳水化合物极少，对血糖影响小，在烹饪中主要考虑的是营养成分流失问题。畜、禽、鱼等肉类的烹饪方法多样，常用的有炒、炖、煮、焖、蒸、煎、炸、烤等。在烹饪过程中，食物中的蛋白质、脂肪等营养素一般无明显损失，而且经烹调后，蛋白质变性更有利于消化吸收。急火快炒、上浆挂糊等烹饪方法可使肉类外部蛋白质迅速凝固，减少营养素的损失。肉类中 B 族维生素损失与烹饪时的温度、时间相关，一般蒸、快炒损失较少，而慢炖、红烧、煎炸及烧烤损失较多。肉类在炖、煮时，无机盐和维生素有一部分会流失到汤汁中，如不丢弃汤汁则营养损失不大。蛋类烹调方法与肉类相似，除 B 族维生素损失外，其他营养素损失不大。

3. 蔬菜的烹饪

蔬菜是食物中重要的维生素、矿物质来源。蔬菜烹饪的重要问题是水溶性维生素及矿物质的损失和破坏。烹饪过程中的清洗方式、切碎程度、酸碱度、加热的温度及时间都会对营养素产生影响。蔬菜应先洗后切，如先切后洗或在水中长时间浸泡，可造成各种水溶性维生素的丢失。切好的蔬菜应尽快烹饪食用，如放置时间过长，维生素 C 容易在空气中被氧化破坏。烹饪加热可造成维生素不同程度的损失，加热时间越长，损失越多。如蔬菜煮 5 ～ 10 分钟，维生素 C 损失达 70% ～ 90%。烹调时加碱有助于保持蔬菜碧绿的颜色，但维生素 B_1、B_2 和维生素 C 会被大量破坏。使用合理加工烹调方法，即先洗后切，急火快炒，开汤下菜，现做现吃是降低蔬菜中维生素、矿物质损失的有效措施。

4. 烹饪中的食品卫生及安全问题

（1）加热不彻底对食品卫生的影响　加热是破坏食物中的有害成分，杀灭有害病菌及寄生虫卵的主要手段。食物加工容器或工具污染，烹饪过程加热不足，无法达到消毒要求，容易引起食物中毒、肠道感染及寄生虫病等。

常见的四季豆中毒是因其含有的红细胞凝集素引起的，但加热可破坏这种毒素，中毒的主要原因就是四季豆没有完全煮熟。1988 年上海的甲型肝炎大爆发就是因为市民食用被甲肝病毒污染的毛蚶时未充分加热。因为传统的毛蚶吃法是在开水里烫一下就蘸上调料食用，病毒无法杀灭，导致甲肝病毒经口感染。我国两广许多地区有吃生鱼的习惯，而淡水鱼是肝吸虫（华支睾吸虫）的主要中间宿主，各种白酒、蘸料或短时间的汆烫都无法杀死寄生虫，进食被寄生的生鱼极易导致肝吸虫病。事实上，广东佛山、中山等吃生鱼较多的地区也是肝吸虫病的高发区。可见，对于具有潜在危险性的食材，为保证食物的安全性，充分加热是烹饪的基本要求。

（2）加热过度引起的食品安全问题　许多食物在高温烹饪中会产生一些有害化合物，有一些还可致突变、致癌。比较常见有害物质包括以下几种。

①杂环胺：肌酸和氨基酸是杂环胺的前体，蛋白质含量较高的食品（鱼、肉类）产生杂环胺多。烹调时温度越高，食物中水分越少，产生杂环胺越多。烧焦、烤糊的肉类、鱼等富含蛋白质的食品产生杂环胺较多。杂环胺具有明确的致癌性和一定的心脏毒性。

②丙烯酰胺：当加工温度超过 120℃（如焙烤、烧烤、油炸等），食物中的还原糖（主要为葡萄糖和果糖）可与天冬酰胺反应生成丙烯酰胺。丙烯酰胺的生成量主要与加工温度、烹饪时间、水分含量及食物中还原糖和天冬酰胺的含量有关。丙烯酰胺在日常生活中很常见，咖啡、饼干、糕点、面包及薯片中普遍含有

丙烯酰胺。其毒性主要包括神经毒性、生殖毒性、遗传毒性、免疫毒性及潜在致癌性。世界卫生组织国际癌症研究机构公布的致癌物名单中，丙烯酰胺属于2A类致癌物。

③苯并［a］芘：苯并芘是一种多环芳烃类化合物，常见的有苯并［a］芘和苯并［e］芘，与食品烹饪相关的主要是苯并［a］芘。食品中的脂肪、胆固醇等成分，可在加工时在高温下形成苯并［a］芘。当食品在烘烤或烟熏过程中发生烤焦或炭化时，苯并［a］芘显著增加，特别是烟熏温度在400℃以上时，苯并［a］芘的含量随温度上升而急剧增加。熏烤、烘烤常用的燃料如煤、木炭、焦炭等产生的烟尘可与食材直接接触，将导致烟苯并［a］芘直接污染食物。各种烧烤、熏制及油炸类食物都是苯并［a］芘的主要食物来源。苯并［a］芘具有很强的致突变和致癌性，能导致肺癌、肝癌、食管癌、胃癌、皮肤癌等多种癌症。

④脂肪酸聚合物：油脂在煎、炸、炒等高温处理下容易产生脂肪酸聚合物，特别是在温度＞200℃时，温度越高，生成的聚合物越多。特别是在一些反复使用的“老油”中含量更高。表现为油脂颜色加深，黏稠度增加。脂肪酸聚合物除影响消化吸收外，还被发现具有肝脏毒性和生殖毒性。

⑤减少危害的方法：为了减少上述有害物质的产生，最有效的就是选择合适的烹饪方法，多用蒸、煮、焖等相对健康的烹饪方式，减少煎、炸、烤等方法的使用。即便在煎、炸、烤制食物时，也要控制烹饪温度，一般温度尽量不超过200℃。如果煎炸富含蛋白质的食物可在外层挂上淀粉，以防止食物焦糊，避免食用焦糊的食物。熏烤食品时避免炭火直接接触食材，以免燃料中的有害物质污染食物。煎炸时加热时间不宜过长，并尽量避免油脂的反复使用，当油脂颜色变为深褐色且黏稠时不可再使用。在吃烧烤类食物时，多补充新鲜蔬菜水果，可以减少部分有害物质如杂环胺的吸收。

选择合适的烹饪方式能够减少食物中营养素的损失，避免产生过多的有害物质，增进食欲，帮助消化，甚至有助于体重、血糖、血脂的控制。总体而言，蒸、煮、焖、炖等少盐少油的烹饪方法对糖尿病患者而言更为合适。

（二）糖尿病患者的进餐技巧

除了合理的食物选择和搭配，制订良好的饮食计划，健康的烹饪方法外，进餐的方式技巧也能影响糖尿病膳食的治疗效果。进餐技巧易于掌握，与糖尿病膳食搭配使用能够帮助患者更好地控制血糖，起到事半功倍的效果。

1. 糖尿病饮食的手掌法则

对于糖尿病膳食而言，食物的摄入量始终是首先需要考虑的因素。各类膳食指南中对于食物量的描述一般指的是食物的生重（可食用部分），患者没有直观的感受，难以掌握实际的食物份量。餐前称重是控制饮食量的最好办法，但难以在日常生活中长期实施。手掌法则是一种简单实用的方法，通过手掌来帮助糖尿病患者评估食物摄入量。该方法虽然不是十分精确，但胜在易于掌握，使用方便，可以与前面推荐的食物交换份法、碳水化合物计算法结合使用，对于帮助控制进食量、控制体重、平稳血糖都有积极意义。

不同性别、身材的人手掌大小差别较大，而手掌法则是以中等身材女性的手掌为标准的，糖尿病患者可以此为标准结合自身实际进行增减。

（1）主食——每餐两拳头　一般一个标准手掌握拳大小的主食（如米饭、馒头）大约相当于50g，对大多数人而言，一般每餐主食量就相当于自己2个拳头大小（以每个拳头相当于50g计，共约100g）。

主食是食物中最主要的能量来源，要求相对严格，各位患者需要根据自身情况（能量需求、手掌大小、血糖控制情况等）酌情调整。比如手掌较大或需要控制主食（碳水化合物）量的，可以适当减量。

（2）蔬菜——每天两手一大捧　一般两只手能够抓住一大捧蔬菜重量约为500g。建议糖尿病患者每天食用500g以上的蔬菜。

（3）瘦肉——每天两指宽一指厚　《中国居民膳食指南（2022）》建议每日摄入畜禽肉类40～75g。一块与食指厚度相同，与两指（食指和中指并拢）的长度、宽度相同的瘦肉大致相当于50g的量，基本可满足一天肉类需要。

（4）水果——每天一握　糖尿病患者在血糖相对平稳时是可以摄入水果的。水果每天适宜摄入量相当于把手掌松开能握住的大小，相当于一个中等大小的苹果。建议尽量选择血糖生成指数较低的水果如柚子、橙子、苹果、梨、桃等。

（5）油脂——每餐一指尖　糖尿病患者需要适当限制油脂摄入，每天建议烹调用油20～30g，分配到每一餐一般不超过10g，大致相当于拇指尖的量。当然，在日常生活中使用带刻度的控油壶是一种更为精确的方法。

总结下来，可以用“三个两，两个一”来帮助记忆。也就是主食两拳，蔬菜两手，瘦肉两指，水果一握，油脂一尖。

2. 餐前负荷法

“餐前负荷法”自《中国糖尿病医学膳食治疗指南（2013）》进行推荐以来，因其简单易行而受到糖尿病患者的欢迎。该方法无需计算，对降低餐后血糖作用显著，值得糖尿病患者掌握。

（1）餐前负荷法的概念　餐前负荷法也可称为“预进餐”，即指在食用正餐前30分钟左右摄入含有宏量营养素的食物。通俗地说，餐前负荷就是在吃正餐前，先吃少量东西来垫垫肚子。先吃下去的食物会使消化系统提前进入工作状态，同时引起消化酶、胰岛素、肠肽等分泌，从而开始对血糖的调节，在吃正餐后，血糖反应相对平稳，也就达到了控制餐后血糖的目的。

餐前负荷已被大量研究证明对于餐后血糖的控制有明确作用。有研究发现，吃早餐时，相比于同时摄入面包、牛奶，在吃面包前30分钟先喝一杯牛奶或者豆浆能有效地降低餐后血糖反应。糖尿病人餐前30分钟饮用含25g乳清蛋白的饮料，再进食土豆泥餐，与无餐前负荷的对照组相比，其餐后血糖峰值显著降低，而血浆中胰岛素显著升高，胃排空速度降低。

（2）餐前负荷法的作用机制　营养素餐前负荷降低餐后血糖的机制尚未完全明确，目前研究认为主要包括减缓胃排空速度，诱导小肠释放胰高血糖素样肽-1（GLP-1）、抑胃肽和胆囊收缩素等肠肽，刺激胰岛素分泌等。

在各种肠肽中，GLP-1的作用最受重视。研究发现，GLP-1的生理功能有：作用于胰岛β细胞，促进胰岛素的合成和分泌，增加胰岛β细胞数量；作用于胰岛α细胞，抑制胰高血糖素的释放；抑制胃肠道蠕动和胃液分泌，延缓胃内容物排空，增加饱腹感；作用于中枢神经系统，从而使人体产生饱胀感和食欲下降从而抑制摄食。这些功能都有助于餐后血糖的控制。

（3）餐前负荷法的食物选择　餐前负荷选择的食物一般有宏量营养素制剂或普通食物。营养素制剂一般在医院由营养科医生开具，常见的如乳清蛋白粉、全营养肠内营养制剂等。而食物则需要合理选择，并不是所有食物都适合餐前负荷疗法。从餐前负荷法的作用机制分析，精确比例搭配的蛋白质、缓释碳水化合物、膳食纤维等食物成分可能是发挥负荷效果、降低餐后血糖的关键。这些食物一般具有升糖指数低、对血糖影响小、饱腹感强等特点。如1小碗水煮菜或蔬菜沙拉、1杯牛奶或无糖豆浆、1小份低糖水果或1小把坚果等都是很好的选择。

糖尿病患者可以在餐前30分钟，通过选择和搭配食物，将一日三餐精确地细化成一日六餐。利用富含蛋白质和膳食纤维、饱腹感强、升糖指数低的食物来进行餐前负荷。需要注意的是：餐前负荷饮食是正餐里面分配出的一份食物，而不是额外增加的，每天摄入的总能量应保持不变，才能起到减缓血糖波动的效果。

3. 改变进餐顺序

除了采用餐前负荷这种一餐变两餐的办法，调整吃饭时摄入食物的顺序，也有助于糖尿病患者的血糖控制。这主要是因为不同食物消化吸收快慢不同，碳水化合物食物消化最快，蛋白质次之，富含脂肪的食物消化吸收最慢，而膳食纤维能吸收水分膨胀，同时结合糖类、脂肪等，也会影响食物消化速度。因此，很早就有专家推测不同的进食顺序会影响营养素消化吸收及餐后的血糖血脂等。

日本一项针对2型糖尿病患者的研究发现，改变进餐顺序，在吃主食前先进食蔬菜，能有效降低餐后血糖峰值和胰岛素水平。国内也有相关研究：对比蛋白质类（水煮蛋）与碳水化合物食物（馒头）的进食顺序对血糖的影响，研究得出先进食水煮蛋后的 1h、2h 血糖、血胰岛素及 C 肽水平比先进食馒头低。李晓华的研究显示，即使是相同热量、相同结构的饮食食谱，与“先吃饭后吃菜”相比，“先吃菜后吃饭”可显著降低糖尿病患者的餐后血糖。而武汉同济医院通过对社区糖尿病患者进行教育，改变进餐顺序：先食高纤维蔬菜，再进食含有蛋白质或脂肪的菜，最后食用含碳水化合物的主食。发现按照该饮食顺序进食 3 个月后，患者的空腹血糖、餐后 2h 血糖及糖化血红蛋白值均显著降低。

改变进餐的食物顺序没有改变患者的饮食结构，无需计算，绝大多数糖尿病患者都能轻易掌握，对于老年患者十分友好，也容易长期坚持，这也有助于提高患者的依从性。

总之，在不改变患者膳食结构及饮食习惯的情况下，仅仅把进食顺序按照“素—荤—主食”的原则进行改变，就能起到改善餐后血糖，减轻胰岛负担的效果，是值得糖尿病患者尝试并全面推广的进餐技巧。

4. 细嚼慢咽，控制进餐速度

（1）充分的咀嚼可以帮助减少食物摄入量。位于咬肌和牙周韧带的本体感觉神经元有一半与三叉神经中脑核直接相连，信号可迅速到达皮层，充分的咀嚼可以促使中枢神经系统激活下丘脑室旁核的组胺 -1 受体，从而减少食物摄入量。

（2）充分的咀嚼可增加肠组织中的厌食性肠肽 -YY 和胰高血糖素样肽 -1（GLP-1）水平，降低餐后血浆葡萄糖浓度，刺激早期胰岛素分泌的增加。

（3）建议糖尿病患者养成细嚼慢咽的饮食习惯，每口食物咀嚼 20 次以上，既可以减少能量摄入，又有助于降低餐后血糖。糖尿病患者进食时间可以控制在早餐 15 ～ 20 分钟，中餐、晚餐半小时左右。

三、通用糖尿病治疗膳食食谱

例一：能量 1655kcal 食谱。

膳食中各营养素量及供能占比见表 2-15。

表 2-15　膳食中各营养素量及供能占比

营养素	重量 /g	供能占比
碳水化合物	210	50.70%
蛋白质	80	19.30%
脂肪	55	30.00%

利用食物交换份法，一日膳食中包含谷薯类 8 份，肉蛋类 3.5 份，蔬菜类 1 份，奶类 1 份，水果 1 份，坚果 1 份，大豆 0.5 份，食用油 2.5 份。其中，碳水化合物提供的能量占总能量的 50.7%，蛋白质提供的能量占总能量的 19.3%，脂肪提供的能量占总能量的 30.0%。一日治疗膳食食谱见表 2–16。

表 2–16　一日治疗膳食食谱

餐次	食谱名称	食材	用量 /g
早餐（07：00～08：00）	蒸红薯	红薯	180
	煮鸡蛋	鸡蛋	50
	拌黄瓜	黄瓜	100
	纯牛奶	牛奶	150
上午加餐（10：00～10：30）	柚子	柚子	100
午餐（12：00～13：00）	杂粮米饭	小米	25
		稻米	50
	芹菜炒肉	芹菜	100
		猪瘦肉	30
	冬瓜虾仁	冬瓜	100
		虾仁	45
下午加餐（15：00～15：30）	桃	桃	100
	核桃仁	核桃仁	10
晚餐（18：00～19：00）	黑米粥	黑米	25
	豆腐炒油麦菜	豆腐	50
		油麦菜	150
	青椒炒鸡丝	青椒	50
		鸡胸肉	50
	玉米馒头	玉米面	50

例二：能量 1800kcal 食谱。

膳食中各营养素量及供能占比见表 2–17。

表 2-17　膳食中各营养素量及供能占比

营养素	重量 /g	供能占比
碳水化合物	236	53.30%
蛋白质	74	16.70%
脂肪	59	30.00%

利用食物交换份法，一日膳食中包含谷薯类 9 份，肉蛋类 3 份，蔬菜类 1 份，奶类 2 份，水果 1 份，坚果 1 份，大豆 1 份，食用油 2 份。其中，碳水化合物提供的能量占总能量的 53.3%，蛋白质提供的能量占总能量的 16.7%，脂肪提供的能量占总能量的 30.0%。一日治疗膳食食谱见表 2-18。

表 2-18　一日治疗膳食食谱

餐次	食谱名称	食材	用量 /g
早餐（07：00～08：00）	全麦面包	全麦面粉	55
	煮鸡蛋	鸡蛋	50
	拌黄瓜	黄瓜	100
	纯牛奶	牛奶	150
上午加餐（10：00～10：30）	草莓	草莓	100
	低糖酸奶	低糖酸奶	150
午餐（12：00～13：00）	二米饭	小米	30
		大米	60
	青椒炒肉	青椒	100
		猪瘦肉	30
	冬瓜虾仁	冬瓜	100
		虾仁	45
下午加餐（15：00～15：30）	桃	桃	100
	腰果仁	腰果仁	15
晚餐（18：00～19：00）	小米粥	小米	30
	豆腐炒油麦菜	豆腐	50
		油麦菜	150

续表

餐次	食谱名称	食材	用量 /g
晚餐（18：00～19：00）	香菇肉片	香菇	50
		猪肉	50
	玉米馒头	玉米面	50

例三：能量 2160kcal 食谱。

膳食中各营养素量及供能占比见表 2-19。

表 2-19　膳食中各营养素量及供能占比

营养素	重量 /g	供能占比
碳水化合物	283.5	53.40%
蛋白质	90.5	17.00%
脂肪	70	29.60%

利用食物交换份法，一日膳食中包含谷薯类 10 份，肉蛋类 4 份，蔬菜类 2 份，奶类 2 份，水果 1.5 份，坚果 1 份，大豆 1 份，食用油 2.5 份。其中，碳水化合物提供的能量占总能量的 53.4%，蛋白质提供的能量占总能量的 17.0%，脂肪提供的能量占总能量的 29.6%。一日治疗膳食食谱见表 2-20。

表 2-20　一日治疗膳食食谱

餐次	食谱名称	食材	用量 /g
早餐（07：00～08：00）	全麦面包	全麦面粉	60
	煮鸡蛋	鸡蛋	50
	手撕包菜	包菜	200
	纯牛奶	牛奶	150
上午加餐（10：00～10：30）	苹果	苹果	150
	低糖酸奶	低糖酸奶	150
午餐（12：00～13：00）	杂粮米饭	燕麦	40
		大米	60
	蒜薹炒肉	蒜薹	200
		猪瘦肉	50

续表

餐次	食谱名称	食材	用量 /g
午餐 （12：00～13：00）	白萝卜炖排骨	白萝卜	200
		排骨	100
下午加餐 （15：00～15：30）	桃	桃	150
	腰果仁	腰果仁	15
晚餐 （18：00～19：00）	小米粥	小米	30
	豆腐炒油麦菜	豆腐	50
		油麦菜	200
	香菇肉片	香菇	200
		猪肉	50
	玉米馒头	玉米面	60

糖尿病患者一周食谱（1800kcal/d）见表 2-21。

表 2-21　糖尿病患者一周食谱（1800kcal/d）

餐次	星期一	星期二	星期三	星期四	星期五	星期六	星期日
早餐（07：00～08：00）	燕麦牛奶（燕麦 65g，牛奶 200g） 醋溜白菜 100g 黄瓜 100g	全麦面包 65g 黄瓜 150g 纯牛奶 200g 煮鸡蛋 50g	蒸红薯 225g 煮鸡蛋 50g 拌生菜 100g 纯牛奶 200g	蒸玉米 500g 拌紫甘蓝 150g 纯牛奶 200g	燕麦牛奶（燕麦 65g，牛奶 200g） 拌生菜 100g	全麦面包 65g 黄瓜 150g 纯牛奶 200g 煮鸡蛋 50g	蒸玉米 500g 炒苋菜 150g 纯牛奶 200g
上午加餐（10：00～10：30）	柚子 100g 低糖酸奶 200g	苹果 100g 低糖酸奶 200g	橘子 100g 低糖酸奶 200g	柚子 100g 低糖酸奶 200g	梨 100g 低糖酸奶 200g	草莓 150g 低糖酸奶 200g	猕猴桃 100g 低糖酸奶 200g
午餐（12：00～13：00）	杂粮米饭 85g 韭黄炒肉（韭黄 150g，猪瘦肉 60g） 家常豆腐 100g	杂粮米饭 85g 苦瓜炒肉（苦瓜 100g，猪瘦肉 30g） 冬瓜虾仁（冬瓜 150g，虾仁 45g）	杂粮米饭 85g 蒜薹炒肉（蒜薹 150g，猪瘦肉 30g） 炒豆芽 150g	杂粮米饭 85g 芹菜牛肉丝（芹菜 150g，瘦牛肉 30g） 韭菜炒鸡蛋（韭菜 150g，鸡蛋 50g）	杂粮米饭 85g 莴笋炒肉（莴笋 200g，猪瘦肉 40g） 番茄炒鸡蛋（番茄 150g，鸡蛋 50g）	杂粮米饭 85g 肉沫茄子（茄子 250g，猪瘦肉 40g） 醋溜白菜 150g	杂粮米饭 85g 芹菜炒肉（芹菜 200g，猪瘦肉 40g） 青椒炒鸡蛋（青椒 150g，鸡蛋 50g）
下午加餐（15：00～15：30）	梨 100g 开心果 25g	桃 100g 核桃仁 25g	草莓 150g 腰果仁 25g	橘子 100g 开心果 25g	猕猴桃 100g 核桃仁 25g	桃 100g 核桃仁 25g	草莓 150g 腰果仁 25g
晚餐（18：00～19：00）	玉米粥（玉米面 25g） 肉沫茄子（茄子 200g，猪瘦肉 40g） 炒上海青 200g 玉米馒头 50g	黑米粥（黑米 25g） 醋溜白菜 250g 豆腐炒菠菜（豆腐 50g，菠菜 150g） 玉米馒头 50g	小米粥（小米 25g） 萝卜炖排骨（萝卜 150g，排骨 60g） 手撕包菜 150g 杂粮馒头 50g	豆浆 250g 萝卜炖牛肉（萝卜 150g，牛肉 30g） 干锅菜花 150g 玉米馒头 50g	玉米粥（玉米面 25g） 西葫芦炒肉（西葫芦 150g，猪瘦肉 30g） 清炒娃娃菜 150g 杂粮馒头 50g	豆浆 250g 香菇炖鲈鱼（鲈鱼 40g，香菇 50g） 炒菠菜 150g 玉米馒头 50g	小米粥（小米 25g） 香菇炖鸡（香菇 100g，鸡肉 30g） 炒西蓝花 100g 杂粮馒头 50g

第三章
糖尿病特殊群体的膳食治疗

生长壮老已是生命的自然规律，不同生命阶段的人群有不同的生理特性与营养需求，糖尿病治疗膳食在儿童期、妊娠期、老年期也有相应的膳食特点及营养原则。

第一节　儿童糖尿病的膳食治疗

近年来，儿童和青少年糖尿病发病率明显上升，尤其是低龄儿童。目前在我国，儿童及青少年糖尿病仍以1型糖尿病为主，占儿童糖尿病的85%～90%。但随着儿童肥胖的增多，2型糖尿病表现出明显的上升趋势。全国14个中心的调查显示，2005至2010年间，儿童2型糖尿病患病率为10.0/100000。与成人2型糖尿病不同的是，儿童的胰岛β细胞功能衰减的速度更快，更早出现糖尿病并发症。许多患儿起病时即合并其他代谢异常，如血脂异常、高血压、白蛋白尿、PCOS等。

儿童糖尿病生活方式的管理尤为重要，健康的饮食方式与运动习惯可使患儿受益终身。膳食治疗既要帮助维持患儿血糖的稳定，减轻胰岛β细胞负荷，也要符合患儿的身心特点，保证正常的生长发育需要。

一、儿童糖尿病的分类

当患儿确诊为糖尿病后，要尽可能地明确其具体分型，明确儿童糖尿病的分型是指导治疗的关键。虽然同属糖尿病，儿童 1 型和 2 型糖尿病却有着截然不同的发病原因和治疗方法。

1 型糖尿病约占儿童期各型糖尿病总数的 90%，是危害儿童健康的重大儿科内分泌疾病，它是由于胰岛 β 细胞受破坏，导致胰岛素分泌绝对不足而引起的糖尿病。1 型糖尿病起病多较急骤，其典型症状为多饮、多食、多尿、消瘦，常因感染、饮食不当等诱因发病，有 30% ～ 40% 的患儿因急性并发症入院抢救。

儿童 2 型糖尿病是胰岛素抵抗为主伴胰岛素分泌不足，或胰岛素分泌不足为主伴有或不伴有胰岛素抵抗所致的糖尿病。2 型糖尿病起病缓慢、隐匿，多数在临床上只表现为肥胖，通常不会出现严重的多饮、多食、多尿及消瘦等症状，90% 的患儿有黑棘皮症，表现为腋下、肘前、颈部及腹股沟等部位局部皮肤增厚褶痕，色素沉着。

二、儿童出现糖尿病有什么症状

1. 疲乏无力、易感染。孩子本来处于精力较为旺盛的生长发育期，应该多动，但突然在一段时间内总喜欢待在家里，不喜欢户外活动，精神较为萎靡，或是出现伤口久不愈合，反复感染的情况，就有可能是糖尿病前兆。

2. 出现频繁腹痛和呕吐现象。糖尿病酮症酸中毒会出现这些症状，很容易被误诊为肠胃疾病而加重病情，家长要对孩子平时的生活和精神状态有足够掌握，以便提供给医生足够的诊断信息。

3. 突然消瘦、饭量大增。孩子正处于生长发育期，体重应该连续稳定上升，但突然出现体重下降情况，家长要警惕。

4. 出现频繁口渴现象，甚至夜间多次起床喝水。孩子在一段时期内出现小便频繁现象，多年不尿床的孩子多次出现尿床现象，家长应该带孩子进行糖尿病检查。

三、儿童糖尿病膳食治疗的目标

糖尿病患儿膳食治疗的目标在于供给营养充足的平衡膳食，帮助患儿形成良好的膳食模式，鼓励患儿适当的饮食行为，帮助患儿及家长正确理解饮食治疗的要点及调配多样化饮食的方法，培养患儿健康的终身饮食习惯，以实现最佳的生长、发育和健康状态。避免对患儿实行限制性饮食，因为限制性饮食可能导致患儿生长不良、营养缺乏和心理负担增加。

维持血糖、尿糖达到或接近正常值，防止酮症酸中毒和低血糖的发生，防止或延缓并发症的发生与发展。

达到并保持适当的体重指数和腰围，为此强烈建议患儿和青少年规律地进行体育活动。

通过家庭、学校及社会环境的支持及对患儿心理的调整，以促进患儿行为改变和积极的饮食调整。

四、营养方案制订

患儿明确诊断后，糖尿病专科医师和营养师应及早与患儿及其父母建立联系，采集患儿的营养史，包括发病以前的家庭饮食习惯、食欲情况、能量摄取和碳水化合物分配比例、进食时间表等，然后根据饮食生活习惯和药物治疗方案，为患儿制订详细的饮食及营养教育计划，并动态调整。

每个孩子都有自己的饮食偏好，儿童挑食、偏食十分常见，常不符合糖尿病膳食的原则。营养师需根据膳食调查情况，评价患儿患病前的饮食情况是否合理，并结合患儿的身高、体重、血压和临床化验检查指标，进行综合营养评价，这个步骤被称为营养评估。

营养评估对每一个糖尿病患儿都是必要的，特别是对年龄较小而且饮食比较挑剔的患儿而言，首先要明确其饮食搭配是否合理，然后根据需要去除其饮食习惯中不合理的因素，最终形成合理的饮食搭配，制订适应患儿个体的膳食计划。

个体化的膳食搭配，要充分考虑患儿或家庭的愿望，为患儿和青少年维持或达到合理的体重提供充足的能量，维持患儿和青少年的正常发育速率。体重不理想的患儿和青少年糖尿病患者，可以通过个体化膳食达到控制体重的目的。当然只有饮食计划被接受，膳食治疗才能够成功。最好在糖尿病诊断之初就帮助患儿养成良好的饮食习惯。如果在患病之初放任患儿自由饮食，而养成了不按计划进食的习惯，以后再改就比较困难了。

血糖控制差的患儿，90% 是因为管不住嘴。所以，家长要在糖尿病患病初期担起监管的责任，注意引导患儿，配合个体化营养方案的实施，同时培养患儿打针—进食的条件反射，即吃饭前想一想是否需要注射胰岛素。

家长和患儿坐下来一起吃饭，帮助患儿建立更好的饮食习惯和监测食物摄入量，因为已证实规律的膳食时间和良好的习惯可实现更好的血糖结果。

（一）营养素推荐摄入量

1. 能量

糖尿病患儿能量摄入应注意控制总能量摄入，全日摄入能量可参照计算公式：总能量（kcal）=1000+ 年龄 × 系数（公式系数：70 ～ 100）（1kcal=4.18kJ）。公式中系数可结合年龄选择：＜ 3 岁按 100，3 ～ 6 岁按 90，7 ～ 10 岁按 80，大于 10 岁按 70 选择，再根据糖尿病患儿的营养情况、体力活动量及应激状况等因素调整为个体化的能量推荐值（不同年龄段患儿推荐每日营养素摄入量见表 3–1）。0 ～ 12 个月婴儿的能量摄入推荐 80 ～ 90kcal/（$kg \cdot d^{-1}$）。

糖尿病患儿在诊断为糖尿病时需要补充发病前分解代谢的体重丢失，若食欲好可以摄入较高能量，但当体重恢复后应该逐步减少摄入到与体重相符的热量。

对于超重和肥胖的 2 型糖尿病患儿，推荐在维持健康饮食结构的前提下减少能量摄入以帮助减重（但不应低于 800kcal/d）。当实际能量摄入与推荐能量摄入之间的数值存在较大差距时，应采取逐步调整的方式，使实际摄入量接近推荐摄入量，也就是说，减重不能操之过急。

糖尿病患儿的体重变化应作为判断阶段性能量出入是否平衡的实用参考指标。控制总能量的同时应注意保持平衡膳食，每日总能量摄入宜按如下分配：碳水化合物占 50% ～ 55%，脂肪占 25% ～ 35%，蛋白质占 15% ～ 20%。

表 3–1　不同年龄段患儿推荐每日营养素摄入量

年龄 / 岁	总能量 /kcal	碳水化合物 /g	脂肪 /g	蛋白质 /g
1 ～ 3	1000 ～ 1300	120 ～ 180	30 ～ 50	35 ～ 45
4 ～ 8	1400 ～ 1600	170 ～ 220	40 ～ 60	45 ～ 60
9 ～ 13	1600 ～ 1800	200 ～ 250	50 ～ 70	60 ～ 70
14 ～ 18	1800 ～ 2000	220 ～ 280	55 ～ 80	70 ～ 80

注：1kcal=4.18kJ。

2. 碳水化合物

碳水化合物的种类和数量是影响血糖的决定性因素，需要严格控制，但不应低于每日必需摄入量，否则可能严重影响糖尿病患儿的生长发育。

碳水化合物按其基本结构可分为单糖（主要为葡萄糖和果糖）、双糖（如蔗糖、麦芽糖、乳糖）和多糖（如淀粉、糖原、膳食纤维等）。

多糖相对单糖及双糖消化时间长，血糖上升缓慢，应作为碳水化合物的主要组成部分，食物来源有谷类、薯类、根茎类蔬菜和豆类等。但需注意的是，精制谷物加工的主食，对餐后血糖影响较大，因此应注意对患儿的引导，粗细粮搭配。

蔗糖吸收迅速，多用于预防和治疗低血糖，若摄入过多则会导致高血糖并转化为脂肪储存，因此摄入量不超过总能量的 10%。

膳食纤维可以延缓碳水化合物的消化和吸收，改善糖脂类代谢，并且高膳食纤维食物可以增加饱腹感，因此鼓励患儿摄入各种富含纤维的食物，特别是富含可溶性纤维的蔬菜、水果、豆类、薯类、全谷类食物。推荐糖尿病患儿的膳食纤维摄入量应达到并超过健康患儿的推荐摄入量，具体推荐量为14g/1000kcal（≥1岁），每日最低摄入量为（年龄+5）g。需要注意的是食物加工会造成纤维流失，因此推荐非精制的高纤维食物。

3. 脂肪

摄入脂肪的种类及数量对糖尿病儿童的脂肪代谢情况影响显著。糖尿病脂肪摄入的首要问题是限制饱和脂肪酸和胆固醇的摄入量，以控制低密度脂蛋白胆固醇（LDL–C）和总胆固醇的水平。推荐的膳食脂肪组成：单不饱和脂肪酸在总能量摄入的占比宜达到10%～20%，多不饱和脂肪酸的摄入量不超过10%，推荐糖尿病儿童每周1～2次，每次80～120g鱼的摄入，以提供n–3多不饱和脂肪酸。饱和脂肪酸和反式脂肪酸的摄入量应少于总能量的10%，尽量减少反式脂肪酸的摄入，每日胆固醇摄入量不超过300mg。若出现高脂血症，则需限制饱和脂肪酸摄入占全天总能量的7%以下，胆固醇摄入量小于200mg/d，同时增加n–3多不饱和脂肪酸和膳食纤维的摄入。

动物脂肪一般含40%～60%的饱和脂肪酸，30%～50%的单不饱和脂肪酸，多不饱和脂肪酸含量极少。相反，植物油含10%～20%的饱和脂肪酸和80%～90%的不饱和脂肪酸，而多数含多不饱和脂肪酸较多，也有少数含单不饱和脂肪酸较多，如茶油和橄榄油中油酸含量达79%～83%，红花油含亚油酸75%，葵花籽油、豆油、玉米油中的含量也达50%以上。

反式脂肪酸（TFA）：人们常说的TFA是植物油部分氢化产生的，当然反刍动物也含有TFA，通常食用西餐的人其组织中TFA高于其他人群。随着我国对外交流持续增多，西方的膳食被普通百姓及儿童逐步接受，因此西餐模式的患儿饮食中的TFA更加需要注意。

4. 蛋白质

蛋白质是儿童生长发育必不可少的营养成分，每千克体重摄入量随年龄增长逐渐下降。对于1型糖尿病儿童蛋白质含量分配不应超过总能量的25%。建议优质蛋白供给占总蛋白的1/3～1/2，包括鱼肉、瘦肉和奶制品在内的动物蛋白和植物蛋白如大豆及其制品。当糖尿病儿童出现持续性微量白蛋白尿时可低于推荐蛋白摄入量，但必须保证正常生长发育，推荐蛋白摄入量0.8g/（kg · d^{-1}）。当肾小球滤过率＜60mL/min^{-1} ·（1.73m^2）$^{-1}$时，则可实施低蛋白饮食治疗，限制蛋白摄入0.6g/（kg · d^{-1}）。若由于低蛋白饮食而出现营养不良时，可考虑补充复方α酮酸制剂。复方α酮酸制剂配合低蛋白饮食治疗主要有改善蛋白质代谢紊乱、减轻氮质血症的作用，但尚无儿童明确应用剂量。

5. 维生素和矿物质

除三大营养素外，维生素、矿物质也是食物的重要组成成分，主张患儿食物多样化，以获取更多的维生素、矿物质来源。糖尿病儿童每日食盐推荐量：1 ～ 3 岁 2.5g/d，4 ～ 8 岁 3g/d；≥ 9 岁 3.8g/d，摄入最高限度为 6g/d。

6. 无糖食品和甜味剂

市售的无糖食品指的是将食物中的蔗糖以甜味剂替代，而甜味剂分为营养性甜味剂（可产生能量）及非营养性甜味剂（无能量）两大类。营养性甜味剂主要有山梨醇（能量 3kcal/g）、甘露醇（能量 2kcal/g）、木糖醇（能量 1kcal/g）。非营养性甜味剂有甜菊糖、糖精、阿斯巴甜、甜蜜素等，甜菊糖是一种可替代蔗糖的非营养性天然甜味剂，可以给糖尿病儿童在控制总摄入能量方面提供更多灵活选择，但每日摄入量不应超过 4mg/kg。因此糖尿病儿童可以选择添加甜味剂的低糖或无糖食品以改善甜度和口感，但需要注意合理选择甜味剂的种类和含量。

（二）食谱制订方法

在为糖尿病患儿计算个体化的饮食摄入量时，最常用的两种方法是食物交换份法和碳水化合物计数法，结合血糖生成指数或血糖负荷来制订具体食谱。

（三）餐次分配

因作息时间和运动量不同，比例可以有不同。按早餐占 1/5，午餐占 2/5，晚餐占 2/5 的分配比例分配热量，我们可以从三餐中各匀出一小部分主食，作为两餐之间的加餐，以防发生低血糖。也可按孩子的饮食习惯和病情而定，每日至少四餐。

进餐时间和胰岛素注射时间可能影响患者血糖控制，应强调每日定时定量进餐，尽可能与胰岛素起效时间相匹配。每日至少固定三餐，对于某些患者甚至需要设计出来 5 ～ 6 餐，即 3 餐正餐，2 ～ 3 餐加餐，目的是防止发生低血糖。使用速效胰岛素类似物，可以更好地使胰岛素剂量和食物进行匹配。

（四）食物的选择

每日膳食应包括谷薯类、鱼禽肉蛋奶豆类、蔬菜水果类、油脂类四大类，即可构成营养平衡膳食。饮食要多样化，应符合患儿饮食习惯、经济条件及市场供应情况，并学会随着活动量的增减而灵活调整饮食量。

1. 建议多选用的食物

应多选用粗杂粮，如玉米、小米、高粱、燕麦、大麦、荞麦、糙米、全麦、绿豆、赤小豆、扁豆、蚕豆、芸豆、干豌豆等，既含较多的矿物质和维生素，又富含膳食纤维，有利于血糖的控制。

大豆，尤其是豆制品含蛋白质多，且蛋白质质量也高，不含胆固醇，有降脂作用，故可代替部分动物性食品。

牛奶除补充蛋白质外，主要补充钙质。患儿生长发育期骨骼和牙齿的发育均需要钙，奶是膳食中最好的补钙来源，建议儿童每日至少饮奶300mL，学龄前儿童可达300～500mL。

蔬菜是矿物质、维生素的主要来源，同时蔬菜所含膳食纤维多，水分多，热能低且有饱腹作用，是糖尿病患儿膳食中必不可少的食物。

2. 不食或少食的食物

不食的食物：白糖、红糖、蔗糖、葡萄糖及甜食如糖果、糕点、果脯、果酱、蜜饯、冰激凌、甜饮料等（低血糖时例外）。

少食的食物：含碳水化合物较多的薯类、山药、芋头、藕、蒜苗、胡萝卜、老南瓜等。含饱和脂肪酸较多的猪油、牛油、羊油、奶油、黄油等。含胆固醇较多的蛋黄、鱼子、脑及肝、肾等动物内脏。

3. 慎用的食物

水果的碳水化合物含量为6%～20%，水果含糖较蔬菜多并且具有甜味，所含碳水化合物主要是葡萄糖、果糖、蔗糖、果胶等，仁果类如苹果和梨以含果糖为主，核果类如桃、李、柑橘以含蔗糖为主，浆果类如葡萄、草莓则以含葡萄糖和果糖为主。一般在病情稳定时可在两餐之间或临睡前食用，但需限量（每日150～200g），并代替部分主食，每200g橘子、梨或苹果要减主食（米或面）25g。

酒的主要成分是乙醇（俗称酒精），不含其他营养素。酒精含有一定能量，可影响糖代谢，易出现低血糖，正常人长期大量饮酒对肝脏有损害，并且可使血脂升高，糖尿病患儿更不宜饮用。

含油脂较高的食物，如花生、瓜子、榛子、松子、开心果、腰果等，不主张经常吃，吃时也要相应减少油脂的用量，等量减除餐中其他的油脂。

（五）定期修正饮食计划

饮食计划不能是永远不变的。随着患儿年龄的增长，所需要的热量会逐渐增加，因此要适当调整每天的饮食量。每年应根据孩子的生长发育及营养状况与营养师保持沟通。

另外，在治疗过程中，糖尿病患儿的血糖经常会发生波动，我们不能只想到胰岛素的使用量是否需要调整，也要分析孩子的饮食是否也存在问题。如果家长不能解决出现的问题，就需要与糖尿病医护团队包括营养师及时沟通。

总之，针对糖尿病患儿或青少年的家庭，膳食治疗必须个体化。自我管理计划中膳食计划成功的目标是实现最佳的血糖控制，防止高血糖和低血糖的频繁出现。

五、儿童糖尿病膳食治疗注意事项

1. 膳食脂肪和蛋白质影响早期和延迟的餐后血糖。对于蛋白质和脂肪含量较高的膳食，需要改变胰岛素剂量和给药模式。

2. 儿童超重和肥胖，对身体健康的负面影响多，因此预防患儿 1 型糖尿病超重和肥胖应采用基于家庭的日常照护策略。

3. 反复发作的糖尿病酮症酸中毒或血糖控制恶化可能是饮食失调的表现，所以应关注患儿日常饮食，培养好的膳食模式和习惯。

4. 对孩子来说，日常小吃或零食的安排，是必须考虑的事情，营养师应根据每个孩子的个人情况、生活方式和胰岛素作用情况，提供有关小吃 / 零食的计划、内容和时间安排的建议。重要的是，建议患儿所在家庭共同参与，根据健康饮食原则进行适当的饮食改变。不应低估糖尿病对饮食行为的影响及其可能导致的心理障碍。

5. 正常人饮食偶尔随意化不会对身体健康或血糖水平造成明显的影响，而糖尿病患儿如果随意饮食会造成血糖极大的不确定性，药物使用无章可循，严重破坏糖尿病患儿身体的健康及生活的稳定性。因此，患儿的饮食应严格定时定量。

六、患儿膳食如何定量化安排

1. 食物交换份法举例

一名 11 岁糖尿病儿童的饮食计划：

（1）确定每日所需能量 1800kcal，计算所需的食物总交换份数：1800÷90=20 份。

（2）三大营养素的份数：碳水化合物份数 =20×（50% ～ 55%）≈11 份，脂肪份数 =20×（25% ～ 35%）≈5 份，蛋白质份数 =20×（15% ～ 20%）≈4 份。

（3）各类食物交换份数如下。11 份碳水化合物分配：谷薯类 9 份，蔬菜类 1 份，水果类 1 份；5 份脂肪分配：油脂类 2 份，肉蛋类 3 份；4 份蛋白质分配：大豆类 2 份，奶类 1 份，肉蛋类 1 份。

（4）基于食物交换份法儿童三餐食物分配举例见表 3–2。

表 3-2　基于食物交换份法儿童三餐食物分配举例

餐次（食物份数）	食物种类（食物份数）	食物重量 /g
早餐（4）	谷薯类（2）	50
	奶类（1）	160
	肉蛋类（1）	50
午餐（7.5）	谷薯类（3.5）	87.5
	蔬菜类（0.5）	250
	大豆类（1）	25
	肉蛋类（1.5）	75
	油脂类（1）	10
晚餐（7.5）	谷薯类（3.5）	87.5
	蔬菜类（0.5）	250
	大豆类（1）	25
	肉蛋类（1.5）	75
	油脂类（1）	10
加餐（1）	水果（1）	200

2. 基本碳水化合物计数法举例

一名 11 岁糖尿病儿童的饮食计划：

（1）确定每日所需能量 1800kcal。

（2）计算所需的碳水化合物交换份数 =1800×（50%～55%）÷4÷15≈15 份。

（3）基于基本碳水化合物计数法儿童三餐食物分配举例见表 3-3。

表 3-3　基于基本碳水化合物计数法儿童三餐食物分配举例

餐次（碳水化合物份数）	食物（碳水化合物份数）	食物量	热量 /kcal
早餐（3）	馒头（1.5）	50g	105
	蔬菜（0.5）	150g	35
	脱脂奶（1）	240mL	80
	豆腐干（0）	50g	70
	鸡蛋（0）	1 个	75

续表

餐次 （碳水化合物份数）	食物 （碳水化合物份数）	食物量	热量 /kcal
午餐（5.5）	大米（4.5）	90g	315
	蔬菜（1）	300g	75
	猪瘦肉（0）	150g	235
	植物油（0）	10g	90
晚餐（5.5）	大米（4.5）	90g	315
	蔬菜（1）	300g	75
	鳕鱼鱼肉（0）	100g	180
	植物油（0）	10g	90
加餐（1）	苹果（1）	150g	60

七、膳食治疗的评价及后续方案调整

当糖尿病儿童开始按照制订的营养方案进行治疗后，建议患儿或家长每天记录血糖、各餐的食物种类及数量、进餐及加餐的时间，同时要记录与之匹配的胰岛素的种类、剂量、用药时间，以及运动的时间、强度等其他影响血糖水平的因素，用以调整膳食治疗并评价糖尿病儿童的依从性。

在膳食治疗后的一个月，最初拟定的饮食计划应该被重新评价及调整。建议每 3 个月审核调整一次膳食治疗方案，当糖尿病患儿的膳食治疗步入正轨之后应根据需要继续规律评价。在建立合理的个体化营养方案后仍需每年至少一次营养评估及调整。评价膳食治疗效果的内容除了糖脂代谢指标外，还需要重点评价糖尿病儿童的身高、体重、BMI 及腰围，绘制曲线图监测生长情况。若评价为营养过剩，则需以降低能量摄入、增加热量消耗为原则，逐步调整营养方案使体重下降。体重减轻目标为每年大于 5%，或以体重不变而身高沿着正常曲线持续增长为达标。对于体重偏低，存在营养不良的糖尿病儿童，则应增加能量及蛋白质的摄入，促进正氮平衡，纠正营养不良。注意当药物治疗、生活方式、生长发育阶段发生改变时，膳食治疗方案也必须随之快速调整，以防过度限制造成的医源性生长发育障碍。

八、儿童糖尿病治疗膳食食谱

（一）学龄前期儿童糖尿病食谱

学龄前期儿童处于生长发育较快速阶段，大脑和神经系统持续发育并逐渐成熟，新陈代谢旺盛，且活动量大，对能量和各种营养素的需要量都相对高于成人。脂肪供能比随年龄增加而降低，碳水化合物供能比有所增加。

例一，对于 3 ～ 6 岁学龄前期儿童，能量摄入 1200 ～ 1400kcal/d 为宜。膳食中各营养素量及供能占比见表 3–4。

表 3–4　膳食中各营养素量及供能占比

营养素	重量 /g	供能占比
碳水化合物	160±40	52% ～ 55%
蛋白质	45±6	14% ～ 15%
脂肪	45±5	31% ～ 34%

利用食物交换份法，一日膳食中包含谷薯类 6 份，肉蛋类 1.5 份，蔬菜类 1 份，奶类 1.5 份，水果 1 份，坚果 0.5 份，豆类 0.5 份，食用油 2 份。其中，碳水化合物提供的能量占总能量的 52%，蛋白质提供的能量占总能量的 14%，脂肪提供的能量占总能量的 34%。3 ～ 6 岁学龄前期儿童糖尿病食谱举例见表 3–5。3 ～ 6 岁学龄前期糖尿病患儿一周食谱（1400kcal/d）见表 3–6。

表 3–5　3 ～ 6 岁学龄前期儿童糖尿病食谱举例（1400kcal/d）

餐次	食谱名称	食材	用量 /g
早餐（07：00 ～ 08：00）	全麦面包	全麦面粉	50
	煮鸡蛋	鸡蛋	25
	拌生菜	球生菜	100
	纯牛奶	牛奶	150
上午加餐（10：00 ～ 10：30）	柚子	柚子	250
	杏仁	杏仁	10
午餐（12：00 ～ 13：00）	二米饭	荞麦米	25
		香米	35

续表

餐次	食谱名称	食材	用量 /g
午餐 （12：00～13：00）	青椒炒肉	青椒	100
		猪里脊肉（瘦）	20
	番茄巴沙鱼	番茄	100
		巴沙鱼	30
下午加餐 （15：00～15：30）	圣女果	樱桃番茄	50
	核桃仁	核桃仁	5
晚餐 （18：00～19：00）	糙米粥	糙米	15
	豆腐炒油麦菜	豆腐	50
		油麦菜	100
	玉米馒头	玉米面	45
晚间加餐 （21：00～22：00）	苹果	红富士苹果	200
	低脂牛奶	低脂牛奶	100

表 3-6　3～6 岁学龄前期糖尿病患儿一周食谱（1400kcal/d）

餐次	星期一	星期二	星期三	星期四	星期五	星期六	星期日
早餐（07：00～08：00）	全麦面包 50g 煮鸡蛋 25g 拌生菜 150g 纯牛奶 150g	蒸红薯 90g 煮鸡蛋 50g 炒茄子 100g 无糖酸奶 100g	蒸南瓜 75g 煮鸡蛋 25g 凉拌黄瓜 100g 无糖豆浆 100g	蒸花卷 50g 煮鸡蛋 25g 炒豆芽 100g 纯牛奶 150g	全麦面包 50g 蒸蛋羹 75g 炒卷心菜 100g	包子（高筋面粉 50g，洋白菜 25g） 纯牛奶 150g 煮鹌鹑蛋 3 个	豆腐脑 150g 拌生菜 100g 蒸花卷 50g
上午加餐（10：00～10：30）	柚子 200g 核桃仁 8g	橘子 200g 核桃仁 8g	橘子 200g 低脂牛奶 150g	柚子 200g 腰果仁 8g	无糖酸奶 130g	柚子 200g 腰果仁 8g	橘子 200g 核桃仁 8g
午餐（12：00～13：00）	杂粮米饭 75g 青椒炒肉（青椒 100g，猪瘦肉 20g） 番茄巴沙鱼（番茄 150g，巴沙鱼 30g）	卤面（生面条 75g，豆角 150g，猪瘦肉 25g） 海带豆腐汤（水浸海带 50g，南豆腐 75g）	杂粮米饭 75g 黄瓜炒肉（黄瓜 100g，猪瘦肉 20g） 番茄牛腩（番茄 150g，牛腩 30g）	卤面（生面条 75g，豆角 150g，猪瘦肉 25g） 紫菜蛋花汤（干紫菜 20g，鸡蛋 30g）	饺子（番茄 200g，牛肉 50g，高筋面粉 70g）	番茄鸡蛋面（挂面 60g，番茄 200g，鸡蛋 50g，上海青 50g） 去皮卤鸡腿 50g	杂粮米饭 75g 黄瓜炒鸡蛋（黄瓜 100g，鸡蛋 50g） 冬瓜虾仁汤（冬瓜 150g，虾仁 50g）
下午加餐（15：00～15：30）	圣女果 50g 杏仁 8g	柚子 100g 腰果仁 8g	苏打饼干 40g	梨 200g 腰果仁 8g	猕猴桃 100g 腰果仁 8g	梨 200g 核桃仁 8g	柚子 200g 核桃仁 8g

续表

餐次	星期一	星期二	星期三	星期四	星期五	星期六	星期日
晚餐（18：00～19：00）	糙米粥（糙米 25g） 豆腐炒油麦菜（豆腐 50g，油麦菜 100g） 玉米馒头（玉米面 45g）	杂粮馒头（玉米面 25g，高筋面粉 25g） 平菇炒鸡胸肉（平菇 100g，鸡胸肉 20g） 清炒芹菜（芹菜 100g）	纯牛奶 150g 番茄炒豆腐（豆腐 50g，番茄 200g） 玉米馒头（玉米面 50g）	鸡汁豆腐脑（南豆腐 75g） 玉米馒头（玉米面 45g） 清炒生菜（生菜 250g）	无糖豆浆 200g（黄豆 25g） 清炒西蓝花（西蓝花 150g） 玉米馒头（玉米面 45g） 炒豆芽 70g	无糖豆浆 100g（黄豆 10g） 豆腐炒白菜（豆腐 50g，白菜 200g） 玉米馒头（玉米面 45g）	糙米粥（糙米 25g） 清炒西蓝花（西蓝花 150g） 玉米馒头（玉米面 45g） 炒豆芽 70g
晚间加餐（21：00～22：00）	苹果 200g 低脂牛奶 150g	草莓 100g 低脂牛奶 150g	橙子 80g 核桃仁 8g	杏仁 8g 无糖酸奶 80g	苹果 200g 低脂牛奶 150g	核桃仁 8g 无糖酸奶 80g	草莓 100g 杏仁 8g

（二）学龄期糖尿病儿童食谱

学龄期糖尿病儿童生长发育迅速，除了要维持生理代谢和身体活动需要，还要满足组织器官生长发育所需的能量和营养素，因此其相对需要量高于成人，而且不同年龄、性别、体重的儿童膳食营养素参考摄入量存在明显差异，同时也需要将运动情况等生活情境考虑在食谱制订的范围内。

一般情况下，同年龄段男性患儿每日摄入量高于女性，随着体力活动水平的增加，能量摄入量也在随之增加。

1. 7 ～ 11 岁学龄期儿童，能量摄入 1400 ～ 1800kcal/d

例二，7 ～ 11 岁轻体力活动水平及超重患儿一日摄入能量 1400kcal 左右为宜。膳食中各营养素量及供能占比见表 3–7。

表 3–7　膳食中各营养素量及供能占比

营养素	重量 /g	供能占比
碳水化合物	203	55.60%
蛋白质	54	14.80%
脂肪	48	30.60%

利用食物交换份法，一日膳食中包含谷薯类 6.5 份，肉蛋类 1.5 份，蔬菜类 1.5 份，奶类 2 份，水果 1.5 份，坚果 1 份，大豆 0.5 份，食用油 2 份。其中，碳水化合物提供的能量占总能量的 55.6%，蛋白质提供的能量占总能量的 14.8%，脂肪提供的能量占总能量的 30.6%。7 ～ 11 岁学龄期儿童糖尿病食谱举例（1460kcal）见表 3–8。

表 3–8　7 ～ 11 岁学龄期儿童糖尿病食谱举例（1460kcal）

餐次	食谱名称	食材	用量 /g
早餐（07：00 ～ 08：00）	蒸红薯	红薯	100
	煮鸡蛋	鸡蛋	40
	炒卷心菜	卷心菜	150
	纯牛奶	牛奶	200
上午加餐（10：00 ～ 10：30）	苹果	红富士苹果	200
	腰果仁	腰果仁（熟）	8

续表

餐次	食谱名称	食材	用量 /g
午餐（12：00～13：00）	二米饭	黑米	25
		香米	35
	黄瓜炒肉	黄瓜	100
		猪里脊肉（瘦）	25
	冬瓜虾仁汤	冬瓜	100
		基围虾	40
下午加餐（15：00～15：30）	草莓	草莓	75
	全麦列巴	核桃仁	5
		全麦面粉	30
晚餐（18：00～19：00）	二米饭	糙米	20
		香米	35
	清炒西葫芦	西葫芦	250
	油菜烧豆腐	油菜	150
		南豆腐	50
晚间加餐（21：00～22：00）	无糖酸奶	无糖酸奶	100

例三，7～11岁中体力活动水平及正常体重患儿一日能量摄入以1600kcal左右为宜。膳食中各营养素量及供能占比见表3-9。

表3-9　膳食中各营养素量及供能占比

营养素	重量 /g	供能占比
碳水化合物	235	57.50%
蛋白质	66	15.70%
脂肪	53	28.40%

利用食物交换份法，一日膳食中包含谷薯类8份，肉蛋类2份，蔬菜类1.5份，奶类2份，水果1.5份，坚果1份，大豆1份，食用油2份。能量共1680kcal。其中，碳水化合物提供的能量占总能量的57.5%，蛋白质提供的能量

占总能量的 15.7%，脂肪提供的能量占总能量的 28.4%。7 ～ 11 岁学龄期儿童糖尿病食谱举例（1680kcal）见表 3–10。

表 3–10　7 ～ 11 岁学龄期儿童糖尿病食谱举例（1680kcal）

餐次	食谱名称	食材	用量 /g
早餐（07：00 ～ 08：00）	蒸红薯	红薯	130
	煮鸡蛋	鸡蛋	40
	炒卷心菜	卷心菜	150
	纯牛奶	牛奶	200
上午加餐（10：00 ～ 10：30）	苹果	红富士苹果	200
	腰果仁	腰果仁（熟）	10
午餐（12：00 ～ 13：00）	二米饭	黑米	35
		香米	35
	黄瓜炒肉	黄瓜	100
		猪里脊肉（瘦）	35
	冬瓜虾仁汤	冬瓜	100
		基围虾	40
下午加餐（15：00 ～ 15：30）	草莓	草莓	150
	全麦列巴	核桃仁	5
		全麦面粉	30
晚餐（18：00 ～ 19：00）	二米饭	糙米	25
		香米	35
	清炒西葫芦	西葫芦	250
	油菜烧豆腐	油菜	150
		南豆腐	50
晚间加餐（21：00 ～ 22：00）	无糖酸奶	无糖酸奶	100

例四，7 ～ 11 岁重体力活动水平及消瘦体重患儿一日能量摄入以 1800kcal 左右为宜。膳食中各营养素量及供能占比见表 3–11。

表 3-11 膳食中各营养素量及供能占比

营养素	重量 /g	供能占比
碳水化合物	240	52.00%
蛋白质	75	16%
脂肪	65	32.00%

利用食物交换份法，一日膳食中包含谷薯类 8 份，肉蛋类 2.5 份，蔬菜类 1.5 份，奶类 2 份，水果 1.5 份，坚果 1 份，大豆 2 份，食用油 2 份。能量共 1845kcal。其中，碳水化合物提供的能量占总能量的 52%，蛋白质提供的能量占总能量的 16%，脂肪提供的能量占总能量的 32.0%。7 ～ 11 岁学龄期儿童糖尿病食谱举例（1845kcal）见表 3-12。7 ～ 11 岁学龄期糖尿病患儿一周食谱（1800kcal/d）见表 3-13。

表 3-12 7 ～ 11 岁学龄期儿童糖尿病食谱举例（1845kcal）

餐次	食谱名称	食材	用量 /g
早餐（07：00 ～ 08：00）	蒸红薯	红薯	130
	煮鸡蛋	鸡蛋	50
	炒卷心菜	卷心菜	150
	纯牛奶	牛奶	200
上午加餐（10：00 ～ 10：30）	苹果	红富士苹果	200
	腰果仁	腰果仁（熟）	10
午餐（12：00 ～ 13：00）	二米饭	黑米	35
		香米	35
	黄瓜炒肉	黄瓜	100
		猪里脊肉（瘦）	35
	冬瓜虾仁汤	冬瓜	100
		基围虾	80
下午加餐（15：00 ～ 15：30）	草莓	草莓	150
	全麦列巴	核桃仁	5
		全麦面粉	30

续表

餐次	食谱名称	食材	用量 /g
晚餐 （18：00～19：00）	二米饭	糙米	25
		香米	35g
	清炒西葫芦	西葫芦	250
	油菜烧腐竹	油菜	150
		腐竹	40
晚间加餐 （21：00～22：00）	无糖酸奶	无糖酸奶	100

表 3-13　7～11 岁学龄期糖尿病患儿一周食谱（1800kcal/d）

餐次	星期一	星期二	星期三	星期四	星期五	星期六	星期日
早餐（07：00～08：00）	全麦面包 75g 煮鸡蛋 50g 拌生菜 150g 纯牛奶 150g	蒸红薯 180g 煮鸡蛋 50g 炒茄子 100g 无糖酸奶 100g	蒸南瓜 150g 煮鸡蛋 50g 凉拌黄瓜 100g 无糖豆浆 100g	蒸花卷 50g 煮鸡蛋 50g 炒豆芽 100g 纯牛奶 150g	全麦面包 50g 蒸蛋羹 75g 炒卷心菜 100g	包子（高筋面粉 75g，洋白菜 25g） 纯牛奶 150g 煮鹌鹑蛋 5 个	豆腐脑 150g 拌生菜 100g 蒸花卷 50g
上午加餐（10：00～10：30）	西瓜 200g 核桃仁 8g	橘子 100g 核桃仁 15g	橘子 200g 低脂牛奶 150g	柚子 200g 腰果仁 8g	无糖酸奶 130g	柚子 200g 腰果仁 8g	纯牛奶 200g 核桃仁 15g
午餐（12：00～13：00）	杂粮米饭 75g 青椒炒肉（青椒 100g，猪瘦肉 20g） 番茄巴沙鱼（番茄 150g，巴沙鱼 40g）	卤面（生面条 75g，豆角 150g，猪瘦肉 25g） 海带豆腐汤（水浸海带 50g，南豆腐 75g）	杂粮米饭 75g 黄瓜炒肉（黄瓜 100g，猪瘦肉 25g） 番茄牛腩（番茄 150g，牛腩 30g）	卤面（生面条 75g，豆角 150g，猪瘦肉 25g） 紫菜蛋花汤（干紫菜 20g，鸡蛋 30g）	饺子（番茄 200g，牛肉 50g，高筋面粉 75g）	番茄鸡蛋面（挂面 100g，番茄 200g，鸡蛋 50g，上海青 50g） 去皮卤鸡腿 50g	杂粮米饭 75g 黄瓜炒鸡蛋（黄瓜 100g，鸡蛋 50g） 冬瓜虾仁汤（冬瓜 150g，虾仁 80g）
下午加餐（15：00～15：30）	圣女果 150g 杏仁 8g	柚子 100g 纯牛奶 150g	苏打饼干 40g	梨 100g	猕猴桃 100g 腰果仁 8g	梨 200g 核桃仁 8g	柚子 200g 核桃仁 8g

续表

餐次	星期一	星期二	星期三	星期四	星期五	星期六	星期日
晚餐（18：00～19：00）	无糖豆浆200g（黄豆25g） 清炒油麦菜（油麦菜100g） 去皮卤鸡腿50g 玉米馒头（玉米面70g）	杂粮馒头（玉米面25g，高筋面粉25g） 平菇炒鸡胸肉（平菇100g，鸡胸肉50g） 清炒芹菜（芹菜100g）	纯牛奶150g 番茄炒豆腐（豆腐50g，番茄200g） 玉米馒头（玉米面50g）	鸡汁豆腐脑（南豆腐75g） 玉米馒头（玉米面75g） 清炒生菜（生菜250g）	无糖豆浆200g（黄豆25g） 虾仁炒西蓝花（西蓝花150g，虾仁50g） 炒豆芽70g 玉米馒头（玉米面75g）	无糖豆浆100g（黄豆10g） 豆腐炒白菜（豆腐50g，白菜200g） 玉米馒头（玉米面65g）	牛奶燕麦粥（纯牛奶100g，燕麦25g） 清炒西蓝花（西蓝花150g） 玉米馒头（玉米面50g） 炒豆芽70g
晚间加餐（21：00～22：00）	苹果200g 低脂牛奶150g	草莓100g 苏打饼干40g	橙子100g 核桃仁8g	杏仁8g 无糖酸奶100g	苹果200g 低脂牛奶150g	核桃仁8g 无糖酸奶100g	草莓150g 杏仁8g

2. 11 ～ 14 岁学龄期儿童，能量摄入 1800 ～ 2200kcal/d

例五，11 ～ 14 岁轻体力活动水平及超重患儿一日能量摄入以 1800kcal 左右为宜。膳食中各营养素量及供能占比见表 3-14。

表 3-14　膳食中各营养素量及供能占比

营养素	重量 /g	供能占比
碳水化合物	240	52.10%
蛋白质	70	15.50%
脂肪	65	32.40%

利用食物交换份法，一日膳食中包含谷薯类 8 份，肉蛋类 2.5 份，蔬菜类 1.5 份，奶类 2 份，水果 1.5 份，坚果 1 份，大豆 2 份，食用油 2 份。能量共 1805kcal。其中，碳水化合物提供的能量占总能量的 52.1%，蛋白质提供的能量占总能量的 15.5%，脂肪提供的能量占总能量的 32.4%。11 ～ 14 岁学龄期儿童糖尿病食谱举例（1805kcal）见表 3-15。

表 3-15　11 ～ 14 岁学龄期儿童糖尿病食谱举例（1805kcal）

餐次	食谱名称	食材	用量 /g
早餐（07：00 ～ 08：00）	蒸红薯	红薯	120
	煮鸡蛋	鸡蛋	50
	炒卷心菜	卷心菜	150
	纯牛奶	牛奶	200
上午加餐（10：00 ～ 10：30）	苹果	红富士苹果	200
	腰果仁	腰果仁（熟）	10
午餐（12：00 ～ 13：00）	二米饭	黑米	35
		香米	35
	黄瓜炒肉	黄瓜	100
		猪里脊肉（瘦）	35
	冬瓜虾仁汤	冬瓜	100
		基围虾	50

续表

餐次	食谱名称	食材	用量 /g
下午加餐（15：00～15：30）	草莓	草莓	150
	全麦列巴	核桃仁	5
		全麦面粉	30
晚餐（18：00～19：00）	二米饭	糙米	25
		香米	35
	清炒西葫芦	西葫芦	250
	油菜烧腐竹	油菜	150
		腐竹	40
晚间加餐（21：00～22：00）	无糖酸奶	无糖酸奶	100

例六，11～14岁中体力活动水平及正常体重患儿一日能量摄入以2000kcal左右为宜。膳食中各营养素量及供能占比见表3–16。

表3–16　膳食中各营养素量及供能占比

营养素	重量 /g	供能占比
碳水化合物	275	51.90%
蛋白质	70	14.20%
脂肪	79	34.00%

利用食物交换份法，一日膳食中包含谷薯类9份，肉蛋类2.5份，蔬菜类1.8份，奶类2.5份，水果1.8份，坚果1份，大豆1.5份，食用油2.5份。能量共2018kcal。其中，碳水化合物提供的能量占总能量的51.9%，蛋白质提供的能量占总能量的14.2%，脂肪提供的能量占总能量的34.0%。11～14岁学龄期儿童糖尿病食谱举例（2018kcal）见表3–17。

表 3-17　11 ～ 14 岁学龄期儿童糖尿病食谱举例（2018kcal）

餐次	食谱名称	食材	用量 /g
早餐（07：00～08：00）	蒸红薯	红薯	180
	煮鸡蛋	鸡蛋	40
	炒卷心菜	卷心菜	150
	纯牛奶	牛奶	250
上午加餐（10：00～10：30）	苹果	红富士苹果	150
	腰果仁	腰果仁（熟）	10
午餐（12：00～13：00）	二米饭	黑米	35
		香米	45
	黄瓜炒肉	黄瓜	100
		猪里脊肉（瘦）	35
	冬瓜虾仁汤	冬瓜	100
		基围虾	80
下午加餐（15：00～15：30）	草莓	草莓	120
	全麦列巴	核桃仁	5
		全麦面粉	40
晚餐（18：00～19：00）	二米饭	糙米	35
		香米	35
	豆浆	黄豆豆浆	200
	清炒西葫芦	西葫芦	200
	油菜烧腐竹	油菜	150
		腐竹	25
晚间加餐（21：00～22：00）	无糖酸奶	无糖酸奶	150

例七，11 ～ 14 岁重体力活动水平及消瘦体重患儿一日能量摄入以 2200kcal 左右为宜。膳食中各营养素量及供能占比见表 3-18。

表 3-18　膳食中各营养素量及供能占比

营养素	重量 /g	供能占比
碳水化合物	320	57.70%
蛋白质	86	15.50%
脂肪	66	32.00%

利用食物交换份法，一日膳食中包含谷薯类 8 份，肉蛋类 2.5 份，蔬菜类 1.5 份，奶类 2 份，水果 1.5 份，坚果 1 份，大豆 2 份，食用油 2 份。提供能量 2218kcal。其中，碳水化合物提供的能量占总能量的 57.7%，蛋白质提供的能量占总能量的 15.5%，脂肪提供的能量占总能量的 32.0%。11 ～ 14 岁学龄期儿童糖尿病食谱举例（2218kcal）见表 3-19。11 ～ 14 岁学龄期糖尿病患儿一周食谱（2000kcal/d）见表 3-20。

表 3-19　11 ～ 14 岁学龄期儿童糖尿病食谱举例（2218kcal）

餐次	食谱名称	食材	用量 /g
早餐（07：00 ～ 08：00）	蒸红薯	红薯	180
	煮鸡蛋	鸡蛋	50
	炒卷心菜	卷心菜	150
	纯牛奶	牛奶	200
上午加餐（10：00 ～ 10：30）	苹果	红富士苹果	200
	腰果仁	腰果仁（熟）	10
午餐（12：00 ～ 13：00）	二米饭	黑米	35
		香米	35
	黄瓜炒肉	黄瓜	100
		猪里脊肉（瘦）	35
	冬瓜虾仁汤	冬瓜	100
		基围虾	80
下午加餐（15：00 ～ 15：30）	草莓	草莓	150
	全麦列巴	核桃仁	5
		全麦面粉	30

续表

餐次	食谱名称	食材	用量 /g
晚餐 （18：00～19：00）	二米饭	糙米	25
		香米	35
	豆浆	黄豆豆浆	200
	清炒西葫芦	西葫芦	250
	油菜烧腐竹	油菜	150
		腐竹	40
晚间加餐 （21：00～22：00）	无糖酸奶	无糖酸奶	130

表 3-20　11 ～ 14 岁学龄期糖尿病患儿一周食谱（2000kcal/d）

餐次	星期一	星期二	星期三	星期四	星期五	星期六	星期日
早餐（07：00 ～ 08：00）	包子（高筋面粉 50g，洋白菜 25g） 纯牛奶 150g 煮鹌鹑蛋 3 个	蒸红薯 180g 煮鸡蛋 50g 炒茄子 100g 无糖酸奶 100g	蒸花卷 100g 黄瓜炒鸡蛋（黄瓜 200g，鸡蛋 50g） 无糖豆浆 100g	蒸南瓜 250g 炒豆芽 100g 纯牛奶 250g	全麦面包 50g 蒸蛋羹 75g 炒卷心菜 100g	全麦面包 75g 煮鸡蛋 50g 炒生菜 250g 纯牛奶 200g	豆腐脑 200g 拌木耳（干木耳 25g） 蒸花卷 100g
上午加餐（10：00 ～ 10：30）	柚子 400g	橘子 200g 核桃仁 8g	橘子 200g 低脂牛奶 150g	柚子 200g 腰果仁 8g	无糖酸奶 130g	柚子 200g 腰果仁 8g	纯牛奶 250g 核桃仁 8g
午餐（12：00 ～ 13：00）	杂粮米饭 100g 茄子炒肉（茄子 200g，猪瘦肉 20g） 番茄炒鸡蛋（番茄 150g，鸡蛋 50g）	卤面（生面条 150g，豆角 150g，猪瘦肉 25g） 海带豆腐汤（水浸海带 50g，南豆腐 75g）	杂粮米饭 100g 黄瓜炒肉（黄瓜 100g，猪瘦肉 20g） 番茄牛腩（番茄 150g，牛腩 30g）	卤面（生面条 100g，豆角 150g，猪瘦肉 40g） 紫菜蛋花汤（干紫菜 20g，鸡蛋 50g）	饺子（芹菜 200g，牛肉 75g，高筋面粉 125g） 凉拌香干（豆腐干 25g）	番茄鸡蛋面（挂面 100g，番茄 200g，鸡蛋 50g，上海青 50g） 去皮卤鸡腿 50g	杂粮米饭 100g 小鸡炖蘑菇（香菇 50g，鸡肉 100g） 清炒丝瓜（丝瓜 150g）
下午加餐（15：00 ～ 15：30）	圣女果 50g 杏仁 8g	柚子 100g 腰果仁 8g	苏打饼干 40g 西瓜 100g	梨 200g 腰果仁 8g	猕猴桃 100g 腰果仁 8g	梨 200g 核桃仁 8g	柚子 200g 核桃仁 8g

续表

餐次	星期一	星期二	星期三	星期四	星期五	星期六	星期日
晚餐（18：00～19：00）	糙米粥（糙米25g） 豆腐炒油麦菜（豆腐50g，油麦菜200g） 玉米馒头（玉米面50g）	杂粮馒头（玉米面50g，高筋面粉50g） 平菇炒鸡胸肉（平菇100g，鸡胸肉20g） 清炒芹菜（芹菜100g）	纯牛奶150g 番茄炒豆腐（豆腐50g，番茄200g） 玉米馒头（玉米面75g）	鸡汁豆腐脑（南豆腐75g） 玉米馒头（玉米面50g） 冬瓜炒虾仁（冬瓜200g，虾仁50g）	无糖豆浆200g（黄豆25g） 清炒西蓝花（西蓝花150g） 玉米馒头（玉米面50g） 炒豆芽70g	无糖豆浆100g（黄豆10g） 豆腐炒白菜（豆腐50g，白菜200g） 蒸花卷（高筋面粉50g）	无糖豆浆150g 清炒西蓝花（西蓝花150g） 腰果虾仁（黄瓜150g，胡萝卜30g，虾仁50g） 玉米馒头（玉米面50g）
晚间加餐（21：00～22：00）	苹果200g 低脂牛奶100g	草莓100g 低脂牛奶150g	橙子80g 核桃仁15g	杏仁15g 无糖酸奶100g	苹果200g 低脂牛奶150g	核桃仁8g 无糖酸奶80g	草莓200g 无糖酸奶80g

3. 14 ～ 17 岁学龄期儿童，能量摄入 2200 ～ 2600kcal/d

例八，14 ～ 17 岁轻体力活动水平及超重患儿一日能量摄入以 2200kcal 左右为宜。膳食中各营养素量及供能占比见表 3–21。

表 3–21　膳食中各营养素量及供能占比

营养素	重量 /g	供能占比
碳水化合物	290	52.60%
蛋白质	87.5	15.80%
脂肪	78	31.60%

利用食物交换份法，一日膳食中包含谷薯类 10 份，肉蛋类 2.5 份，蔬菜类 2 份，奶类 2.5 份，水果 1.5 份，坚果 3 份，大豆 1 份，食用油 2.5 份。能量共 2210kcal。其中，碳水化合物提供的能量占总能量的 52.6%，蛋白质提供的能量占总能量的 15.8%，脂肪提供的能量占总能量的 31.6%。14 ～ 17 岁学龄期儿童糖尿病食谱举例（2210kcal）见表 3–22。

表 3–22　14 ～ 17 岁学龄期儿童糖尿病食谱举例（2210kcal）

餐次	食谱名称	食材	用量 /g
早餐（07：00 ～ 08：00）	蒸红薯	红薯	270
	煮鸡蛋	鸡蛋	50
	炒卷心菜	卷心菜	150
	纯牛奶	牛奶	200
上午加餐（10：00 ～ 10：30）	苹果	红富士苹果	200
	腰果仁	腰果仁（熟）	15
午餐（12：00 ～ 13：00）	二米饭	黑米	35
		香米	55
	黄瓜炒肉	黄瓜	100
		猪里脊肉（瘦）	35
	冬瓜虾仁汤	冬瓜	100
		基围虾	50

续表

餐次	食谱名称	食材	用量 /g
下午加餐（15：00～15：30）	草莓	草莓	150
	无糖酸奶	无糖酸奶	75
	全麦列巴	核桃仁	15
		全麦面粉	30
晚餐（18：00～19：00）	二米饭	糙米	25
		香米	35
	清炒西葫芦	西葫芦	250
	油菜烧豆腐	油菜	150
		北豆腐	150
晚间加餐（21：00～22：00）	杏仁	杏仁	25
	无糖酸奶	无糖酸奶	100

例九，14～17 岁中体力活动水平及正常体重患儿一日能量摄入以 2400kcal 左右为宜。膳食中各营养素量及供能占比见表 3-23。

表 3-23　膳食中各营养素量及供能占比

营养素	重量 /g	供能占比
碳水化合物	322	53.50%
蛋白质	90	15.00%
脂肪	84	31.50%

利用食物交换份法，一日膳食中包含谷薯类 11 份，肉蛋类 3 份，蔬菜类 2 份，奶类 2.5 份，水果 2 份，坚果 3.5 份，大豆 1 份，食用油 2.5 份。能量共 2404kcal。其中，碳水化合物提供的能量占总能量的 53.5%，蛋白质提供的能量占总能量的 15.0%，脂肪提供的能量占总能量的 31.5%。14～17 岁学龄期儿童糖尿病食谱举例（2404kcal）见表 3-24。

表 3-24　14 ～ 17 岁学龄期儿童糖尿病食谱举例（2404kcal）

餐次	食谱名称	食材	用量 /g
早餐（07：00 ～ 08：00）	蒸红薯	红薯	300
	煮鸡蛋	鸡蛋	50
	炒卷心菜	卷心菜	250
	纯牛奶	牛奶	220
上午加餐（10：00 ～ 10：30）	苹果	红富士苹果	200
	腰果仁	腰果仁（熟）	15
午餐（12：00 ～ 13：00）	杂粮米饭	黑米	25
		玉米粒	10
		香米	25
	黄瓜炒肉	黄瓜	150
		猪里脊肉（瘦）	35
	冬瓜虾仁汤	冬瓜	100
		基围虾	100
下午加餐（15：00 ～ 15：30）	草莓	草莓	150
	全麦列巴	核桃仁	15
		全麦面粉	50
晚餐（18：00 ～ 19：00）	二米饭	糙米	45
		香米	35
	豆浆	黄豆豆浆	200
	清炒西葫芦	西葫芦	250
	油菜烧腐竹	油菜	250
		腐竹	40
晚间加餐（21：00 ～ 22：00）	杏仁	杏仁（熟）	15
	柚子	柚子	250
	无糖酸奶	无糖酸奶	130

例十，14 ～ 17 岁重体力活动水平及消瘦体重患儿一日能量摄入以 2600kcal

左右为宜。膳食中各营养素量及供能占比见表 3-25。

表 3-25 膳食中各营养素量及供能占比

营养素	重量 /g	供能占比
碳水化合物	345	52.40%
蛋白质	100	15.10%
脂肪	95	32.50%

利用食物交换份法，一日膳食中包含谷薯类 12 份，肉蛋类 3.5 份，蔬菜类 2 份，奶类 2 份，水果 2 份，坚果 4 份，大豆 2 份，食用油 2.5 份。能量共 2635kcal。其中，碳水化合物提供的能量占总能量的 52.4%，蛋白质提供的能量占总能量的 15.1%，脂肪提供的能量占总能量的 32.5%。14 ～ 17 岁学龄期儿童糖尿病食谱举例（2635kcal）见表 3-26。14 ～ 17 岁学龄期糖尿病患儿一周食谱（2200kcal/d）见表 3-27。

表 3-26 14 ～ 17 岁学龄期儿童糖尿病食谱举例（2635kcal）

餐次	食谱名称	食材	用量 /g
早餐（07：00 ～ 08：00）	蒸红薯	红薯	300
	煮鸡蛋	鸡蛋	50
	炒卷心菜	卷心菜	250
	纯牛奶	牛奶	180
上午加餐（10：00 ～ 10：30）	苹果	红富士苹果	200
	腰果仁	腰果仁（熟）	10
午餐（12：00 ～ 13：00）	杂粮米饭	黑米	25
		玉米粒	25
		香米	35
	黄瓜炒肉	黄瓜	150
		猪里脊肉（瘦）	55
	冬瓜虾仁汤	冬瓜	100
		基围虾	100

续表

餐次	食谱名称	食材	用量 /g
下午加餐（15：00～15：30）	草莓	草莓	150
	全麦列巴	核桃仁	15
		全麦面粉	50
晚餐（18：00～19：00）	二米饭	糙米	45
		香米	35
	豆浆	黄豆豆浆	200
	清炒西葫芦	西葫芦	250
	油菜烧腐竹	油菜	250
		腐竹	50
晚间加餐（21：00～22：00）	杏仁	杏仁（熟）	15
	柚子	柚子	250
	无糖酸奶	无糖酸奶	130

表 3-27　14 ～ 17 岁学龄期糖尿病患儿一周食谱（2200kcal/d）

餐次	星期一	星期二	星期三	星期四	星期五	星期六	星期日
早餐（7：00 ～ 08：00）	豆浆 200g 煮鸡蛋 60g 清炒西蓝花（西蓝花 250g） 全麦面包 75g	纯牛奶 160g 蒸紫薯 180g 煮鸡蛋 60g 炝炒茄条（茄子 250g）	豆腐脑 225g 煮鸡蛋 60g 醋溜白菜（白菜 200g） 杂粮馒头 75g	豆浆 200g 煮鸡蛋 60g 清炒菜心（菜心 250g，食用油 5g） 全麦面包 75g	蒸紫薯 180g 蒸鸡蛋羹 50g 凉拌黄瓜（黄瓜 250g）	豆腐脑 225g 煮鸡蛋 60g 炒绿豆芽（绿豆芽 200g） 杂粮馒头 75g	豆浆 200g 黄瓜炒鸡蛋（鸡蛋 50g，黄瓜 170g） 全麦面包 75g
上午加餐（10：00 ～ 10：30）	煮玉米 200g 腰果仁 37g	苏打饼干 50g 无糖酸奶 130g	煮玉米 200g 纯牛奶 160g	纯牛奶 160g 腰果仁 37g	苏打饼干 50g 无糖酸奶 130g	煮玉米 200g 纯牛奶 160g	蒸紫薯 90g 纯牛奶 160g
午餐（12：00 ～ 13：00）	番茄炖牛肉（番茄 150g，牛肉 50g） 绿叶菜炒腐竹（绿叶菜 200g，腐竹 20g） 杂粮米饭 75g	香菇蒸鸡块（香菇 200g，鸡块 50g） 凉拌三丝（黄瓜、胡萝卜、金针菇共 350g） 杂粮米饭 100g	芹菜炒虾仁（芹菜 300g，虾仁 40g，食用油 5g） 香菇绿叶菜（香菇 100g，绿叶菜 200g） 杂粮米饭 75g	番茄鱼片（番茄 150g，龙利鱼 80g） 绿叶菜炒腐竹（绿叶菜 200g，腐竹 20g，食用油 5g） 杂粮米饭 75g	胡萝卜炖排骨（胡萝卜 200g，排骨 50g） 凉拌三丝（黄瓜、胡萝卜、金针菇共 400g） 杂粮米饭 75g	剁椒鲈鱼（鲈鱼 80g，食用油 5g） 香菇绿叶菜（香菇 100g，绿叶菜 200g，食用油 5g） 杂粮米饭 75g	番茄鱼片（番茄 150g，巴沙鱼 80g） 绿叶菜炒腐竹（绿叶菜 200g，腐竹 20g） 杂粮米饭 100g
下午加餐（15：00 ～ 15：30）	柚子、草莓共 300g 无糖酸奶 130g	猕猴桃 200g 核桃仁 37g	草莓、橘子共 300g	柚子 300g 苏打饼干 50g	苹果 300g 核桃仁 37g	草莓 300g 坚果 37g	橘子 300g 腰果仁 37g

续表

餐次	星期一	星期二	星期三	星期四	星期五	星期六	星期日
晚餐（18：00～19：00）	芹菜炒虾仁（芹菜200g，虾仁40g） 凉拌生菜（生菜200g） 蒸紫薯90g	凉拌腐竹（腐竹30g，干木耳20g，青椒100g） 芹菜炒虾仁（芹菜200g、虾仁40g） 全麦面包50g	蒜薹炒肉（蒜薹200g，猪瘦肉50g） 凉拌生菜（生菜200g） 黑米粥（黑米50g）	芹菜炒虾仁（芹菜200g，虾仁40g） 凉拌黄瓜（黄瓜200g） 煮玉米200g	小葱拌豆腐（豆腐150g） 芹菜炒虾仁（芹菜250g、虾仁40g） 全麦面包50g	蒜薹炒肉（蒜薹200g，瘦肉50g） 凉拌生菜（生菜300g） 黑米粥（黑米50g）	苦瓜炒肉（苦瓜200g，猪瘦肉25g） 凉拌包菜（包菜200g） 煮玉米200g
晚间加餐（21：00～22：00）	纯牛奶160g 苏打饼干50g	草莓100g 低脂牛奶150g	无糖酸奶130g 坚果37g	蒸紫薯90g 无糖酸奶100g	苹果200g 低脂牛奶150g	无糖酸奶130g	草莓200g 无糖酸奶80g

第二节 妊娠期高血糖的膳食治疗

随着我国糖尿病患病人数的快速增长及生育政策调整后高龄产妇的增加，妊娠期高血糖已经成为妊娠期最常见的妊娠并发症。在 20 ～ 49 岁的育龄女性中，妊娠期高血糖的发病率随年龄呈明显上升趋势，半数妊娠期高血糖发生在 30 岁以上的女性中。据国际糖尿病联盟 2021 年数据，全球妊娠期高血糖发病率为 16.7%，2110 万活产儿受到孕期高血糖影响，其中 80.3% 归因于妊娠期糖尿病（GDM），9.1% 归因于在孕期发现的其他类型糖尿病，10.6% 的高血糖是在孕前本就存在。妊娠期高血糖的营养治疗应首先满足孕妇及胎儿的生理代谢需求，维持适宜的体重增长，并保持血糖水平在合理范围。

一、妊娠期高血糖的危险因素

具有以下危险因素的女性，建议在孕早期即开始关注血糖指标，包括肥胖（尤其是重度肥胖），一级亲属有 2 型糖尿病、冠心病史，患有慢性高血压，高密度脂蛋白＜ 1mmol/L 和（或）甘油三酯＞ 2.8mmol/L，有妊娠期糖尿病史或巨大儿分娩史，多囊卵巢综合征，早孕期空腹尿糖反复阳性，年龄≥ 35 岁，有不明原因死胎、死产、流产史，有胎儿畸形和羊水过多史。

二、妊娠期生理特点及代谢改变

（一）内分泌系统

妊娠期母体一系列生理变化的目的是保证妊娠成功。包括受精卵着床、胎儿生长发育的直接需要（子宫发育）和产后哺乳（乳房发育）的需要。血清雌二醇浓度在妊娠初期开始升高。它可增加脂肪形成和贮存，促进蛋白质合成。孕酮最初来源于黄体，妊娠之后来源于胎盘。对维持着床、刺激子宫内膜生长并分泌营养素有重要作用。此外，孕酮还促进孕妇体内脂肪沉积。

随着妊娠时间的增加，胎盘增大，母体内雌激素、孕激素及胎盘激素（胎盘雌激素，胎盘催乳激素）的水平也相应升高，其中胎盘催乳素（HPL）的分泌在受精卵植入后即开始，妊娠期持续升高，其分泌增加的速率与胎盘增大的速率相平行，高峰时可达 1 ～ 2g/d，比孕前高 20 倍，产后迅速下降。HPL 刺激母体脂肪分解，提高母血游离脂肪酸和甘油的浓度，使更多的葡萄糖运送至胎儿，在维持营养物质由母体向胎体转运中发挥重要作用。因此认为，HPL是通过母体促进胎儿发育的重要“代谢调节因子”。人绒毛膜生长素（HCS）增加母体胰岛素抵抗，保证胎儿的葡萄糖供应和利用，促进蛋白质合成及脂肪分解供能。

妊娠期胰岛功能旺盛，妊娠期空腹和餐后胰岛素分泌量均增加，妊娠晚期24小时胰岛素平均含量可较妊娠前增加1倍，胰岛素分泌第一相和第二相升高3～3.5倍，使孕妇空腹血糖值低于非孕妇。随着孕期进展，胎盘分娩的人胎盘生乳素（HPL）、孕激素、催乳素、雌激素及皮质醇等激素产生量也逐渐增加，导致周围组织对胰岛素反应的敏感性下降而抗胰岛素作用逐渐增加，分娩后该对抗作用数小时至数日内即消除。因此糖耐量试验时，母体血糖增高幅度大且回落延缓，糖耐量异常及妊娠期高血糖发生率升高。孕期代谢改变见表3-28。

表3-28　孕期代谢改变

指标	变化	指标	变化
血浆T3、T4	↑	葡萄糖耐量异常	↑
血浆胰岛素	↑	甘油三酯	↑
血浆白蛋白	↓	胆固醇	↑
血浆纤维蛋白原	↑	尿N-甲基尼克酰胺	↑
血红蛋白浓度	↓	尿核黄素	↑
红细胞计数	↓	尿吡哆酸	↑
血清维生素C	↓	钙、铁肠道吸收	↑
血清叶酸、维生素B12	↓	氮潴留	↑
血清维生素E	↑		

资料来源：何志谦《人类营养学》第3版。

（二）消化系统

孕早期受孕激素分泌增加的影响，胃肠道平滑肌张力降低，肌肉松弛，蠕动减慢，胃肠道活动减弱，消化液分泌减少，胃排空及食物在肠道中停留的时间延长，除易于出现上腹部饱胀感、消化不良或便秘外，也使营养素在肠道的吸收增加。胃贲门括约肌松弛，胃内酸性内容物可逆流至食管下部产生“烧灼感”或引起反胃、呕吐等“早孕反应”；孕期胆囊排空时间延长，胆汁稍黏稠，易淤积，可诱发胆囊炎及胆石症。

有部分孕妇上腹部饱胀感、消化不良或便秘、反胃、呕吐等不适症状会延续到孕中期，甚至孕后期，这些不适会不同程度地影响孕妇的膳食摄入，进而影响妊娠期高血糖孕妇的血糖稳定。因此，对孕妇的膳食调查非常重要。

（三）泌尿系统

为了适应妊娠的需要，有效清除胎儿和母体代谢所产生的含氮或其他废物，孕期肾功能发生相应改变。因血容量和心排血量的增加，孕期肾脏血流量（RPF）和肾小球滤过率（GFR）显著增加，但肾小管的重吸收能力未相应增加，尿中葡萄糖、氨基酸和水溶性维生素如维生素 B_2、叶酸、烟酸、吡哆醛的代谢产物排除量增加。其中葡萄糖的尿排出量可增加 10 倍以上。因此，约 15% 的孕妇餐后可出现妊娠期生理性尿糖，此时尿中葡萄糖排出量的增加与血糖浓度无直接关联，应与真性糖尿病鉴别。

（四）营养素代谢改变

母体营养代谢的改变在受孕后的最初几周最明显，并在整个孕期持续进展，这些改变旨在适应胎儿和母体对营养素增加的需要，确保妊娠的成功。胎儿的营养需求是由其组织生长和发育的遗传时间序列驱动的，所需营养物质的数量和种类取决于具体的功能代谢途径和胎儿发育的结构。控制胎儿生长和发育的基因表达时，各种营养素的需求都得到满足，胎儿才能正常生长发育。

1. 碳水化合物

葡萄糖是胎儿能量的首要来源，母体常通过胰岛素抵抗的代谢变化，来保证胎儿能得到葡萄糖的持续供应。这些变化被称为妊娠致糖尿病效应，使正常孕妇在孕晚期出现轻度碳水化合物不耐受和胰岛素抵抗，以致葡萄糖耐量异常的发生率增加。

妊娠前半期，雌激素和孕激素刺激胰岛素分泌增加，促进葡萄糖转化为糖原和脂肪，若此时妊娠反应重，呕吐，进食少，孕妇易发生低血糖。妊娠后半期，母体人绒毛膜生长素（HCS）和脑垂体分泌的催乳素水平的升高抑制了葡萄糖向糖原和脂肪转化。同时，母亲的胰岛素抵抗状态增加了其对脂肪供能的依赖，减少葡萄糖转化为糖原和脂肪，降低母体葡萄糖利用率，增加肝脏葡萄糖生成，有助于确保妊娠后半期胎儿生长发育所需葡萄糖的持续供应。由于快速增长的胎儿对葡萄糖的利用率提高，孕妇空腹血糖水平下降。但是，为满足胎儿需要，母体肝脏糖异生能力明显增加，外周组织对胰岛素的敏感性下降，孕妇餐后血糖浓度升高，并且保持在高水平的时间比孕前更久。

相比于非妊娠妇女，空腹血糖和胰岛素水平降低，甘油三酯及游离脂肪酸和酮体升高的状况，会提前数小时发生。当血糖降低到一定程度时，母体主要利用储存的脂肪供能，保证葡萄糖和氨基酸供胎儿使用。尽管这种代谢改变有助于胎儿的生长发育，但母体脂肪代谢产生的酮体最终也可能会进入胎儿体内，严重时也会影响胎儿，并可导致子代生长迟缓和智力发育受损，因此不建议孕妇长时间空腹或进食量过少。但事实上，因为害怕血糖高，每天只进 2 餐饭甚至 1 餐饭，大幅度减少谷薯类摄入的孕妇也是大量存在的。因此，对孕妇的膳食调查和健康教育非常重要。

2. 脂肪

孕期身体对脂肪的利用发生了多种变化。总的来说，妊娠前半期促进母亲的脂肪储存，以在妊娠后半期增强脂肪利用。随着妊娠的进展，除了身体脂肪蓄积外，血液中的脂蛋白水平急剧升高。血浆甘油三酯水平首先升高且增加幅度最大，至分娩时可达非妊娠时的 3 倍。含胆固醇的脂蛋白、磷脂和脂肪酸也增加，幅度比甘油三酯稍低。增加的胆固醇供应被胎盘用于合成类固醇激素，增加的磷脂被胎儿用于神经和细胞膜形成。

有研究者观察到，和通常在成人中观察到的结果不同，妊娠期间的高浓度胆固醇和甘油三酯并没有促进动脉粥样硬化的发展。妊娠期高密度脂蛋白胆固醇（HDL–C）的小幅增加一般在产后一年内下降，并且低于妊娠前水平。产后 HDL–C 的降低可能导致女性患心脏病的风险增加。血脂及其他指标可在产后恢复至妊娠前水平。

在孕晚期，大多数女性的血脂表现与一般人群动脉粥样硬化患者水平相似。此外，怀孕期间血脂水平的变化与母亲膳食脂肪摄入状况也无明显关联。对孕妇而言，这些血脂变化是孕期的适应性变化，这就是为什么怀孕期间一般的血脂筛查没有临床意义也不作为例行推荐，迄今也没有孕期血脂评价的标准。

3. 矿物质

孕期矿物质代谢发生显著变化。钙代谢的特点是骨更新率和重建率增加，孕妇通过大幅增加钙吸收率以适应钙需要的增加。研究显示，钙吸收率孕前约为 35.8%，孕早期增至 40.3%，孕中、晚期增至 56% 和 62%。孕期尿钙排出较孕前也有增加，但其增加幅度不及钙吸收增加的幅度。孕期由于身体水分增多且合成组织对钠和其他矿物质需求增加。孕期肾脏醛固酮分泌增加，使钠潴留增加，通过钠代谢的精确平衡，促进母亲、胎盘和胎儿钠的积累，以及母体血容量的增加。因此，孕期妇女钠的摄入量不需要额外增加。20 世纪 90 年代，一度认为限制孕妇钠摄入可预防水潴留和高血压，建议孕妇采用低钠膳食以避免水肿。现今的认知是，孕期过度限制钠摄入可使机体保存钠的机制受损，从而导致钠丢失过多和缺乏，影响胎儿生长。因此，试图通过减少钠摄入来预防和治疗妊娠高血压的尝试是无效的，并可能是有害的。

孕期铁的吸收率随着妊娠的进展逐渐增加，至孕 30 周左右胎儿铁转运量最大时吸收率最高。有适宜铁储备者孕早期铁吸收率约 10%，孕中、晚期可比孕早期增加 1 ～ 3 倍。铁缺乏者孕晚期铁吸收率最高可达 40%。

三、妊娠期高血糖膳食治疗原则

妊娠期高血糖患者的 MNT 应以保证母亲和胎儿的最佳营养状况，摄入足够能量，保证孕期适宜的体重增加，达到并维持正常的血糖水平为目标。

妊娠期高血糖膳食治疗原则：合理控制总能量，维持体重的适宜增长；适当限制碳水化合物；保证充足的蛋白质；合理的脂肪摄入；膳食纤维的摄入要充足；保证足够的维生素、矿物质；进行适宜的体力活动；给予合理的餐次安排；饮食治疗效果不满意及时使用胰岛素治疗；鼓励糖尿病孕妇产后母乳喂养。

（一）能量

摄入能量应满足孕妇及胎儿的生理代谢需求，维持适宜的妊娠期体重增长，达到并维持合理的血糖水平。正常及低体重的 GDM 患者（妊娠前体质指数 BMI ＜ 24kg/m^2）能量摄入应在非妊娠期每日能量摄入基础上，妊娠早期保持不变，妊娠中期增加 1254kJ/d（300kcal/d），妊娠晚期增加 1881kJ/d（450kcal/d）。根据孕前体质指数，GDM 患者能量平均摄入见表 3-29。

超重及肥胖的 GDM 患者（妊娠前 BMI ≥ 24kg/m^2）可根据体重增长状况、胎儿发育状况、血糖及酮体水平和运动状况进行个体化能量设定，妊娠早期一般不应低于 6270kJ/d（1500kcal/d），妊娠中期和妊娠晚期一般不应低于 7524kJ/d（1800kcal/d）。不建议孕前超重和肥胖的妊娠合并糖尿病孕妇在整个妊娠期过度限制能量和减重，对于孕前肥胖的妇女，应减少 30% 的热量摄入，且摄入量不应低于 1600 ～ 1800Kcal/d。

表 3-29　GDM 患者能量平均摄入

妊娠前体重	妊娠前 BMI kg/m^2	能量系数 kJ/kg（kcal/kg）	妊娠早期 kJ/d（kcal/d）	妊娠中期 kJ/d（kcal/d）	妊娠晚期 kJ/d（kcal/d）
体重过轻	＜ 18.5	146 ～ 167（35 ～ 40）	8360（2000）	9614（2300）	10241（2450）
正常体重	18.5 ≤ BMI ＜ 24.0	125 ～ 146（30 ～ 35）	7524（1800）	8778（2100）	9405（2250）
超重/肥胖	≥ 24.0	104 ～ 125（25 ～ 30）	6270（1500）	7524（1800）	8151（1950）

资料来源：《妊娠期糖尿病患者膳食指导》WS/T601-2018。

美国的膳食营养素参考摄入量（DRls）规定正常人每日碳水化合物的推荐量不少于130g，孕妇每天碳水化合物的摄入量不少于175g，以保证胎儿大脑获得足够的血糖供给，以及避免发生酮症。

每日总能量摄入应基于孕前体重和孕期体重增长情况来推荐，不同能量糖尿病饮食分配详见表3–30。

表3–30　不同能量糖尿病饮食分配

能量 / kcal	交换份 / 份	谷薯类 / 份	蔬菜类 / 份	水果类 / 份	肉蛋豆类 / 份	乳类 / 份	油、坚果类 / 份
1600	18	9	1	1	3	2	2
1800	20	10	1	1	3	3	2
2000	22	10	1.5	1	4	3	2.5
2200	24	11	2	1	4	3	3

资料来源：杨慧霞《妊娠合并糖尿病实用手册》。

注：此表适用于无肾功能异常及血脂异常的妊娠期高血糖患者。

（二）体重增长

妊娠期应根据妊娠前体重指数、实际孕周等不同个体情况维持合理体重增长。孕期能量的增加主要用于维持胎儿增长及保证母儿的营养需要。孕期体重增长指南见表3–31及表3–32。

表3–31　单胎孕妇孕期体重增长推荐

孕前 BMI/（ kg/m^2 ）		孕期增重 /kg	孕早期体重增长 /kg	孕中晚期周增重 /kg
消瘦	＜ 18.5	11.0 ～ 16.0	0 ～ 2.0	0.46（0.37 ～ 0.56）
正常	18.5 ≤ BMI ＜ 24.0	8.0 ～ 14.0	0 ～ 2.0	0.37（0.26 ～ 0.48）
超重	24.0 ≤ BMI ＜ 28.0	7.0 ～ 11.0	0 ～ 2.0	0.30（0.22 ～ 0.37）
肥胖	≥ 28.0	5.0 ～ 9.0	0 ～ 2.0	0.22（0.15 ～ 0.30）

资料来源：《中国妇女妊娠期体重监测与评价》T/CNSS009–2021。

表 3-32　双胎孕妇孕期体重增长推荐

孕前 BMI/（kg/m^2）		孕期增重 /kg
正常	18.5 ~ 24.9	17 ~ 25
超重	25.0 ~ 29.9	14 ~ 23
肥胖	≥ 30	11 ~ 19

资料来源：《Weight Gain during Pregnancy Reexamining the Guidelines》，IOM，2009。

需要注意的是：如果孕期体重增加过快，妊娠期高血糖的发病风险增加；如果控糖时体重连续数周不增，甚至负增长，应注意进行膳食调查，注意观察孕期营养指标，可依据孕妇个体情况调整营养方案。

（三）碳水化合物

应适当限制碳水化合物的摄入量，推荐碳水化合物提供的能量占总能量的 45% ~ 55%。每日碳水化合物不低于 130g。优先选择复合型碳水化合物（如粗杂粮等）或低 GI/GL 型主食，尽量避免摄入单双糖类（如葡萄糖、蔗糖等）。鼓励患者全谷物食物占全日主食量的 1/3 以上。

碳水化合物是能量的重要来源，是影响餐后血糖的主要营养素，可以说如果碳水化合物控制得当，血糖控制就成功了一半。碳水化合物主要来自谷类及其产品、水果和蔬菜。孕妇要在医生的指导下，在每日摄入适当的碳水化合物提供能源和血糖控制之间寻找平衡，以保证胎儿大脑获得足够的血糖供给，以及避免发生酮症。

在制订膳食计划时应考虑碳水化合物的数量和种类。在同等量情况下可优先选择低 GI 的食物，最好选用多糖，如米、小麦面、玉米面等杂粮，也可与淀粉类新鲜蔬菜（如马铃薯、山药等根茎类）混合食用。由于不同食物来源的碳水化合物在消化、吸收、食物相互作用等方面的差异及由此引起的血糖和胰岛素反应的区别，混合膳食可使糖的消化吸收缓慢，有利于控病情。如果已经补充了胰岛素，可以给予适量的多糖类食物以增加胰岛素的敏感性，并应适当鼓励富含膳食纤维食物的摄入。

膳食纤维是碳水化合物中的一类非淀粉性多糖。膳食纤维有控制餐后血糖上升幅度、改善葡萄糖耐量和降低血胆固醇的作用。膳食纤维还有助于降低妊娠期便秘、GDM 和子痫前期的发生风险。推荐每人每日摄入 25 ~ 30g 膳食纤维。全谷类食物、麦麸、干的蔬菜、坚果是不可溶性膳食纤维的良好来源，可溶性膳食纤维存在于燕麦、大麦、水果等食物中。

需要注意的是，在了解到膳食纤维益处的同时，也要清楚地认识到膳食纤维并非“多多益善”。过多摄入膳食纤维可能造成：①腹胀、消化不良；②影响钙、铁、锌等元素的吸收；③降低蛋白质的消化吸收率；④饮食习惯若突然在短期内由低纤维膳食转变为高纤维膳食，可能造成一系列消化道不耐受反应，如胃肠胀气、腹痛腹泻等。

（四）蛋白质

妊娠时期蛋白质的摄入量一定要满足，因为蛋白质不仅是维持子宫和胎盘正常发育的重要营养物质，而且对胎儿的正常发育也非常重要。蛋白质提供的能量建议占每日总能量的 15% ～ 20%。蛋白质摄入在非妊娠期摄入 1.0g/（kg・d^{-1}）的基础上，妊娠早期摄入不变，妊娠中期和妊娠晚期分别增加 15g/d 和 30g/d。一般每日蛋白质推荐摄入不低于 75g。

富含优质蛋白质的食物有：肉类包括禽、畜和鱼肉，蛋类，奶类，豆类，特别是大豆。建议鱼禽肉蛋豆类占一日蛋白质总摄入量的一半及以上。

（五）脂肪

脂肪提供的能量占总能量的 25% ～ 30%。饱和脂肪酸占总能量不超过 7%，单不饱和脂肪酸应占脂肪总量的 1/3 以上。反式脂肪酸应小于总能量的 1%。二十二碳六烯酸（DHA）应达到 200mg/d。

脂肪的种类和食物来源见表 2-4。请记住以下要点。

在营养充足时，饱和脂肪酸、反式脂肪酸和胆固醇的摄入应尽可能少。

烹调油选用不饱和脂肪酸含量较高的橄榄油、山茶油、大豆油或玉米油、花生油、芝麻油等。适当限制饱和脂肪酸摄入，糖尿病患者伴高脂血症者饱和脂肪酸摄入量不应该超过总摄入能量的 7%。

反式脂肪酸能降低高密度脂蛋白胆固醇，增加低密度脂蛋白胆固醇，提高罹患冠心病的概率。糖尿病孕妇应尽量减少反式脂肪酸的摄入。

（六）维生素、矿物质

目前尚无证据表明，GDM 孕妇和普通孕妇在维生素和矿物质需要量方面存在不同。因此，可遵循《中国居民膳食营养素参考摄入量（2013 版）》推荐，向 GDM 孕妇进行营养建议。

每日供给一定量的鲜奶或奶制品、动物肝脏、蛋、鱼、虾、豆类、干果类、大量的新鲜叶菜类，可以获得足量的钙、镁、铁、锌、碘、铬、硒、维生素和膳食纤维。维生素，尤其是维生素 B_1、B_2 在糖代谢中起重要作用。糖尿病患者因排尿过多，容易使钾、钠、钙、镁、磷等无机盐丢失而影响体液酸碱平衡。微量元素中的锌、铬参与体内胰岛素的生物合成和体内能量代谢。铬能提高组织对胰岛素的敏感性，促进糖代谢和蛋白质的合成。动物性食物如畜禽鱼肉中含锌较高，牡蛎、蛋黄中铬的活性较强，宜选用。有水肿和高血压的患者，要限制钠盐。因为高钠膳食容易诱发高血压等并发症。此外研究还发现，食物中的钠含量与淀粉的消化、吸收速度和血糖反应有着直接的关系。食盐可通过刺激淀粉酶的活性而加速对淀粉的消化，或加速小肠对消化释出的葡萄糖的吸收。实验结果证实，进食含盐食物者的血浆葡萄糖浓度比进食不含盐食物者高。孕妇（包括 GDM 孕妇）若膳食摄入量不能满足膳食营养素参考摄入量，应该鼓励维生素和矿物质的补充。

（七）水

建议遵从《中国居民膳食营养素参考摄入量（2013 版）》建议，孕期比孕前饮水量增加 200mL，达到 1700mL/d。

（八）食物选择

提倡食物多样化，每日应摄入谷薯类、蔬果类、畜禽鱼类、乳蛋豆类和油脂类食物，可参考食物交换份法。每日膳食种类应达到 12 种及以上，每周应达到 25 种及以上。

谷薯类根据能量目标及碳水化合物供能比调整每日摄入量，首选低 GI/GL 复合型碳水化合物食物，其中全谷物不少于总谷薯量的 1/3。

畜、禽、鱼、乳、蛋和豆类可根据能量目标及实际孕周对应的蛋白质推荐参考摄入量进行个体化调整。减少加工肉类及饱和脂肪酸含量高的动物性食品。

蔬菜类摄入量应达到 500g/d 及以上，其中绿叶蔬菜占 2/3 及以上。在血糖平稳的条件下，可选用低 GI/GL 水果，一般 150g/d ～ 200g/d，在两餐间进食。

烹调油不超过每日 25g/d，食盐不超过 6g/d。

避免饮用含酒精饮品及食用添加糖食品。

（九）餐次安排

一般说来，妊娠期高血糖患者和糖尿病妊娠患者的营养需求是相似的，但在餐次安排方面却存在一定差别。对于需要依靠注射胰岛素才能获得满意血糖控制的患者，要求其碳水化合物的摄入量与胰岛素（内源性或外源性）剂量保持一致。与此同时，应根据糖尿病患者的生活方式、活动、社会习惯来调整个人的餐次安排。

能量分布在妊娠期高血糖患者和糖尿病妊娠患者之间是相似的。建议在三餐之外增加 2 ～ 3 次用餐。早餐的总能量摄入限制在总能量的 10% ～ 15%，可有助于维持满意的血糖水平和减少早餐前胰岛素的剂量，尤其是妊娠期高血糖患者更为明显。上午加餐有助于预防午餐前的过度饥饿感，尤其适用于早餐能量仅为总能量 10% 的人群。一般来说每日 5 ～ 6 餐，使血糖尽可能波动少，早餐宜占总能量的 10% ～ 15%，中餐占 30%，晚餐占 30%，上午 9 ～ 10 点、下午 3 ～ 4 点及睡前各加餐一次，各占总能量的 5% ～ 10%，防止低血糖的发生。实际就诊时，会发现有的孕妇餐后容易饱胀或总是饥饿感明显，因此，膳食计划必须实现个体化，要根据文化背景、生活方式、经济条件和教育程度进行合理的膳食安排和相应的营养教育。

（十）日常监测

建议孕妇每日记录摄入食物种类和数量，每周测量空腹体重，监测胎儿生长发育状况。经饮食调整 3d ～ 5d 后，应监测空腹及餐后 2h 血糖及尿酮体。在控制饮食两周内，对空腹或餐前血糖≥ 5.3mmol/L 和 / 或餐后 2h 血糖≥ 6.7mmol/L 者，应考虑加用胰岛素治疗。对能量摄入不足致尿酮体阳性者，应考虑增加碳水化合物摄入或调查孕妇有无按时加餐。

（十一）饮食设计举例

妊娠期高血糖孕妇，29 岁，孕 32 周，身高 165cm，现体重 85kg，孕前体重 60kg。职业为银行会计。采用单纯饮食治疗，未出现明显并发症。制订食谱步骤如下。

第一步：计算标准体重为 165–105=60kg，实际体重为 85kg，较孕前体重增加 25kg，属于体重增加过多者，职业属轻体力劳动。

第二步：计算每日所需总能量。按照糖尿病要求的能量供给标准，每日应摄入能量标准为 30 ～ 35kcal/kg。则全天所需总能量为 60 ×（30 ～ 35）=1800 ～ 2100kcal。

第三步：计算食物交换份份数：（1800 ～ 2100）÷ 90=20 ～ 23 份。

第四步：把各类食物份数合理地分配于各餐，根据自己习惯和嗜好选择并交换食物。

第五步：将食物安排至各餐次中，制订平衡膳食。妊娠期高血糖患者 1800kcal 膳食中各营养素量及供能占比见表 3–33。妊娠期高血糖患者膳食食谱举例（1800kcal）见表 3–34。

表 3-33 膳食中各营养素量及供能占比

营养素	重量 /g	供能占比
碳水化合物	262	58%
蛋白质	72	16%
脂肪	52	26%

表 3-34 妊娠期高血糖患者膳食食谱举例（1800kcal）

餐次	食谱名称	食材和 / 或用量
早餐（07：00～08：00）	牛奶	250g
	咸面包	35g
	鸡蛋	50g
上午加餐（10：00～10：30）	苹果	100g
	饼干	25g
午餐（12：00～13：00）	面粉	75g
	虾仁炒黄瓜	虾仁 35g，黄瓜 150g
	银耳拌西芹	西芹 50g，银耳（干）5g
	紫菜汤	1 碗
	圣女果	50g
	烹调油	13g
下午加餐（15：00～15：30）	牛奶	160g
	饼干	25g
晚餐（18：00～19：00）	大米	75g
	肉丝蒜苗	猪瘦肉 50g，蒜苗 150g
	拌苦瓜	苦瓜 100g
	猕猴桃	50g
	烹饪油	13g
晚间加餐（21：00～22：00）	无糖酸奶	100g
	无糖面包	35g

（十二）食物标签

考虑到日常的加餐和零食，成品包装的食物也应考虑其营养价值，这就要求孕妇学会查看食品营养标签，通过标签了解自己是否适合选用及适合食用量。

食物标签包括：产品名称、营养成分表、保质期、贮藏和使用方法、厂商资料、数量和净重等。它可以帮助人们了解食入的能量和营养成分，下面举例了解某品牌酸奶的营养成分表。食物包装的背面大部分写有“营养成分表”。营养成分表会列出一个单位食物中能量和营养素的量，如脂肪、蛋白质、维生素和矿物质。需要注意的是食物成分表中的食物单位往往是100g，而不是整个包装内全部的食物，全部食物的能量和营养素还要按照其重量换算过来。大部分营养成分表上，能量的单位是千卡（kca1），如果遇到千焦（kJ），要换算过来。1kcal=4.2kJ

四、控糖小工具

家庭用的计量工具，包括体重秤、食物电子秤、尺子、量杯（可用矿泉水瓶自制），有助于孕妇了解自身的营养状况和膳食摄入情况。食物电子秤是很重要的测量工具，为了母子的健康，选购一款电子秤很重要。

五、妊娠期高血糖治疗膳食食谱

（一）孕前正常体重者一日膳食食谱

孕前18.5 ≤ BMI < 24.0的GDM患者，推荐的能量摄入系数为30 ~ 35kcal/kg。假设体重55kg，按照对应的能量摄入系数，则孕早期、孕中期、孕晚期的推荐能量摄入量分别为1650 ~ 1925kcal、1850 ~ 2125kcal、2100 ~ 2375kcal。下面是为此孕妇设计的孕早期、孕中期及孕晚期的一日膳食食谱推荐。

1. 孕早期一日膳食食谱

推荐孕早期无明显早孕反应者应继续保持孕前平衡膳食，无需额外增加食物摄入量，以免使孕早期体重增长过多。

例一，能量1750kcal膳食中各营养素量及供能占比见表3-35。

表 3-35　膳食中各营养素量及供能占比

营养素	重量 /g	供能占比
碳水化合物	204	46.80%
蛋白质	81.9	18.80%
脂肪	66.5	34.40%

利用食物交换份法，一日膳食中包含谷薯类 7 份，肉蛋类 3.8 份，蔬菜类 1 份，奶类 2.25 份，水果 1.25 份，坚果 1 份，大豆 1.3 份，食用油 2 份。其中，碳水化合物提供的能量占总能量的 46.8%，蛋白质提供的能量占总能量的 18.8%，脂肪提供的能量占总能量的 34.4%。孕早期食谱举例（1750kcal）见表 3–36。

表 3-36　孕早期食谱举例（1750kcal）

餐次	食谱名称	食材	用量 /g
早餐（07：00 ~ 08：00）	全麦面包	全麦面粉	50
	煮鸡蛋	鸡蛋	60
	无糖豆浆	黄豆豆浆	200
	拌生菜	生菜或叶用莴苣	100
上午加餐（10：00 ~ 10：30）	水果	草莓	150
	牛奶	牛奶	200
午餐（12：00 ~ 13：00）	二米饭	大米	45
		小米	30
	肉末豆腐	豆腐	100
		猪瘦肉	40
	冬瓜虾仁	冬瓜	100
		海虾	80
下午加餐（15：00 ~ 15：30）	水果	柚子	100
	腰果仁	腰果仁（熟）	15

续表

餐次	食谱名称	食材	用量 /g
晚餐（18：00～19：00）	糙米饭	大米	25
		糙米	25
	剁椒鲈鱼	鲈鱼	80
	菠菜胡萝卜丝	菠菜（鲜）	150
		胡萝卜	150
晚间加餐（21：00～22：00）	无糖酸奶	无糖酸奶	130

2. 孕中期一日膳食食谱推荐

到了孕中期，孕妇的基础代谢率增加，需要摄入的能量也应该随之增加，并且注意提高膳食中优质蛋白质、维生素 A、钙、铁等营养素含量，以满足孕妇和胎儿的生理需求。

例二，能量 2030kcal 膳食中各营养素量及供能占比见表 3–37。

表 3–37　膳食中各营养素量及供能占比

营养素	重量 /g	供能占比
碳水化合物	244.7	48.80%
蛋白质	89	17.80%
脂肪	74.4	33.40%

利用食物交换份法，一日膳食中包含谷薯类 9 份，肉蛋类 4.4 份，蔬菜类 1 份，奶类 2.4 份，水果 1.3 份，坚果 1 份，大豆 1 份，食用油 2.5 份。其中，碳水化合物提供的能量占总能量的 48.8%，蛋白质提供的能量占总能量的 17.8%，脂肪提供的能量占总能量的 33.4%。孕中期食谱举例（2030kcal）见表 3–38。

表 3–38　孕中期食谱举例（2030kcal）

餐次	食谱名称	食材	用量 /g
早餐（07：00～08：00）	全麦面包	全麦面粉	55
	煮鸡蛋	鸡蛋	60
	拌生菜	生菜（叶用莴苣）	150
	无糖豆浆	黄豆豆浆	200

续表

餐次	食谱名称	食材	用量 /g
上午加餐（10：00～10：30）	苹果	红富士苹果	200
	无糖酸奶	无糖酸奶	150
午餐（12：00～13：00）	二米饭	小米	25
		香米	35
	魔芋烧鸭	魔芋	50
		鸭	45
	冬瓜虾仁汤	冬瓜	200
		基围虾	100
下午加餐（15：00～15：30）	圣女果	樱桃番茄	100
	腰果仁	腰果仁（熟）	15
	全麦面包	全麦面粉	30
晚餐（18：00～19：00）	二米饭	小米	20
		香米	35
	红烧鳕鱼块	鳕鱼	100
	西芹炒木耳	西芹（西洋芹菜、美芹）	150
		木耳（水发。黑木耳，云耳）	50
晚间加餐（21：00～22：00）	低脂牛奶	低脂牛奶	200

3. 孕晚期一日膳食食谱推荐

孕晚期是胎儿发育最迅速的时期，孕妇需要鱼、禽、蛋、畜肉中的瘦肉摄入量 200～250g/ 日，奶制品摄取量 300～500g/ 日，以满足对优质蛋白质、维生素 A、钙、铁等营养素和能量的需求。建议每周食用 2～3 次鱼类，以提供胎儿脑发育必需的 n–3 长链多不饱和脂肪酸。孕晚期每周可摄入 1～2 次动物血和肝脏，以满足孕期对铁的需求。

例三，能量 2200kcal 膳食中各营养素量及供能占比见表 3–39。

表 3-39　膳食中各营养素量及供能占比

营养素	重量 /g	供能占比
碳水化合物	271.4	49.60%
蛋白质	103.3	18.90%
脂肪	76.8	31.50%

利用食物交换份法，一日膳食中包含谷薯类 10.4 份，肉蛋类 5.5 份，蔬菜类 1.24 份，奶类 2.56 份，水果 1 份，坚果 1 份，大豆 1 份，食用油 2 份。其中，碳水化合物提供的能量占总能量的 49.6%，蛋白质提供的能量占总能量的 18.9%，脂肪提供的能量占总能量的 31.5%。孕晚期食谱举例见表 3-40。

表 3-40　孕晚期食谱举例（2200kcal）

餐次	食谱名称	食材	用量 /g
早餐（07：00～08：00）	秋葵蒸蛋	鸡蛋	60
		秋葵	100
	全麦面包	全麦面粉	75
	无糖豆浆	黄豆豆浆	200
上午加餐（10：00～10：30）	草莓	草莓	150
	纯牛奶	牛奶	250
午餐（12：00～13：00）	荞麦面	荞麦面	100
	韭黄炒黄鳝	黄鳝	200
		韭黄	100
	上汤娃娃菜	娃娃菜	100
下午加餐（15：00～15：30）	杏仁	杏仁	15
	圣女果	樱桃番茄	100
	全麦面包	全麦面粉	35
晚餐（18：00～19：00）	杂粮饭	糙米	25
		大米	25
	白灼基围虾	基围虾	160
	胡萝卜炒西蓝花	胡萝卜	70
		西蓝花	150

续表

餐次	食谱名称	食材	用量 /g
晚间加餐 （21：00～22：00）	猕猴桃	猕猴桃	100
	无糖酸奶	无糖酸奶	130

（二）孕前低体重者一日膳食食谱

孕前 BMI ＜ 18.5 的 GDM 患者，推荐的能量摄入系数为 35 ～ 40kcal/kg。假设孕妇体重 45kg，按照对应的能量摄入系数，则孕早期、孕中期、孕晚期的推荐能量摄入分别为 1575 ～ 1800kcal、1775 ～ 2000kcal、2025 ～ 2250kcal。下面是为此孕妇设计的孕早期、孕中期及孕晚期的一日膳食食谱推荐。

1. 孕早期一日膳食食谱推荐

例一，能量 1662kcal 膳食中各营养素量及供能占比见表 3–41。

表 3-41　膳食中各营养素量及供能占比

营养素	重量 /g	供能占比
碳水化合物	204	45.30%
蛋白质	81.9	19.20%
脂肪	66.5	35.50%

利用食物交换份法，一日膳食中包含谷薯类 6 份，肉蛋类 3 份，蔬菜类 1 份，奶类 2.5 份，水果 1.25 份，坚果 1 份，豆类 2 份，食用油 2 份。其中，蛋白质提供的能量占总能量的 19.2%，脂肪提供的能量占总能量的 35.5%，碳水化合物提供的能量占总能量的 45.3%。孕早期食谱举例（1662kcal）见表 3–42。

表 3-42　孕早期食谱举例（1662kcal）

餐次	食谱名称	食材	用量 /g
早餐 （07：00～08：00）	牛奶麦片	纯牛奶	240
		麦片	25
	煮鸡蛋	鸡蛋	60
	拌黄瓜	黄瓜	100
上午加餐 （10：00～10：30）	水果	草莓	150
	小葱拌豆腐	豆腐	200

续表

餐次	食谱名称	食材	用量 /g
午餐（12：00～13：00）	糙米饭	大米	35
		糙米	25
	肉末茄子	茄子	80
		猪瘦肉	25
	冬瓜虾仁	冬瓜	80
		海虾	50
下午加餐（15：00～15：30）	水果	柚子	100
	坚果	核桃仁	15
晚餐（18：00～19：00）	二米饭	大米	25
		小米	15
	剁椒鲈鱼	鲈鱼	150
	菠菜胡萝卜丝	菠菜（鲜）	120
		胡萝卜	120
晚间加餐（21：00～22：00）	无糖酸奶	无糖酸奶	130
	苏打饼干	苏打饼干	25

2. 孕中期一日膳食食谱推荐

例二，能量 1840kcal 膳食中各营养素量及供能占比见表 3–43。

表 3–43　膳食中各营养素量及供能占比

营养素	重量 /g	供能占比
碳水化合物	219.8	47.80%
蛋白质	87.3	19.00%
脂肪	68	33.20%

利用食物交换份法，一日膳食中包含谷薯类 7.5 份，肉蛋类 4.5 份，蔬菜类 1.5 份，奶类 2 份，水果 1.25 份，坚果 1 份，豆类 1 份，食用油 2 份。其中，蛋白质提供的能量占总能量的 19.0%，脂肪提供的能量占总能量的 33.2%，碳水化合物提供的能量占总能量的 47.8%。孕中期食谱举例（1840kcal）见表 3–44。

表 3-44 孕中期食谱举例（1840kcal）

餐次	食谱名称	食材	用量 /g
早餐（07：00～08：00）	无糖豆浆	黄豆豆浆	200
	煮鸡蛋	鸡蛋	60
	蒸紫薯	紫薯	180
	拌生菜	生菜	200
上午加餐（10：00～10：30）	水果	猕猴桃	150
	无糖酸奶	无糖酸奶	130
午餐（12：00～13：00）	二米饭	大米	50
		小米	25
	豆角炒肉	豆角	250
		猪瘦肉	50
	清蒸鲈鱼	鲈鱼	100
下午加餐（15：00～15：30）	水果	柚子	100
	坚果	核桃仁	15
晚餐（18：00～19：00）	杂粮粥	杂粮	50
	白灼虾	青虾	100
	凉拌三丝	金针菇	100
		黄瓜	100
		胡萝卜	100
晚间加餐（21：00～22：00）	低脂牛奶	低脂牛奶	160
	煮玉米	鲜玉米（带棒）	100

3. 孕晚期一日膳食食谱推荐

例三，能量 2151kcal 膳食中各营养素量及供能占比见表 3-45。

表 3-45 膳食中各营养素量及供能占比

营养素	重量 /g	供能占比
碳水化合物	225.6	47.50%
蛋白质	104.5	19.40%
脂肪	79.0	33.10%

利用食物交换份法，一日膳食中包含谷薯类9份，肉蛋类4.5份，蔬菜类1.8份，奶类2份，水果1份，坚果2份，豆类2份，食用油2份。其中，蛋白质提供的能量占总能量的19.4%，脂肪提供的能量占总能量的33.1%，碳水化合物提供的能量占总能量的47.5%。孕晚期食谱举例（2151kcal）见表3-46。

表3-46 孕晚期食谱举例（2151kcal）

餐次	食谱名称	食材	用量/g
早餐（07：00～08：00）	无糖豆浆	黄豆豆浆	200
	秋葵蒸蛋	鸡蛋	60
		秋葵	100
	全麦面包	全麦面粉	50
	凉拌生菜	生菜	150
上午加餐（10：00～10：30）	水果	苹果	200
	煮玉米	鲜玉米（带棒）	200
午餐（12：00～13：00）	二米饭	大米	50
		小米	25
	番茄鱼片	番茄	150
		巴沙鱼	100
	蒜薹炒肉	蒜薹	100
		猪瘦肉	50
下午加餐（15：00～15：30）	无糖酸奶	无糖酸奶	130
	坚果	杏仁	30
晚餐（18：00～19：00）	黑米粥	黑米	50
	白灼虾	青虾	100
	凉拌三丝	金针菇	100
		黄瓜	100
		胡萝卜	100
晚间加餐（21：00～22：00）	低脂牛奶	低脂牛奶	160
	苏打饼干	苏打饼干	25

（三）孕前超重 / 肥胖者一日膳食食谱

孕前 BMI ≥ 24.0 的 GDM 患者，推荐的能量摄入系数为 25 ～ 30kcal/kg。假设孕妇体重 70kg，按照对应的能量摄入系数，则孕早期、孕中期、孕晚期的推荐能量摄入分别为 1750 ～ 2100kcal、1950 ～ 2300kcal、2200 ～ 2550kcal。下面是为此孕妇设计的孕早期、孕中期及孕晚期的一日膳食食谱推荐。

1. 孕早期一日膳食食谱推荐

例一，能量 1818kcal 膳食中各营养素量及供能占比见表 3–47。

表 3–47　膳食中各营养素量及供能占比

营养素	重量 /g	供能占比
碳水化合物	217.5	47.90%
蛋白质	85	18.70%
脂肪	67.5	33.40%

利用食物交换份法，一日膳食中包含谷薯类 7.5 份，肉蛋类 4 份，蔬菜类 1.5 份，奶类 2.5 份，水果 1 份，坚果 1 份，豆类 1 份，食用油 2 份。其中，蛋白质提供的能量占总能量的 18.7%，脂肪提供的能量占总能量的 33.4%，碳水化合物提供的能量占总能量的 47.9%。孕早期食谱举例（1818kcal）见表 3–48。

表 3–48　孕早期食谱举例（1818kcal）

餐次	食谱名称	食材	用量 /g
早餐（07：00 ～ 08：00）	牛奶麦片	纯牛奶	240
		麦片	25
	煮鸡蛋	鸡蛋	60
	拌木耳黄瓜	黄瓜	180
		木耳	100
上午加餐（10：00 ～ 10：30）	水果	柚子	150
	煮玉米	鲜玉米（带棒）	100
午餐（12：00 ～ 13：00）	糙米饭	大米	45
		糙米	30
	蒜蓉油麦菜	油麦菜	170

续表

餐次	食谱名称	食材	用量 /g
午餐 （12：00～13：00）	冬瓜虾仁	冬瓜	100
		海虾	160
下午加餐 （15：00～15：30）	圣女果	樱桃番茄	50
	坚果	腰果仁	15
晚餐 （18：00～19：00）	杂粮粥	杂粮	50
	凉拌蔬菜鸡胸肉	胡萝卜	100
		金针菇	100
		鸡胸肉	50
	小葱拌豆腐	豆腐	100
晚间加餐 （21：00～22：00）	无糖酸奶	无糖酸奶	130
	苏打饼干	苏打饼干	25

2. 孕中期一日膳食食谱推荐

例二，能量 2012kcal 膳食中各营养素量及供能占比见表 3-49。

表 3-49　膳食中各营养素量及供能占比

营养素	重量 /g	供能占比
碳水化合物	215.4	42.80%
蛋白质	103	20.50%
脂肪	82	36.70%

利用食物交换份法，一日膳食中包含谷薯类 7.5 份，肉蛋类 5 份，蔬菜类 1.2 份，奶类 2 份，水果 1 份，坚果 2 份，豆类 2 份，食用油 2 份。其中，蛋白质提供的能量占总能量的 20.5%，脂肪提供的能量占总能量的 36.7%，碳水化合物提供的能量占总能量的 42.8%。孕中期食谱举例（2012kcal）见表 3-50。

表 3-50　孕中期食谱举例（2012kcal）

餐次	食谱名称	食材	用量 /g
早餐 （07：00～08：00）	咸豆腐脑	黄豆	50
	煮鸡蛋	鸡蛋	60

续表

餐次	食谱名称	食材	用量 /g
早餐（07：00～08：00）	全麦面包	全麦面粉	50
	凉拌包菜	包菜	250
上午加餐（10：00～10：30）	水果	猕猴桃	150
	蒸芋头	芋头	50
	无糖酸奶	无糖酸奶	130
午餐（12：00～13：00）	二米饭	大米	45
		小米	25
	青椒炒肉	青椒	150
		猪瘦肉	50
	剁椒鲈鱼	鲈鱼	120
下午加餐（15：00～15：30）	水果	橘子	100
	坚果	腰果仁	30
晚餐（18：00～19：00）	杂粮粥	杂粮	30
	清蒸虾	青虾	120
	凉拌三丝	金针菇	100
		黄瓜	100
		胡萝卜	100
晚间加餐（21：00～22：00）	低脂牛奶	低脂牛奶	160
	煮玉米	鲜玉米（带棒）	100

3. 孕晚期一日膳食食谱推荐

例三，能量 2223kcal 膳食中各营养素量及供能占比见表 3-51。

表 3-51 膳食中各营养素量及供能占比

营养素	重量 /g	供能占比
碳水化合物	262.2	47.20%
蛋白质	109.0	19.60%
脂肪	82.0	33.20%

利用食物交换份法，一日膳食中包含谷薯类9.5份，肉蛋类5份，蔬菜类1.6份，奶类2份，水果1份，坚果2份，豆类2份，食用油2份。其中，蛋白质提供的能量占总能量的19.6%，脂肪提供的能量占总能量的33.2%，碳水化合物提供的能量占总能量的47.2%。孕晚期食谱举例（2223kcal）见表3-52。妊娠期高血糖调理一周食谱（1800kcal/d）见表3-53。妊娠期高血糖调理一周食谱（2000kcal/d）见表3-54。妊娠期高血糖调理一周食谱（2200kcal/d）见表3-55。

表3-52　孕晚期食谱举例（2223kcal）

餐次	食谱名称	食材	用量/g
早餐（07：00～08：00）	牛奶麦片	纯牛奶	240
		麦片	25
	秋葵蒸蛋	鸡蛋	60
		秋葵	100
	蒸紫薯	紫薯	100
	凉拌黄瓜	黄瓜	250
上午加餐（10：00～10：30）	水果	草莓	200
	煮玉米	鲜玉米（带棒）	250
午餐（12：00～13：00）	二米饭	大米	50
		小米	25
	水煮鱼	清江鱼	120
	芹菜炒肉	芹菜	150
		猪瘦肉	50
下午加餐（15：00～15：30）	无糖酸奶	无糖酸奶	130
	坚果	杏仁	30
晚餐（18：00～19：00）	粉丝豆腐煲	豆腐	200
		粉丝（干）	25
		娃娃菜	100
	白灼虾	青虾	120
	蒜蓉西蓝花	西蓝花	200
晚间加餐（21：00～22：00）	低脂牛奶	低脂牛奶	160
	苏打饼干	苏打饼干	25

表 3-53　妊娠期高血糖调理一周食谱（1800kcal/d）

餐次	星期一	星期二	星期三	星期四	星期五	星期六	星期日
早餐（7：00～8：00）	无糖豆浆 400g 煮鸡蛋 60g 手撕包菜（包菜 200g，食用油 2g） 全麦面包 50g	牛奶麦片（牛奶 100g，麦片 25g） 蒸紫薯 100g 凉拌木耳黄瓜（木耳 80g，黄瓜 120g，食用油 2g）	豆腐脑 150g 煮鸡蛋 60g 煮玉米 200g 醋溜白菜（白菜 200g，食用油 5g）	无糖豆浆 400g 煮鸡蛋 60g 醋溜白菜（白菜 200g，食用油 2g） 全麦面包 50g	牛奶麦片（牛奶 100g，麦片 25g） 蒸红薯 100g 煮鸡蛋 60g 芹菜炒百合（芹菜 180g，百合 20g，食用油 5g）	豆腐脑 150g 煮鸡蛋 60g 全麦面包 50g 清炒西葫芦（西葫芦 200g，食用油 5g）	无糖豆浆 400g 煮鸡蛋 60g 凉拌茄条（茄子 200g，食用油 2g） 煮玉米 200g
上午加餐（10：00～10：30）	煮玉米 100g 纯牛奶 160g	苹果、猕猴桃共 200g 无糖酸奶 130g 坚果 22g	蒸紫薯 100g 纯牛奶 160g	苹果柚子共 200g 坚果 22g 无糖酸奶 130g	蒸芋头 100g 纯牛奶 160g	煮玉米 100g 无糖酸奶 130g	柚子草莓共 200g 无糖酸奶 130g 坚果 22g
午餐（12：00～13：00）	清蒸龙利鱼（龙利鱼 200g，食用油 2g） 蒜蓉油麦菜（油麦菜 200g，食用油 5g） 杂粮米饭 75g	白灼虾（对虾 200g，食用油 2g） 芹菜炒肉（芹菜 150g，猪瘦肉 75g，食用油 5g） 杂粮米饭 75g	番茄炖牛肉（番茄 100g，牛肉 100g，食用油 3g） 杂粮米饭 75g 香菇绿叶菜（香蘑 50g，绿叶菜 150g，食用油 5g）	水煮鱼（巴沙鱼 200g，食用油 2g） 清炒菜心（菜心 200g，食用油 5g） 杂粮米饭 75g	冬瓜炖排骨（冬瓜 100g，排骨 100g，食用油 3g） 凉拌腐竹（腐竹 40g，木耳 50g，食用油 2g） 杂粮米饭 75g	香菇蒸鸡块（香菇 100g，鸡块 100g，食用油 3g） 木耳炒青笋（木耳 20g，青笋 180g，食用油 5g） 杂粮米饭 75g	剁椒鲈鱼（鲈鱼 200g，食用油 2g） 蒜蓉娃娃菜（娃娃菜 200g，食用油 5g） 杂粮米饭 75g

续表

餐次	星期一	星期二	星期三	星期四	星期五	星期六	星期日
下午加餐（15：00～15：30）	柚子、圣女果共 200g 无糖酸奶 130g 坚果 22g	蒸芋头 100g 低脂牛奶 100g	草莓、橘子共 200g 坚果 22g 无糖酸奶 130g	煮玉米 100g 纯牛奶 160g	柚子、猕猴桃共 200g 无糖酸奶 130g 坚果 22g	草莓、苹果共 200g 坚果 22g 纯牛奶 160g	蒸紫薯 100g 低脂牛奶 160g
晚餐（18：00～19：00）	豆角炒肉（豆角 150g，猪瘦肉 50g，食用油 5g） 凉拌黄瓜（黄瓜 100g，食用油 2g） 杂粮馒头 50g	番茄鸡蛋汤（番茄 100g，鸡蛋 30g） 小葱拌豆腐（豆腐 150g，食用油 2g） 清炒娃娃菜（娃娃菜 200g，食用油 5g） 煮玉米 200g	凉拌三丝（黄瓜、胡萝卜、金针菇共 200g，食用油 2g） 芹菜虾仁（芹菜 100g、虾仁 80g，食用油 5g） 黑米粥（黑米 25g） 煮玉米 200g	蒜薹炒肉（蒜薹 150g，猪瘦肉 50g，食用油 5g） 凉拌包菜（包菜 100g，食用油 2g） 杂粮馒头 50g	凉拌三丝（黄瓜、胡萝卜、金针菇共 300g，食用油 2g） 白灼虾（对虾 80g，食用油 3g） 杂粮粥（杂粮 50g）	凉拌生菜（生菜 200g，食用油 2g） 西葫芦虾仁（西葫芦 100g、虾仁 80g，食用油 5g） 杂粮粥（杂粮 25g）	芹菜炒肉（芹菜 150g，猪瘦肉 50g，食用油 5g） 凉拌三丝（黄瓜、胡萝卜、金针菇共 200g，食用油 2g） 杂粮馒头 50g

表 3-54　妊娠期高血糖调理一周食谱（2000kcal/d）

餐次	星期一	星期二	星期三	星期四	星期五	星期六	星期日
早餐（7：00～8：00）	豆腐脑 200g 煮鸡蛋 60g 醋溜白菜（白菜 250g，食用油 2g） 全麦面包 75g	牛奶麦片（牛奶 100g，麦片 25g） 蒸紫薯 180g 煮鸡蛋 60g 凉拌木耳黄瓜（木耳 80g，黄瓜 120g，食用油 2g）	无糖豆浆 400g 煮鸡蛋 60g 杂粮馒头 75g 醋溜白菜（白菜 200g，食用油 5g）	豆腐脑 200g 煮鸡蛋 60g 蒜蓉娃娃菜（娃娃菜 250g，食用油 5g） 全麦面包 75g	牛奶麦片（牛奶 100g，麦片 25g） 杂粮馒头 50g 煮鸡蛋 60g 芹菜炒百合（芹菜 180g，百合 20g，食用油 5g）	无糖豆浆 400g 煮鸡蛋 60g 全麦面包 75g 清炒西葫芦（西葫芦 200g，食用油 5g）	豆腐脑 200g 煮鸡蛋 60g 凉拌茄条（茄子 200g，食用油 2g） 煮玉米 200g 蒸红薯 100g
上午加餐（10：00～10：30）	煮玉米 200g 纯牛奶 160g	蒸芋头 100g 无糖酸奶 130g	煮玉米 200g 纯牛奶 160g	苹果、柚子共 200g 坚果 22g 无糖酸奶 130g	蒸芋头 100g 无糖酸奶 130g	煮玉米 100g 无糖酸奶 130g	柚子、草莓共 200g 无糖酸奶 130g 坚果 22g
午餐（12：00～13：00）	白灼虾（对虾 160g，食用油 2g） 绿叶菜炒鸡肝（绿叶菜 200g，鸡肝 25g，食用油 5g） 杂粮米饭 75g	香菇蒸鸡块（香菇 100g，鸡块 100g，食用油 2g） 凉拌三丝（黄瓜、胡萝卜、金针菇共 300g，食用油 2g） 杂粮米饭 75g	番茄炖牛肉（番茄 100g，牛肉 100g，食用油 2g） 香菇绿叶菜炒腐竹（香菇 100g，绿叶菜 200g，腐竹 20g，食用油 5g） 杂粮米饭 75g	水煮鱼（龙利鱼 160g，食用油 2g） 娃娃菜炖豆腐（娃娃菜 200g，豆腐 50g，食用油 2g） 杂粮米饭 75g	白萝卜炖排骨（白萝卜 100g，排骨 100g，食用油 2g） 凉拌腐竹（腐竹 40g，木耳 50g，食用油 2g） 杂粮米饭 75g	清蒸龙利鱼（龙利鱼 160g，食用油 2g） 木耳炒青笋（木耳 20g，青笋 180g，食用油 5g） 杂粮米饭 75g	剁椒鲈鱼（鲈鱼 200g，食用油 2g） 蒜蓉娃娃菜（娃娃菜 200g，食用油 5g） 杂粮米饭 75g

续表

餐次	星期一	星期二	星期三	星期四	星期五	星期六	星期日
下午加餐（15：00～15：30）	柚子、圣女果共 200g 无糖酸奶 130g 坚果 22g	苹果、猕猴桃共 200g 纯牛奶 100g 坚果 22g	草莓、橘子共 200g 无糖酸奶 130g 坚果 22g	煮玉米 200g 纯牛奶 160g	柚子、猕猴桃共 200g 纯牛奶 100g 坚果 22g	草莓、苹果共 200g 坚果 22g 纯牛奶 160g	苏打饼干 50g 低脂牛奶 160g
晚餐（18：00～19：00）	芹菜炒肉（芹菜 200g，猪瘦肉 50g，食用油 5g） 凉拌生菜（生菜 200g，食用油 2g） 蒸紫薯 100g	番茄鸡蛋汤（番茄 100g，鸡蛋 30g，食用油 2g） 凉拌腐竹（腐竹 40g，木耳、青椒共 80g，食用油 2g） 芹菜虾仁（芹菜 100g，虾仁 50g，食用油 5g） 全麦面包 50g	番茄鱼片（番茄 100g，巴沙鱼 80g，食用油 2g） 芹菜虾仁（芹菜 100g、虾仁 80g，食用油 5g） 黑米粥（黑米 25g）	蒜薹炒肉（蒜薹 200g，猪瘦肉 50g，食用油 5g） 凉拌包菜（包菜 200g，食用油 2g） 蒸红薯 100g	凉拌腐竹（腐竹 40g，木耳、青椒共 80g，食用油 2g） 西葫芦虾仁（西葫芦 100g，虾仁 80g，食用油 3g） 杂粮粥（杂粮 50g）	凉拌三丝（黄瓜、胡萝卜、金针菇共 300g，食用油 2g） 芹菜虾仁（芹菜 100g、虾仁 80g，食用油 5g） 蒸紫薯 100g	青椒炒肉（青椒 150g，猪瘦肉 50g，食用油 5g） 凉拌木耳腐竹（木耳 200g，腐竹 20g，食用油 2g） 杂粮粥（杂粮 35g）

表 3-55 妊娠期高血糖调理一周食谱（2200kcal/d）

餐次	星期一	星期二	星期三	星期四	星期五	星期六	星期日
早餐（07：00～8：00）	豆腐脑 240g 秋葵蒸蛋（秋葵 100g，鸡蛋 60g） 清炒菜心（菜心 200g，食用油 2g） 全麦面包 75g	牛奶麦片（牛奶 160g，麦片 25g） 蒸紫薯 180g 煮鸡蛋 60g 凉拌木耳黄瓜（木耳 80g，黄瓜 170g，食用油 3g）	无糖豆浆 400g 煮鸡蛋 60g 杂粮馒头 75g 醋溜白菜（白菜 250g，食用油 5g）	豆腐脑 240g 煮鸡蛋 60g 蒜蓉娃娃菜（娃娃菜 300g，食用油 3g） 全麦面包 75g	牛奶麦片（牛奶 100g，麦片 25g） 煮鸡蛋 60g 芹菜炒百合（芹菜 180g，百合 20g，食用油 5g） 杂粮馒头 50g	无糖豆浆 400g 秋葵蒸蛋（秋葵 100g，鸡蛋 60g） 拌生菜（生菜 200g，食用油 2g） 全麦面包 75g	豆腐脑 150g 煮鸡蛋 60g 凉拌茄条（茄子 200g，食用油 3g） 煮玉米 200g 蒸紫薯 90g
上午加餐（10：00～10：30）	煮玉米 200g 无糖酸奶 130g	蒸芋头 100g 无糖酸奶 130g	柚子、猕猴桃共 200g 纯牛奶 160g 坚果 30g	苹果、柚子共 200g 坚果 30g 无糖酸奶 130g	蒸芋头 100g 无糖酸奶 130g	煮玉米 200g 无糖酸奶 130g	柚子、草莓共 200g 无糖酸奶 130g 坚果 30g
午餐（12：00～13：00）	冬瓜虾仁汤（冬瓜 150g，对虾 160g，食用油 2g） 绿叶菜炒鸡肝（绿叶菜 200g，鸡肝 25g，食用油 5g） 杂粮米饭 100g	剁椒鲈鱼（鲈鱼 200g，食用油 3g） 白菜豆腐汤（白菜 200g，豆腐 50g，食用油 2g） 杂粮米饭 100g	番茄炖牛肉（番茄 150g，牛肉 100g，食用油 3g） 凉拌三丝（黄瓜、胡萝卜、金针菇共 300g，食用油 3g） 杂粮米饭 100g	白萝卜炖排骨（白萝卜 200g，排骨 100g，食用油 3g） 娃娃菜炖豆腐（娃娃菜 200g，豆腐 50g，食用油 2g） 杂粮米饭 100g	番茄鱼片（番茄 100g，龙利鱼 160g，食用油 2g） 凉拌腐竹（腐竹 40g，木耳、青椒共 80g，食用油 2g） 杂粮米饭 100g	白萝卜炖鸡块（白萝卜 200g，鸡块 100g，食用油 3g） 木耳炒青笋（木耳 20g，青笋 180g，食用油 5g） 杂粮米饭 100g	剁椒鲈鱼（鲈鱼 160g，食用油 2g） 蒜蓉娃娃菜（娃娃菜 200g，食用油 5g） 杂粮米饭 100g

续表

餐次	星期一	星期二	星期三	星期四	星期五	星期六	星期日
下午加餐（15：00～15：30）	柚子、圣女果共 200g 无糖酸奶 130g 坚果 30g	苹果、猕猴桃共 200g 坚果 30g	蒸红薯 90g 无糖酸奶 130g	煮玉米 200g 纯牛奶 160g	柚子、猕猴桃共 200g 纯牛奶 100g 坚果 30g	草莓、苹果共 200g 坚果 30g 纯牛奶 160g	蒸芋头 100g 低脂牛奶 160g
晚餐（18：00～19：00）	芹菜炒肉（芹菜 200g，猪瘦肉 75g，食用油 5g） 凉拌生菜（生菜 200g，食用油 2g） 蒸紫薯 90g	蒜薹炒肉（蒜薹 200g，猪瘦肉 50g，食用油 5g） 凉拌腐竹（腐竹 40g，木耳、青椒共 80g，食用油 2g） 全麦面包 50g	白灼虾（青虾 160g，食用油 3g） 娃娃菜豆腐煲（娃娃菜 300g，豆腐 130g，食用油 2g） 黑米粥（黑米 25g）	番茄鱼片（番茄 150g，巴沙鱼 160g，食用油 2g） 凉拌三丝（黄瓜、胡萝卜、金针菇共 300g，食用油 2g） 蒸红薯 90g	醋溜白菜（白菜 200g，食用油 5g） 西葫芦虾仁（西葫芦 100g，虾仁 120g，食用油 3g） 杂粮粥（杂粮 50g）	凉拌三丝（黄瓜、胡萝卜、金针菇共 300g，食用油 2g） 豆腐虾仁煲（豆腐 100g、虾仁 160g，金针菇 100g，食用油 5g） 蒸紫薯 90g	菜椒炒肉（菜椒 200g，猪瘦肉 100g，食用油 5g） 娃娃菜豆腐煲（娃娃菜 200g，豆腐 60g，食用油 2g） 杂粮粥（杂粮 50g）

第三节　老年糖尿病的膳食治疗

按照国际惯例，年龄≥ 65 周岁的人群被定义为老年人，而年龄≥ 65 周岁的糖尿病患者被定义为老年糖尿病患者，包括 65 岁以前和 65 岁及以后被诊断为糖尿病的老年人。我国已进入老龄化社会，国家统计局 2020 年 2 月 28 日公布的《中华人民共和国 2019 年国民经济和社会发展统计公报》数据显示，我国 65 岁及以上人口约 1.76 亿，占比为 12.6%。国内外研究均显示，65 ～ 79 岁年龄段的糖尿病发病率最高，80 岁以后趋缓，提示进入老年是罹患糖尿病的高风险期。2019 年的数据显示，中国≥ 65 岁的老年糖尿病患者数约 3550 万，居世界首位，占全球老年糖尿病患者的 1/4，且呈现上升趋势。

60 岁以前诊断的老年糖尿病患者糖尿病病程较长，患糖尿病慢性并发症与合并症的比例较高，病情较为复杂；60 岁以后新发的糖尿病患者症状多不典型，血糖相对容易控制，糖尿病并发症发病比例相对较低，但合并多代谢异常及脏器功能受损的情况多见。加之老年人因基础代谢率下降、各系统器官功能减退、运动量减少等生理特点，膳食治疗的关注点与成人有所不同，除维持血糖的稳定外，应充分认识患者的异质化特征，在尊重老年人既往饮食习惯的基础上满足各类营养素的摄入需求，预防可能发生的各类营养不良，维持体重在老年人群的合理范围，强化老年人群的营养教育，改善老年糖尿病患者的生活质量。

一、老年糖尿病患者的营养教育

我国老年糖尿病患者的知晓率、诊断率和治疗率均不高，血糖总体控制水平不理想。在老年糖尿病的治疗中，加强糖尿病教育和管理是重要的基础工作。老年糖尿病患者通常病程较长，并发症、伴发病多，应结合每位老年糖尿病患者的特点进行个体化的健康教育。教育内容应包括糖尿病的病因、疾病进展、临床表现、糖尿病的危害、糖尿病急慢性并发症的识别和处理、个体化治疗目标、生活方式干预、各类药物的特点、临床药物选择及使用方法、如何进行血糖监测等。

营养教育是健康教育中重要的组成部分，老年糖尿病患者的营养教育最好是对患者及家属、陪护人员共同进行。营养教育的目的在于使老年糖尿病患者知晓营养评估和营养干预的必要性，营养干预的目标，各类食物的营养价值及其对餐后血糖的影响程度，餐次搭配，低血糖的应对等。

二、老年糖尿病营养干预的目标

老年糖尿病的治疗包括健康教育、饮食治疗、运动治疗、药物降糖、血糖监测五大方面。膳食治疗是糖尿病治疗中的一个重要组成部分。老年糖尿病的预防研究已经明确了饮食与运动干预的有效性。糖尿病的膳食治疗不仅能够改善糖尿病患者的血糖、血脂、血压、体重等指标，还能够减少感染及并发症的发生，减少住院时间及胰岛素用量。

营养干预的目标不仅是为了控制血糖，延缓并发症及合并症给老年人健康生存带来的危害，还需要摄入适宜能量，以达到和保持理想体重，预防衰弱、肌肉减少症和痴呆。

在制订营养方案时，要考虑患者个人文化程度和饮食偏好、膳食改变的意愿，保持进食愉悦感，同时要充分考虑老年糖尿病患者的具体需求、是否愿意改变及是否具有改变的能力。

三、影响老年糖尿病患者营养状况的因素

（一）生理及代谢变化

老年人的生理变化主要是机体老化、功能障碍。老年人的基础代谢较中年人降低 11% ～ 25%，合成代谢比分解代谢低。消化系统、呼吸系统、心血管系统、泌尿系统、神经系统、内分泌系统、免疫系统功能随年龄增高均有不同程度的下降。口腔健康及消化功能减退是影响老年患者营养状况最常见的生理因素。

1. 口腔健康

老年人口腔健康与否决定了其食物摄入的种类和数量，常见的口腔问题包括牙齿脱落、味觉和嗅觉减退、咀嚼能力下降等。

（1）牙　有超过 70% 的 75 岁以上老年人存在牙齿缺失，而丧失活动能力和虚弱的老年人中牙齿缺失尤为明显，龋齿（蛀牙）是牙齿缺失的主要原因。口腔问题导致老年人进食量减少、食欲下降，从而造成各种营养素摄入量减少，最终发生营养缺乏。

（2）味觉　味蕾是舌头上感受食物滋味的特异性感受器。味蕾的感觉和数量随着年龄增高明显降低，50 岁前就大约减少了 50%。通常舌头前端主管甜味和咸味的味蕾先于舌头后端主管苦味和酸味的味蕾出现减少，因此老年人在进食时更容易感觉到苦味和酸味。另外老年人吸烟、服用药物也会损伤味蕾功能；帕金森病、阿尔茨海默病、脑卒中、肾病等也会影响味觉。

（3）吞咽困难　吞咽障碍在老年人群中的发生率为 8% ～ 30%，脑卒中、阿尔茨海默病等是常见的原因，并且随着年龄的增加，发生率逐渐增高。因而给吞咽困难老年人准备食物时需要特别注意食物大小、稠厚程度，以帮助进食，减少呛咳甚至窒息的发生。

2. 嗅觉

通常年纪大的人不会注意自己的嗅觉问题，但事实上约 50% 的 65 ～ 80 岁老年人嗅觉降低，约有 75% 的 80 ～ 97 岁老年人出现嗅觉功能损害。嗅觉功能降低使得老年人对于食物的香味不敏感，这可能就需要烹调时在食物的色泽上下功夫，以增加进食的欲望。

3. 消化系统

老年人消化道的平滑肌和黏膜萎缩，腺体和细胞数量减少，消化液及消化酶分泌减少，对营养物质的消化和吸收能力降低。腹胀、便秘、消化不良多见，并影响了老年人的营养摄入。

（二）疾病原因

老年糖尿病患者常常是多种疾病共存，因此疾病是导致老年人营养不良的最主要原因。

（三）药物因素

老年人多病，在服用药物时，常会产生食欲下降等副作用，影响饮食。

（四）精神因素

老年人孤独、抑郁和焦虑等负面情绪会使老年人饮食受到很大影响。阿尔茨海默病的患者中，营养不良的发生率较一般老年人多。

（五）功能变化

老年人功能的变化和疾病或衰老相关，比如骨折、帕金森病、脑卒中、骨性关节炎等疾病造成日常活动能力受限。严重的情况下，生活完全受到限制，进而影响进食。

（六）体力下降

体力下降是衰老的重要标志，会使得老年人在准备食物、制作食物时力不从心。送餐上门或者社区食堂可以解决这一问题。

（七）食物偏好

由于宗教、饮食习惯等因素，老年人对食物存在偏好，而且他们常常非常坚定地执行自己对食物的选择。比如有的老年人是严格的素食者，从而导致优质蛋白质摄入不足。但同时，有的老年人因饮食喜好变化，肉类、煎炸类食物、点心、食盐等摄入过多，出现体重超重甚至肥胖，慢性疾病风险增加。

（八）社会因素

老年人收入减少，经济状况下降，会大大限制老年人对食物的选择。加上空巢老人现象，子女陪伴进餐次数的减少，也会导致老年人对摄食兴趣下降，每天的进食变成一种任务，而不再考虑是否可以保证自己的营养。

四、营养素推荐摄入量

（一）能量

60 岁以后，基础代谢率开始逐年下降，每年下降 0.7%，一个 90 多岁的老人每天需要的能量比中年人少 26%。老年人能量需求较中年人减少，但微量营养素需求量并未减少，因此能量摄入既要控制体重在合理范围并改善老年糖尿病患者的代谢状况，也要符合中国居民膳食推荐摄入量以使营养素摄入均衡，预防营养不良。能量控制可以参照表 2–1 并结合老人个体情况进行调整。

消瘦或肥胖都会增加老年人的总死亡风险，老年人的适宜体重指数为 20.0 ～ 26.9kg/m^2。对于超重和肥胖的老年糖尿病患者，如果计划每周减轻 0.5kg 体重，需将维持体重的能量减去 500 ～ 1000kcal。在未经评估以确保满足患者基本营养需要的情况下，不应随意采用低能量（＜ 1200kcal/d）膳食，极低能量膳食（＜ 800kcal/d）必须在医疗监测下短期进行。

不一定非要达到理想体重才能使老年糖尿病患者的健康状况得到改善，特别是当老年糖尿病患者进行规律的体育锻炼时。对于超重个体而言，维持体重减轻（即使体重只减轻 5% ～ 10%）可为血糖、血脂异常和高血压带来持续的有益影响。

（二）碳水化合物

碳水化合物是人体获取能量的主要来源，也是体内多个器官、系统的主要能源物质，但碳水化合物摄入过多易影响血糖控制，并增加胰岛负担；摄入过少易出现头晕、心慌等低血糖表现。因此，合理摄取碳水化合物对控糖非常重要。

建议碳水化合物供能比占 50% ～ 55%，宜选择各种粗杂粮等全谷类食物，摄入充足的水果和蔬菜，增加膳食纤维摄入，维持肠道健康，防止便秘。

（三）脂肪

脂肪作为重要的营养物质，不仅为机体提供能量和必需脂肪酸，促进脂溶性维生素 A、D、E、K 的吸收，还能增进食物的美味，增加饱腹感。然而，由于其能量密度较高，过多摄入会对健康带来一系列的问题。推荐每日膳食脂肪摄入占总能量的 25% ～ 35%。对于超重或肥胖，以及高脂血症患者，研究表明脂肪供能比控制在 30% 以内更有利于减重和控制血糖。

胆固醇具有重要的生理意义，但过量摄入会导致高胆固醇血症，增加动脉硬化的风险。2 型糖尿病患者心血管疾病发生的风险与胆固醇的摄入量呈显著正相关。因此，对糖尿病患者，应限制摄入胆固醇，建议每日控制在 300mg 以内。

（四）蛋白质

推荐无急、慢性并发症或合并症的老年人蛋白质摄入量 1.0～1.3g/（kg・d^{-1}）（理想体重，后同），患有急性或慢性疾病的患者 1.2 ～ 1.5g/（kg・d^{-1}）。有严重疾病或显著营养不良的老年人可能需要 2.0g/（kg・d^{-1}）蛋白质。老年人应注意肉、蛋、奶、大豆等优质蛋白的摄取。研究表明，大豆及其制品虽然对空腹血糖、胰岛素及 HbA1c 水平无影响，但能降低血胆固醇、LDL-C 与 TG，并提高 HDL-C；近年来研究表明，乳清蛋白能促进肠促胰岛素的分泌，提高胰岛素敏感性，并在短期内减轻体重。乳清蛋白是从牛奶中提取的一种蛋白质，具有营养价值高、易消化吸收、含有多种活性成分等特点，是公认的人体优质蛋白质补充剂之一。每升牛乳含乳清蛋白 6 ～ 10g。

（五）维生素及矿物质

维生素作为机体物质代谢的辅酶和（或）抗氧化剂，其缺乏及失衡对糖尿病及其并发症的发生发展起着重要作用。从天然来源和均衡饮食中获得每日需要量的维生素和矿物质非常重要，食物丰富多样，并在户外接受紫外线照射可以帮助维生素和矿物质的摄取与维生素 D 的合成。但老年人因为生理功能减退和疾病的影响，容易出现微量元素和维生素的不足和缺乏，必要时可以进行额外补充。

五、使食物更加美味、进餐愉悦的技巧

1. 选择新鲜、卫生、应季的食材，老年人的味觉、嗅觉不灵敏，对已腐败

的食物，或不当化学物质的辨识能力都会减退，所以准备食物时，一定要挑选好食材。

2. 选择自带风味或味道浓郁的食物和调味料，如大蒜、洋葱、荆芥、薄荷、嫩芹菜、番茄、醋、柠檬等。

3. 巧用中医食疗开胃醒脾，消食理气，如白萝卜、陈皮、山楂、鸡内金、砂仁等。

4. 合理搭配，既要注意不同色泽的食物搭配以增进食欲，也要注意食物营养的合理搭配，做到餐餐有主食、有蔬菜，鱼禽肉蛋奶等动物性食物三餐分散食用，每天食物种类达 12 种及以上，每周 25 种以上，才能均衡营养。

5. 与家人共同进餐，热闹的气氛能帮助老年人提振食欲。

6. 控制食物的温度，是锁住香味的重要步骤，所以食物必须趁热吃，或者上桌时才浇上热汤汁。

7. 对于高龄和身体虚弱的老人，可以将食物做得细软，容易消化吸收，以适应老年人的肠胃。

六、老年糖尿病患者如何应对低血糖

年龄是低血糖发生的危险因素之一，因此，老年糖尿病患者较非老年糖尿病患者的低血糖风险更高。除年龄因素以外，糖调节能力减弱，合并多种疾病［如慢性肾脏病（CKD）、心血管疾病、肝功能不全等］、多重用药、自主神经病变等均是老年糖尿病患者发生低血糖的危险因素。老年糖尿病患者认知功能下降也是导致严重低血糖风险增加的重要原因。此外，空腹饮酒、过度限制碳水化合物、进餐不规律、大量运动前未加餐等不良生活习惯是导致低血糖的常见诱因。

典型低血糖症状包括出汗、心慌、手抖等交感神经兴奋症状和脑功能受损症状。但老年糖尿病患者低血糖临床表现有极大的异质性，出现低血糖时常不表现为交感兴奋症状，而表现为头晕、视物模糊、意识障碍等脑功能受损症状，夜间低血糖可表现为睡眠质量下降、噩梦等。临床上对老年糖尿病患者的不典型的低血糖症状应高度警惕。

老年糖尿病患者由于神经反应减弱，对低血糖的反应阈值下降，极易出现严重低血糖。无症状性低血糖发生风险较非老年糖尿病患者更高，而存在无症状性低血糖的老年糖尿病患者发生严重低血糖甚至死亡的风险高。反复发生低血糖可能进一步减弱神经反应性，患者甚至在不出现交感兴奋症状的情况下直接昏迷，如夜间发生上述情况，由于难以被发现和及时救治，极为凶险。

对于无症状低血糖，出现过一次或多次严重低血糖的糖尿病患者，应该适当放宽血糖控制的目标，以确保至少避免在近几周内再次发生低血糖。

低血糖的处理方法如下。

1. 接受降糖治疗的糖尿病患者，当血糖浓度骤降或低于 3.9mmol/L（70mg/dl）时，应采取措施，调整治疗方案，注意预防发生低血糖的可能。

2. 对反复发生低血糖的患者，应考虑各种引发低血糖的危险因素。对于发生无感知低血糖的患者，应该放宽血糖控制目标，严格避免再次发生低血糖。

3. 低血糖的治疗方法：如果患者神志清醒，可以吞咽，推荐在可能情况下进食碳水化合物，如不能安全进食，必须胃肠道外给糖或药以纠正低血糖。

在糖尿病患者中，大多数无症状性低血糖（由自测血糖或持续血糖监测发现）或轻、中度症状性低血糖可由患者自行治疗，口服 15 ～ 20g 葡萄糖，最理想的是给予葡萄糖片，其次如含糖果汁、软饮料、牛奶、糖果、其他点心或进餐，临床症状一般在 15 ～ 20min 内缓解。但在胰岛素诱发的低血糖中，口服葡萄糖后血糖升高的时间根据胰岛素药效维持时间的不同有所不同，在血糖水平升高后不久，如是长效口服降糖药或中长效胰岛素应进食较多点心或进餐，并持续监测血糖。

相当于 15g 葡萄糖的碳水化合物如下：

（1）2 ～ 5 个葡萄糖片，视不同商品标识而定（最佳治疗）。

（2）10 块水果糖。

（3）两大块方糖。

（4）150 ～ 200mL 新鲜水果汁、可乐。

（5）一杯脱脂牛奶。

（6）一大勺的蜂蜜或玉米汁。

4. 当低血糖患者无法口服碳水化合物时，必须通过胃肠外途径进行治疗。标准的治疗方法是经静脉注射葡萄糖；标准初始剂量为 25g；静脉给予葡萄糖，应该小心谨慎，传统的一次给予 50mL50% 葡萄糖的疗法，其葡萄糖浓度大，对组织有很大毒性，曾有静脉注射 50% 葡萄糖外渗导致手部截肢的案例。重要的是给予葡萄糖的总量，100mL25% 的葡萄糖，甚至 150 ～ 250mL10% 的葡萄糖更安全一些。在患者能够安全进食时，尽早进食，并持续监测血糖。

七、老年糖尿病患者如何减少骨质疏松的发生

骨质疏松是一种与年龄相关的疾病，60 岁以上人群骨质疏松症患病率明显增高，80 岁以上女性椎体骨折患病率可高达 36.6%。糖尿病患者的骨折风险明显超过非糖尿病人群。因此，老年糖尿病患者是骨质疏松性骨折的高危人群，老年

糖尿病患者一旦出现骨折，严重影响生活质量，致残率、致死率高。骨质疏松的基础干预措施如下。

1. 加强营养，均衡膳食。建议摄入富含钙、低盐和适量蛋白质的均衡膳食，推荐每日蛋白质摄入量为 0.8 ～ 1.0g/kg，并每天摄入牛奶 300mL 或相当量的奶制品。

2. 充足日照。维生素 D3 可以使进入体内的钙吸收率提高 30% ～ 80%。建议上午 11：00 到下午 3：00 间，尽可能多地暴露皮肤于阳光下晒 15 ～ 30min（取决于日照时间、纬度、季节等因素），每周 2 次，以促进体内维生素 D 的合成，尽量不涂抹防晒霜，以免影响日照效果。但需注意避免强烈阳光照射，以防灼伤皮肤。日光照射最好到户外，夏季在树荫下可起到较好效果，不可暴晒。因紫外线的 UVB（能促进皮肤中的 7- 脱氢胆固醇生产维生素 D3）不能穿透玻璃，所以室内晒太阳时要打开窗户照射。季节、年龄、衣着、空气污染等情况均可影响效果。

3. 规律运动。建议进行有助于骨健康的体育锻炼和康复治疗。运动可改善机体敏捷性、力量、姿势及平衡等，减少跌倒风险。运动还有助于增加骨密度。适合骨质疏松症患者的运动包括负重运动及抗阻运动，推荐规律的负重及肌肉力量练习，以减少跌倒和骨折风险。肌肉力量练习包括重量训练，其他抗阻运动及行走、慢跑、太极拳、瑜伽、舞蹈和乒乓球等。运动应循序渐进、持之以恒。骨质疏松症患者开始新的运动训练前应咨询临床医生，进行相关评估。

4. 戒烟限酒。

5. 避免碳酸饮料及过量饮用咖啡。

6. 必要时补充钙剂与维生素 D。50 岁以上人群每日钙推荐摄入量为 1000 ～ 1200mg，膳食中钙摄入不足时，可给予钙剂补充。≥ 65 岁的老年人维生素 D 参考摄入量为 600U/d，可根据情况补充。

八、老年糖尿病患者如何保持身体健康，预防肌少症

肌少症是一种增龄性疾病，中国 60 岁以上人群的肌少症患病率约为 10%。合并肌少症的糖尿病患者糖代谢异常更加严重、营养状态更差，也更易合并骨质疏松、跌倒。肌少症使老年糖尿病患者日常生活活动能力下降，并增加死亡率。因此，老年糖尿病中的肌少症问题应得到重视。

（一）补充蛋白质

蛋白质是老年人饮食中重要的补充部分，必须保证足够的蛋白质，才可以保持骨骼肌的健康。补充蛋白质要注意蛋白质的剂量、时间频率和蛋白质质量的

选择。

1. 蛋白质的量

健康老人每日蛋白质适宜摄入量为1.0～1.2g/kg，急慢性病老年患者1.2～1.5g/kg，优质蛋白质比例最好能达到50%。

2. 蛋白质摄入的时间和频率

研究表明，蛋白质摄入均衡地分配到三餐中，与集中于一餐相比，能更好地刺激蛋白质的合成。

3. 蛋白质的来源

优质蛋白质来源于肉蛋奶，以及部分植物蛋白。动物蛋白如牛肉和乳清蛋白增加机体肌肉蛋白质合成的作用比植物蛋白或优质植物蛋白（大豆分离蛋白）更强。乳清蛋白是易于消化吸收的蛋白质。除此之外，乳清蛋白富含亮氨酸，亮氨酸促进骨骼肌蛋白合成能力最强。摄入亮氨酸比例较高的蛋白质，协同其他营养物质，可逆转老年人肌肉质量和功能的下降。

总之，为预防肌少症，建议给老年人提供充足的、易于消化吸收的蛋白质。

（二）摄入脂肪酸

有研究表明鱼油的摄入对握力有积极影响，n–3多不饱和脂肪酸的摄入和骨骼肌功能有很强的相关性。病例对照研究结果表明，伴有肌少症的癌症患者肌肉组织中多不饱和脂肪酸含量和比例低于非肌少症患者。因此，鼓励老年人摄入富含n–3脂肪酸的深海鱼、亚麻籽油、胡桃仁等，以预防肌少症的发生。

（三）补充维生素D

维生素D通过维生素D受体参与调节肌细胞的增殖和分化，维生素D减少与肌肉功能减退及残疾的增加有关。老年人应增加户外活动时间，同时适当增加海鱼、动物肝脏和蛋黄等维生素D含量较高食物的摄入，必要时可额外补充维生素D，从而预防肌少症。

（四）补充抗氧化物

给老年人补充n–3多不饱和脂防酸可以增加老年人的握力和蛋白质的合成率。病例对照研究结果表明，伴有肌少症的癌症患者，肌肉组织中多不饱和脂肪酸含量和比例低于非肌少症患者。Gordon I Smith等人的研究发现，鱼油干预6个月1.86gEPA（20：5n–3）/d和1.50gDHA（22：6n–3）/d，与对照组相比，鱼油干预可增加健康老年人骨骼肌肌量和功能。鼓励增加含抗氧化营养素（维生素C、维生素E、类胡萝卜素、硒）的食物（深色的蔬菜和水果及豆类等）摄入，以减少与氧化应激有关的肌肉损伤。可适当食用含多种抗氧化营养素的膳食补充剂。

（五）口服营养补充

口服营养补充（ONS）是基于日常饮食摄入不足或某些营养素失衡，不能满足人体代谢所需的情况下，再经口服途径补充性摄入的一种方法；也是治疗疾病相关性营养不良的有效方法之一。老年人在增龄过程中，除了生理性蛋白质更新过程中的分解代谢超过合成代谢外，味觉、嗅觉的下降，牙齿的缺失及消化功能减退，膳食蛋白质利用率下降，部分老年人因为担心肥胖或患有糖尿病、心脑血管疾病等，常坚持以素食为主的膳食，致摄入蛋白质的量和质均不能满足代谢需要。因此对于老年人 ONS 是一种很好的肠内营养方式。

在日常膳食和锻炼的基础上，每天额外补充 2 次，每次摄入含有 15 ～ 20g 蛋白质的补充剂［有时伴有其他营养物质，提供额外每餐 200kcal（836.8kJ）］，对预防虚弱老年人的骨骼肌减少和改善肌少症患者的身体成分，以及改善身体功能和平衡性有一定作用。

（六）运动

运动是一种有效的改善生活质量、提高身体功能、减缓肌少症的措施之一。

运动对老年人肌肉肌量、力量和功能有相当积极的作用。运动的方式方法很多，运动包括有氧运动和抗阻运动，其中以抗阻运动（RE）对肌少症最为有效。一些研究结论提示抗阻运动可以增加骨骼肌Ⅰ型和Ⅱ型肌纤维的量、肌肉力量和肌量。抗阻运动可以缩短住院天数，并增加骨骼肌横截面、握力。运动结合营养干预，效果优于单一治疗。

九、咀嚼吞咽障碍的老年糖尿病患者如何进行饮食搭配

吞咽障碍患者的营养支持途径有肠内、肠外和肠内联合肠外营养支持，肠内营养又包括口服营养补充和管饲。尽管部分老年人经口饮食可能比较困难或耗费时间，但它更符合患者生理和心理，不推荐单纯为了操作方便、省时省力而对老年患者一开始就用管饲。饮食、ONS、管饲和肠外营养等途径可以根据患者具体情况灵活选择或联合应用。

1. 饮食

对于吞咽障碍患者也需要尽量保持营养的相对平衡，采用无刺激性的半固体食物，各种食物皆应切细、软碎，改变食物性状应使得食物容易吞咽，并符合以

下要求：①密度均匀；②黏性适当；③不易松散，通过咽和食管时易变形且很少在黏膜上残留；④稠的食物比稀的食物安全，能更好地刺激触觉、压觉和唾液分泌，使吞咽变得容易；⑤兼顾食物的色、香、味及温度。

2. 口服补充剂

患者经口进食量不足目标量 80% 时，推荐 ONS，ONS 应在两餐间使用，摄入量 400 ～ 600kcal/d，这样既可以达到营养补充目的，又不影响进餐。

3. 管饲营养

若吞咽障碍患者不能经口进食或无法达到推荐目标量 60% 以上，应该考虑尽早开始鼻饲流质。

4. 肠外营养

肠内营养是老年患者首选的营养支持途径，但当肠道不耐受，因各种原因不能进行肠内营养（消化道大出血、严重消化吸收障碍等）或不能达到目标量 60% 时，应及时选用肠外营养。

咀嚼吞咽障碍老年糖尿病患者经口推荐及禁忌食物见表 3-56。

表 3-56　咀嚼吞咽障碍老年糖尿病患者经口饮食选择表

食物种类	推荐食物	禁忌食物
谷类	如大米粥、花式粥（碎菜肉末粥、鲜菇鸡末粥、牛肉末蛋花粥）、麦片粥 煮软的面条（番茄蛋花烂面条、菜末肉末烂面条） 菜肉馄饨、鲜肉馄饨、鲜肉小馄饨、水饺 馒头、包子（豆沙包、肉包、菜包、小笼包） 软的面包	米饭 硬的面包、面条 汤圆、油饼、油条、硬的烙饼 两面黄、炒面 八宝饭、粽子、杂豆饭 烤面包、法式面包、披萨、麸皮面包 煎饺、生煎、锅贴
蔬菜类	叶菜类：选择易煮软的绿叶蔬菜，如油菜、菠菜、生菜 薯芋类：芋艿、马铃薯、山药 茄果类：冬瓜、丝瓜、黄瓜、南瓜、番茄、茄子 以上所有蔬菜均需加工切小、切碎至 0.5cm×0.5cm，必要时可搅拌为泥状	一切未经加工的蔬菜（切、撕），硬的，富含粗纤维、茎和梗的蔬菜、豆类，如甜玉米、菜花的梗、芹菜、莴笋、绿豆芽、黄豆芽等
水果类	含果胶和水分较多、质地松软的新鲜水果，如草莓、猕猴桃、香蕉、木瓜、柿子、芒果、火龙果等，需切成 0.5cm×0.5cm 小块 各种水果泥（血糖控制平稳时适量选用）	易引起吞咽窒息危险的圆形水果，如葡萄、樱桃 富含粗纤维的水果，如菠萝

续表

食物种类	推荐食物	禁忌食物
乳类及其制品	牛奶、奶昔、原味酸奶 含软水果的酸奶 切成非常小的软奶酪	酸奶（含坚果、颗粒） 硬的干奶酪
鱼肉虾蛋类	瘦肉：肉末（肉圆、蛋饺、百叶包） 禽肉：鸡丝、鸭丝 鱼虾：鱼丝、鱼片、鱼圆、带鱼、鲳鱼、虾仁、蟹肉等 蛋类：蒸蛋、煮蛋、炒蛋 豆制品：嫩豆腐、豆花	干、硬、难咀嚼、脆的食物 腌制食品

甜点、果酱及花生酱因可能扰乱糖代谢及脂代谢，不建议选用。

鉴于有 5% ～ 30% 的居家老年人，6% ～ 70% 的养老院居民，以及 20% ～ 60% 的住院老年患者存在营养不良或具有营养风险。建议凡是肠道有功能，但由于吞咽、咀嚼等因素日常摄入量达不到目标需求量的 50% ～ 70% 或由于疾病因素需要增加摄入量者均建议选择口服营养补充剂作为额外的营养补充。口服营养补充推荐剂量为饮食加 ONS 达到每日能量及蛋白质的推荐摄入量，或除日常饮食外 ONS 至少达到每日 400 ～ 600kcal。

当患者出现意识不清、昏迷、上消化道梗阻等无法通过口服方式提供胃肠营养时，可以采用管饲的方式。采用 ONS 或管饲的糖尿病患者推荐使用糖尿病专用型制剂。

十、老年糖尿病治疗膳食食谱

（一）60 ～ 65 岁老年人

能量摄入范围：1800 ～ 2600kcal/d。

例一，60 ～ 65 岁轻体力活动水平及超重老年患者一日食谱举例（1800 ～ 2100kcal）。膳食中各营养素量及供能占比见表 3-57。

表 3-57　膳食中各营养素量及供能占比

营养素	重量 /g	供能占比
碳水化合物	240±45	52% ～ 54%
蛋白质	70±15	15.5% ～ 17.0%
脂肪	65±3	29.2% ～ 32.0%

利用食物交换份法，一日膳食中包含谷薯类9份，肉蛋类2.5份，蔬菜类2份，奶类2.5份，水果2份，坚果1份，大豆2份，食用油2.5份。能量共2050kcal。其中，碳水化合物提供的能量占总能量的54%，蛋白质提供的能量占总能量的16%，脂肪提供的能量占总能量的30.0%。轻体力活动老年糖尿病患者一日食谱举例（2050kcal）见表3-58。

表3-58 轻体力活动老年糖尿病患者一日食谱举例（2050kcal）

餐次	食谱名称	食材	用量/g
早餐（07:00～08:00）	蒸红薯	红薯	150
	煮鸡蛋	鸡蛋	50
	炒卷心菜	卷心菜	250
	纯牛奶	牛奶	200
上午加餐（10:00～10:30）	苹果	红富士苹果	200
	腰果仁	腰果仁（熟）	10
午餐（12:00～13:00）	二米饭	黑米	35
		香米	35
	黄瓜炒肉	黄瓜	250
		猪里脊肉（瘦）	35
	鸭血豆腐	鸭血	40
		北豆腐	75
下午加餐（15:00～15:30）	草莓	草莓	150
	全麦列巴	核桃仁	5
		全麦面粉	30
晚餐（18:00～19:00）	二米饭	糙米	25
		香米	35
	无糖豆浆	黄豆豆浆	200
	清炒西葫芦	西葫芦	250
	冬瓜炒虾米	冬瓜	150
		虾米	10
晚间加餐（21:00～22:00）	番茄	番茄	100
	无糖酸奶	无糖酸奶	100

例二，60～65岁中度体力活动水平，正常体重老年患者一日食谱举例（2300kcal左右）。膳食中各营养素量及供能占比见表3-59。

表3-59　膳食中各营养素量及供能占比

营养素	重量/g	供能占比
碳水化合物	313	54.30%
蛋白质	99	17.20%
脂肪	73	28.50%

利用食物交换份法，一日膳食中包含谷薯类10份，肉蛋类3份，蔬菜类2.5份，奶类3份，水果2份，坚果1份，大豆2份，食用油2.5份。能量共2305kcal。其中，碳水化合物提供的能量占总能量的54.3%，蛋白质提供的能量占总能量的17.2%，脂肪提供的能量占总能量的28.5%。中度体力活动老年糖尿病患者一日食谱举例（2305kcal）见表3-60。

表3-60　中度体力活动老年糖尿病患者一日食谱举例（2305kcal）

餐次	食谱名称	食材	用量/g
早餐（07：00～08：00）	蒸红薯	红薯	200
	煮鸡蛋	鸡蛋	50
	炒卷心菜	卷心菜	150
	纯牛奶	牛奶	250
上午加餐（10：00～10：30）	柚子	柚子	100
	腰果仁	腰果仁（熟）	10
午餐（12：00～13：00）	杂米饭	黑米	35
		玉米粒	20
		香米	40
	黄瓜炒肉	黄瓜	100
		猪里脊肉（瘦）	35
	丝瓜炒虾皮	丝瓜	100
		虾皮	10

续表

<table>
<tr><th>餐次</th><th>食谱名称</th><th>食材</th><th>用量/g</th></tr>
<tr><td rowspan="3">下午加餐
（15：00～15：30）</td><td>草莓</td><td>草莓</td><td>300</td></tr>
<tr><td rowspan="2">全麦列巴</td><td>核桃仁</td><td>5</td></tr>
<tr><td>全麦面粉</td><td>40</td></tr>
<tr><td rowspan="8">晚餐
（18：00～19：00）</td><td rowspan="2">二米饭</td><td>糙米</td><td>35</td></tr>
<tr><td>香米</td><td>35</td></tr>
<tr><td>豆浆</td><td>黄豆豆浆</td><td>200</td></tr>
<tr><td rowspan="3">西葫芦木耳炒肉</td><td>猪里脊肉（瘦）</td><td>30</td></tr>
<tr><td>木耳（水泡）</td><td>50</td></tr>
<tr><td>西葫芦</td><td>200</td></tr>
<tr><td rowspan="2">油菜烧腐竹</td><td>油菜</td><td>150</td></tr>
<tr><td>腐竹</td><td>20</td></tr>
<tr><td rowspan="2">晚间加餐
（21：00～22：00）</td><td>苹果</td><td>红富士苹果</td><td>200</td></tr>
<tr><td>无糖酸奶</td><td>无糖酸奶</td><td>150</td></tr>
</table>

例三，60～65岁重度体力活动水平及极度消瘦老年患者一日食谱举例（2500kcal左右）。膳食中各营养素量及供能占比见表3-61。

表3-61 膳食中各营养素量及供能占比

营养素	重量/g	供能占比
碳水化合物	353	56.00%
蛋白质	107	16.90%
脂肪	76	27.10%

利用食物交换份法，一日膳食中包含谷薯类11.5份，肉蛋类3.5份，蔬菜类2.5份，奶类3份，水果2.5份，坚果1份，大豆2份，食用油2.5份。能量共2500kcal。其中，碳水化合物提供的能量占总能量的56.0%，蛋白质提供的能量占总能量的16.9%，脂肪提供的能量占总能量的27.1%。重度体力活动老年糖尿病患者一日食谱举例（2500kcal）见表3-62。60～65岁老年糖尿病患者一周食谱举例（2250kcal/d）见表3-63。

表 3-62　重度体力活动老年糖尿病患者一日食谱举例（2500kcal）

餐次	食谱名称	食材	用量 /g
早餐（07：00～08：00）	蒸红薯	红薯	270
	煮鸡蛋	鸡蛋	50
	炒卷心菜	卷心菜	150
	纯牛奶	牛奶	250
上午加餐（10：00～10：30）	苹果	红富士苹果	150
	腰果仁	腰果仁（熟）	10
午餐（12：00～13：00）	杂米饭	黑米	35
		玉米粒	20
		香米	50
	黄瓜炒肉	黄瓜	100
		猪里脊肉（瘦）	50
	丝瓜炒虾皮	丝瓜	100
		虾皮	10
下午加餐（15：00～15：30）	草莓	草莓	300
	全麦列巴	核桃仁	5
		全麦面粉	40
晚餐（18：00～19：00）	二米饭	糙米	35
		香米	35
	豆浆	黄豆豆浆	200
	西葫芦木耳炒肉	猪里脊肉（瘦）	30
		木耳（水泡）	50
		西葫芦	200
	油菜烧腐竹	油菜	150
		腐竹	20
晚间加餐（21：00～22：00）	柚子	柚子	150
	无糖酸奶	无糖酸奶	150

表 3-63　60～65 岁老年糖尿病患者一周食谱举例（2250kcal/d）

餐次	星期一	星期二	星期三	星期四	星期五	星期六	星期日
早餐（7：00～08：00）	蒸红薯 180g 纯牛奶 160g 煮鹌鹑蛋 3 个 拌生菜 250g	杂粮馒头 75g 煮鸡蛋 60g 炒菜心 200g 无糖酸奶 130g	全麦面包 75g 黄瓜炒鸡蛋（黄瓜 200g，鸡蛋 60g） 无糖豆浆 400g	蒸紫薯 180g 醋溜绿豆芽 250g 牛奶麦片（纯牛奶 160g，麦片 25g） 秋葵蒸蛋（秋葵 100g，鸡蛋 60g）	全麦面包 75g 蒸蛋羹 60g 凉拌三丝（黄瓜、金针菇、胡萝卜共 300g）	蒸红薯 180g 牛奶麦片（牛奶 160g，麦片 25g） 煮鹌鹑蛋 3 个 拌黄瓜 250g	杂粮馒头 75g 煮鸡蛋 60g 清炒西蓝花 200g 无糖酸奶 130g
上午加餐（10：00～10：30）	柚子 200g 苏打饼干 25g 杏仁 15g	橘子 200g 煮玉米 200g 核桃仁 30g	橘子 200g 无糖酸奶 130g 蒸紫薯 180g	柚子 200g 腰果仁 30g 煮玉米 200g	无糖酸奶 130g 核桃仁 30g 煮玉米 200g	猕猴桃 200g 杏仁 15g	柚子 200g 蒸紫薯 180g 核桃仁 30g
午餐（12：00～13：00）	杂粮米饭 75g 茄子炒肉（茄子 200g，猪瘦肉 100g） 番茄炒鸡蛋（番茄 200g，鸡蛋 60g）	卤面（生面条 70g，豆角 200g，猪瘦肉 50g） 海带豆腐汤（水浸海带 100g，豆腐 150g） 香菇炒绿叶菜（香菇 80g，绿叶菜 120g）	杂粮米饭 75g 芹菜炒肉（芹菜 200g，猪瘦肉 70g） 番茄牛腩（番茄 200g，牛腩 50g）	杂粮米饭 75g 剁椒鲈鱼（鲈鱼 160g） 娃娃菜豆腐煲（娃娃菜 250g，豆腐 100g）	饺子（芹菜 200g，牛肉 50g，高筋面粉 75g） 凉拌香干（豆腐干 50g，木耳 150g） 番茄蛋花汤（番茄 150g，鸡蛋 60g）	杂粮米饭 75g 蒜薹炒肉（蒜薹 200g，猪瘦肉 100g） 番茄炒鸡蛋（番茄 200g，鸡蛋 60g）	卤面（生面条 70g，豆角 200g，猪瘦肉 50g） 海带豆腐汤（水浸海带 100g，豆腐 150g） 香菇炒绿叶菜（香菇 80g，绿叶菜 120g）

续表

餐次	星期一	星期二	星期三	星期四	星期五	星期六	星期日
下午加餐（15：00～15：30）	草莓 100g 煮玉米 200g	猕猴桃 100g 苏打饼干 50g	纯牛奶 160g 西瓜 100g	梨 200g 腰果仁 15g	猕猴桃 200g 纯牛奶 130g	橘子 100g 煮玉米 200g	苹果 100g 苏打饼干 50g
晚餐（18：00～19：00）	杂粮米饭 75g 豆腐炒油麦菜（豆腐 100g，油麦菜 200g） 芹菜虾仁（芹菜 200g，虾仁 80g）	蒸紫薯 180g 平菇炒鸡胸肉（平菇 100g，鸡胸肉 100g） 清炒芹菜（芹菜 200g）	娃娃菜豆腐煲（豆腐 50g，娃娃菜 200g） 白灼虾（青虾 80g） 杂粮粥（杂粮 50g）	鸡汁豆腐脑（南豆腐 150g） 杂粮馒头 50g 冬瓜炒虾仁（冬瓜 200g，虾仁 80g）	无糖豆浆 200g（黄豆 25g） 清炒西蓝花（西蓝花 150g） 玉米馒头（玉米面 50g） 黄瓜炒虾仁（黄瓜 150g，虾仁 30g）	杂粮米饭 75g 豆腐炒油麦菜（豆腐 100g，油麦菜 200g） 芹菜虾仁（芹菜 200g，虾仁 80g）	煮玉米 200g 平菇炒鸡胸肉（平菇 100g，鸡胸肉 100g） 凉拌木耳黄瓜（木耳 80g，黄瓜 120g）
晚间加餐（21：00～22：00）	苹果 100g 无糖酸奶 130g	草莓 100g 低脂牛奶 160g	橙子 100g 核桃仁 15g	苏打饼干 25g 无糖酸奶 130g	苹果 200g 苏打饼干 25g	苹果 100g 无糖酸奶 130g	梨 100g 低脂牛奶 160g

（二）65 ～ 80 岁老年人

能量摄入范围：1600 ～ 2300kcal/d。

例四，65 ～ 80 岁轻体力活动水平及超重老年患者一日食谱举例（1800kcal 左右）。膳食中各营养素量及供能占比见表 3-64。

表 3-64　膳食中各营养素量及供能占比

营养素	重量 /g	供能占比
碳水化合物	235	51.50%
蛋白质	86	18.90%
脂肪	60	29.60%

利用食物交换份法，一日膳食中包含谷薯类 8 份，肉蛋类 2 份，蔬菜类 1.5 份，奶类 2 份，水果 1 份，坚果 0.5 份，大豆 3.5 份，食用油 2 份。能量共 1824kcal。其中，碳水化合物提供的能量占总能量的 51.5%，蛋白质提供的能量占总能量的 18.9%，脂肪提供的能量占总能量的 29.6%。轻体力活动老年糖尿病患者一日食谱举例（1824kcal）见表 3-65。

表 3-65　轻体力活动老年糖尿病患者一日食谱举例（1824kcal）

餐次	食谱名称	食材	用量 /g
早餐（07：00 ～ 08：00）	蒸红薯	红薯	150
	煮鸡蛋	鸡蛋	50
	炒卷心菜	卷心菜	250
	纯牛奶	牛奶	200
上午加餐（10：00 ～ 10：30）	苹果	红富士苹果	100
	核桃仁	核桃仁	10
午餐（12：00 ～ 13：00）	二米饭	黑米	25
		香米	45
	黄瓜炒肉	黄瓜	250
		猪里脊肉（瘦）	25
	鸭血豆腐	鸭血	40
		北豆腐	100

续表

餐次	食谱名称	食材	用量 /g
下午加餐 （15：00～15：30）	草莓	草莓	150
晚餐 （18：00～19：00）	二米饭	糙米	25
		香米	35
	无糖豆浆	黄豆豆浆	200
	西葫芦炒腐竹	腐竹	35
		西葫芦	150
	冬瓜炒虾米	冬瓜	150
		虾米	10
晚间加餐 （21：00～22：00）	无糖酸奶	无糖酸奶	100

例五，65～80岁中度体力活动水平以上，正常体重及消瘦老年患者一日食谱举例（2200kcal左右）。膳食中各营养素量及供能占比见表3-66。

表3-66　膳食中各营养素量及供能占比

营养素	重量 /g	供能占比
碳水化合物	300	54.10%
蛋白质	97	17.50%
脂肪	70	28.40%

利用食物交换份法，一日膳食中包含谷薯类11份，肉蛋类2.5份，蔬菜类2份，奶类2份，水果1份，坚果1份，大豆3份，食用油2.5份。能量共2211kcal。其中，碳水化合物提供的能量占总能量的54.1%，蛋白质提供的能量占总能量的17.5%，脂肪提供的能量占总能量的28.4%。中度体力活动老年糖尿病患者一日食谱举例（2211kcal）见表3-67。65～80岁老年糖尿病患者一周食谱举例（1800kcal/d）见表3-68。

表 3-67　中度体力活动老年糖尿病患者一日食谱举例（2211kcal）

餐次	食谱名称	食材	用量 /g
早餐 （07：00 ~ 08：00）	蒸红薯	红薯	200
	煮鸡蛋	鸡蛋	50
	炒卷心菜	卷心菜	250
	纯牛奶	牛奶	250
上午加餐 （10：00 ~ 10：30）	柚子	柚子	100
	腰果仁	腰果仁（熟）	8
午餐 （12：00 ~ 13：00）	杂米饭	黑米	35
		玉米粒	20
		香米	30
	黄瓜炒肉	黄瓜	150
		猪里脊肉（瘦）	35
	丝瓜炒虾皮	丝瓜	100
		虾皮	10
下午加餐 （15：00 ~ 15：30）	草莓	草莓	300
	全麦列巴	核桃仁	7
		全麦面粉	40
晚餐 （18：00 ~ 19：00）	二米饭	糙米	35
		香米	35
	豆浆	黄豆豆浆	200
	西葫芦木耳炒肉	猪里脊肉（瘦）	30
		木耳（水泡）	50
		西葫芦	200
	油菜烧腐竹	油菜	150
		腐竹	50
晚间加餐 （21：00 ~ 22：00）	苹果	红富士苹果	100
	无糖酸奶	无糖酸奶	80

表 3-68　65～80 岁老年糖尿病患者一周食谱举例（1800kcal/d）

餐次	星期一	星期二	星期三	星期四	星期五	星期六	星期日
早餐（7：00～08：00）	蒸红薯 180g 纯牛奶 160g 煮鹌鹑蛋 3 个 拌生菜 250g	蒸南瓜 400g 煮鸡蛋 60g 炒菜心 200g 无糖酸奶 130g	全麦面包 50g 黄瓜炒鸡蛋（黄瓜 200g，鸡蛋 60g） 无糖豆浆 400g	蒸紫薯 180g 醋溜绿豆芽 250g 纯牛奶 160g 煮鸡蛋 60g	杂粮花卷 75g 无糖酸奶 130g 虾米熬白菜（虾米 20g，白菜 150g）	蒸红薯 180g 纯牛奶 200g 煮鹌鹑蛋 5 个 拌黄瓜 250g	杂粮馒头 75g 煮鸡蛋 60g 清炒西蓝花 200g 无糖酸奶 60g
上午加餐（10：00～10：30）	柚子 200g 苏打饼干 25g	橘子 200g 核桃仁 30g	橘子 200g 无糖酸奶 130g	柚子 200g 腰果仁 30g	核桃仁 30g	猕猴桃 200g 杏仁 30g	柚子 200g 核桃仁 15g
午餐（12：00～13：00）	杂粮米饭 75g 茄子炒肉（茄子 200g，猪瘦肉 100g） 番茄炒鸡蛋（番茄 200g，鸡蛋 60g）	卤面（生面条 75g，豆角 200g，猪瘦肉 50g） 海带豆腐汤（海带 100g，豆腐 150g） 香菇炒绿叶菜（香菇 80g，绿叶菜 120g）	杂粮米饭 75g 芹菜炒肉（芹菜 200g，猪瘦肉 50g） 番茄牛腩（番茄 200g，牛腩 50g）	杂粮米饭 50g 剁椒鲈鱼（鲈鱼 160g） 娃娃菜豆腐煲（娃娃菜 250g，豆腐 100g）	饺子（芹菜 200g，牛肉 50g，高筋面粉 75g） 凉拌豆皮（干豆皮 50g） 番茄蛋花汤（番茄 150g，鸡蛋 30g）	杂粮米饭 75g 蒜薹炒肉（蒜薹 200g，猪瘦肉 100g） 番茄炒鸡蛋（番茄 200g，鸡蛋 60g）	卤面（生面条 75g，豆角 200g，猪瘦肉 50g） 海带豆腐汤（水浸海带 100g，豆腐 150g） 香菇炒绿叶菜（香菇 80g，绿叶菜 120g）
下午加餐（15：00～15：30）	草莓 100g 煮玉米 100g	猕猴桃 100g 全麦面包 50g	纯牛奶 160g 西瓜 100g	梨 200g 腰果仁 15g	猕猴桃 200g 纯牛奶 130g	橘子 100g 煮玉米 200g	苹果 100g

续表

餐次	星期一	星期二	星期三	星期四	星期五	星期六	星期日
晚餐（18：00～19：00）	杂粮米饭 50g 豆腐炒油麦菜（豆腐 75g，油麦菜 200g） 芹菜虾仁（芹菜 200g，虾仁 80g）	蒸紫薯 180g 平菇炒鸡胸肉（平菇 100g，鸡胸肉 100g） 清炒芹菜（芹菜 200g）	娃娃菜豆腐煲（豆腐 50g，娃娃菜 200g） 白灼虾（青虾 80g） 杂粮粥（杂粮 50g）	鸡汁豆腐脑（南豆腐 150g） 杂粮馒头 50g 冬瓜炒虾仁（冬瓜 200g，虾仁 80g）	无糖豆浆 200g（黄豆 25g） 蒸茄子（茄子 200g） 玉米馒头（玉米面 50g） 黄瓜炒虾仁（黄瓜 150g，虾仁 30g）	杂粮米饭 75g 豆腐煲（豆腐 150g，白菜 300g，海带丝 75g，虾米 20g，干粉条 25g）	杂粮馒头 75g 平菇炒鸡胸肉（平菇 100g，鸡胸肉 100g） 番茄炒瓜片（番茄 100g，西葫芦 120g）
晚间加餐（21：00～22：00）	苹果 100g 无糖酸奶 100g	草莓 100g 低脂牛奶 160g	橙子 100g 核桃仁 15g	苏打饼干 25g 无糖酸奶 80g	苹果 100g	苹果 200g 无糖酸奶 130g	梨 100g 低脂牛奶 160g

（三）80 岁及以上老年人

能量摄入范围：1400 ～ 2000kcal/d。

例六，80 岁及以上轻体力活动水平老年患者一日食谱举例（1500kcal 左右）。膳食中各营养素量及供能占比见表 3-69。

表 3-69　膳食中各营养素量及供能占比

营养素	重量 /g	供能占比
碳水化合物	190	49.50%
蛋白质	70	18.20%
脂肪	55	32.30%

利用食物交换份法，一日膳食中包含谷薯类 6.5 份，肉蛋类 2 份，蔬菜类 1 份，奶类 2 份，水果 1 份，坚果 1 份，大豆 2 份，食用油 2 份。能量共 1535kcal。其中，碳水化合物提供的能量占总能量的 49.5%，蛋白质提供的能量占总能量的 18.2%，脂肪提供的能量占总能量的 32.3%。轻体力活动老年糖尿病患者一日食谱举例（1535kcal）见表 3-70。

表 3-70　轻体力活动老年糖尿病患者一日食谱举例（1535kcal）

餐次	食谱名称	食材	用量 /g
早餐（07：00 ～ 08：00）	蒸红薯	红薯	150
	煮鸡蛋	鸡蛋	50
	炒冬瓜	冬瓜	150
	纯牛奶	牛奶	200
上午加餐（10：00 ～ 10：30）	苹果	红富士苹果	100
	核桃仁	核桃仁	15
午餐（12：00 ～ 13：00）	二米饭	黑米	25
		香米	45
	黄瓜炒肉	黄瓜	150
		猪里脊肉（瘦）	25
	鸭血豆腐	鸭血	30
		北豆腐	100

续表

餐次	食谱名称	食材	用量 /g
下午加餐（15：00 ~ 15：30）	草莓	草莓	150
晚餐（18：00 ~ 19：00）	二米饭	糙米	25
		香米	35
	无糖豆浆	黄豆豆浆	200
	清炒西葫芦	西葫芦	150
	丝瓜炒虾米	丝瓜	150
		虾米	10
晚间加餐（21：00 ~ 22：00）	无糖酸奶	无糖酸奶	100

80 岁以上老年糖尿病患者一周食谱举例（1600kcal/d）见表 3–72。

表 3-72　80 岁以上老年糖尿病患者一周食谱举例（1600kcal/d）

餐次	星期一	星期二	星期三	星期四	星期五	星期六	星期日
早餐（7：00～08：00）	蒸红薯 180g 纯牛奶 200g 煮鹌鹑蛋 3 个	蒸红薯 180g 煮鸡蛋 50g 炒茄子 100g 无糖豆浆 200g	蒸花卷 100g 黄瓜炒鸡蛋（黄瓜 200g，鸡蛋 50g） 无糖豆浆 100g	蒸南瓜 250g 炒豆芽 100g 纯牛奶 200g	全麦面包 50g 蒸蛋羹 75g 炒卷心菜 100g	全麦面包 75g 炒生菜 250g 纯牛奶 200g 凉拌豆干 70g	豆腐脑 200g 拌木耳（干木耳 25g） 蒸花卷 75g
上午加餐（10：00～10：30）	柚子 300g	橘子 200g 无糖酸奶 100g	橘子 200g 低脂牛奶 150g	柚子 200g	无糖酸奶 130g	腰果仁 15g	纯牛奶 250g
午餐（12：00～13：00）	杂粮米饭 100g 茄子肉沫豆腐（茄子 200g，猪瘦肉 25g，豆腐 100g） 番茄炒鸡蛋（番茄 150g，鸡蛋 50g）	卤面（生面条 100g，豆角 150g，猪瘦肉 25g） 海带豆腐汤（水浸海带 50g，南豆腐 75g）	杂粮米饭（糙米 35g，香米 35g） 丝瓜炒肉（丝瓜 100g，猪瘦肉 20g） 番茄牛腩（番茄 150g，牛腩 30g）	卤面（生面条 100g，豆角 150g，猪瘦肉 40g） 紫菜蛋花汤（干紫菜 20g，鸡蛋 50g）	饺子（芹菜 200g，牛肉 50g，高筋面粉 75g） 凉拌香干（豆腐干 25g）	番茄鸡蛋面（挂面 50g，番茄 200g，鸡蛋 50g，上海青 50g） 去皮卤鸡腿 100g	杂粮米饭 75g 小鸡炖蘑菇（香菇 150g，鸡肉 100g） 清炒丝瓜（丝瓜 150g）
下午加餐（15：00～15：30）	圣女果 50g 杏仁 15g	柚子 100g 腰果 15g	核桃仁 15g	腰果仁 15g	腰果仁 15g	梨 200g	核桃仁 15g

续表

餐次	星期一	星期二	星期三	星期四	星期五	星期六	星期日
晚餐（18：00～19：00）	杂粮米饭 75g 豆腐炒油麦菜（豆腐 150g，油麦菜 200g）	杂粮馒头（玉米面 25g，高筋面粉 25g） 平菇炒鸡胸肉（平菇 100g，鸡胸肉 20g） 清炒芹菜（芹菜 100g）	纯牛奶 150g 番茄焖豆腐（豆腐 50g，番茄 200g） 玉米馒头（玉米面 50g）	鸡汁豆腐脑（南豆腐 150g） 玉米馒头（玉米面 50g） 冬瓜炒虾仁（冬瓜 200g，虾仁 50g）	无糖豆浆 200g（黄豆 25g） 清炒西蓝花（西蓝花 150g） 玉米馒头（玉米面 50g） 炒豆芽 70g	无糖豆浆 100g（黄豆 15g） 豆腐炒白菜（豆腐 150g，白菜 200g） 蒸花卷（高筋面粉 50g）	无糖豆浆 150g 清炒西蓝花（西蓝花 150g） 腰果虾仁（黄瓜 150g，胡萝卜 30g，虾仁 50g） 玉米馒头（玉米面 50g）
晚间加餐（21：00～22：00）	苹果 200g 低脂牛奶 100g	草莓 100g 低脂牛奶 150g	橙子 200g	无糖酸奶 100g	苹果 200g 低脂牛奶 250g	无糖酸奶 130g	草莓 200g 无糖酸奶 130g

（四）吞咽困难，流质及鼻饲饮食老年人

例八，本食谱每日供能1600kcal左右，每餐可用料理机打碎或采用蒸煮等方式将食材处理至软烂泥状或流质。膳食中各营养素量及供能占比见表3–73。

表3-73　膳食中各营养素量及供能占比

营养素	重量/g	供能占比
碳水化合物	210	52.00%
蛋白质	70	17.30%
脂肪	55	30.70%

利用食物交换份法，一日膳食中包含谷薯类7份，肉蛋类2份，蔬菜类1份，奶类2份，水果1份，坚果1份，大豆1份，食用油2份。能量共1615kcal。其中，碳水化合物提供的能量占总能量的52.0%，蛋白质提供的能量占总能量的17.3%，脂肪提供的能量占总能量的30.7%。吞咽困难老年糖尿病患者一日食谱举例（1615kcal）见表3–74。

表3-74　吞咽困难老年糖尿病患者一日食谱举例（1615kcal）

餐次	食谱名称	食材	用量/g
早餐（07：00～08：00）	蒸红薯	红薯	180
	蒸鸡蛋	鸡蛋	50
	焯生菜	球生菜	150
	纯牛奶	牛奶	150
上午加餐（10：00～10：30）	猕猴桃	猕猴桃	50
	纯牛奶	牛奶	50
	蒸红薯	红薯	90
	腰果仁	腰果仁（熟）	8
午餐（12：00～13：00）	杂米饭	黑米	25
		香米	20
	茄子炒肉	茄子	150
		猪里脊肉（瘦）	25

续表

餐次	食谱名称	食材	用量 /g
午餐（12：00～13：00）	丝瓜炒虾皮	丝瓜	100
		虾皮	10
下午加餐（15：00～15：30）	草莓	草莓	100
	豆腐脑	南豆腐	75
	全麦列巴	核桃仁	7
		全麦面粉	40
晚餐（18：00～19：00）	蒸烂二米饭	糙米	20
		香米	35
	纯牛奶	纯牛奶	150
	西葫芦木耳炒肉	猪里脊肉（瘦）	25
		木耳（水泡）	25
		西葫芦	150
	油菜炒豆腐	油菜	100
		北豆腐	50
晚间加餐（21：00～22：00）	苹果	红富士苹果	100
	无糖酸奶	无糖酸奶	80

第四章
糖尿病并发症患者的膳食治疗

糖尿病是一组以长期高血糖为特征的代谢综合征，当患者血糖长期处于异常升高状态，易导致体内大血管和微血管受损，从而引发肾脏、心脏、神经、血管、眼、足等慢性进行性病变，引起功能缺陷和器官衰竭。糖尿病慢性并发症可累及多个器官，致残率、致死率高，严重影响患者的身心健康，并给个人、家庭和社会带来沉重的负担。糖尿病及其并发症的预防与治疗是一个重大的社会公共卫生问题。

饮食治疗是糖尿病治疗的“五驾马车”之一，是糖尿病治疗的基础，是对任何类型、自然病程中任何阶段的糖尿病患者都行之有效的治疗方法，同时也是预防糖尿病发生、预防和延缓糖尿病并发症发生的有效措施之一。通过饮食控制和调节，可以达到改善机体营养状况、维持成年人的正常体重、纠正代谢紊乱、促使血糖达到或接近正常水平、减少用药、促进病情稳定、减少或预防并发症发生的目的。因此，糖尿病患者的饮食治疗应贯穿糖尿病发生至发展的全过程。

第一节　糖尿病肾病膳食治疗

一、糖尿病肾病概况

（一）糖尿病肾病定义

糖尿病肾病（DKD）是糖尿病晚期的严重微血管并发症之一，主要造成肾脏微血管及肾小球的损害，进而出现肾小球基底膜（GBM）增厚、系膜区增生及变宽，最终导致弥漫性肾小球硬化、蛋白尿形成，是慢性肾脏病（CKD）的一种。晚期糖尿病患者中 30% ～ 40% 将发展为糖尿病肾病。而糖尿病肾病已经成为糖尿病最严重的并发症及最主要的致死原因之一，也是导致终末期肾病（ESRD）的主要原因。

（二）糖尿病肾病发病机理

糖尿病肾病发病机理尚不十分明确，但大量研究证明糖脂代谢异常、氧化应激、细胞因子、遗传因素及继发的肾脏血流动力学改变在糖尿病肾病的发生发展中起着非常重要的作用。

1. 糖代谢异常

高血糖刺激下，可直接导致系膜细胞凋亡、系膜细胞基质增多，同时持续的高血糖会刺激肾小球系膜细胞分泌血清淀粉样蛋白 A、TNF-α 炎症因子，诱导纤连蛋白的表达增多，从而促进系膜细胞合成胶原，最终导致肾间质纤维化。此外，葡萄糖与蛋白质、核酸及脂类通过一系列非酶性生化反应产生非酶糖基化及糖基化终产物（AGEs），AGEs 的产生导致肾小球细胞外基质（ECM）增生、基底膜结构改变及足细胞损伤，最终致使肾小球硬化、蛋白尿产生。同时，长期高血糖状态可激活蛋白激酶 C（PKC）和多元醇通路（PP），参与糖尿病肾病的发生发展。

2. 脂代谢紊乱

糖尿病患者常常合并脂代谢紊乱，而脂代谢紊乱加速糖尿病肾病的进程。脂质过度异常沉积于肾脏组织，导致 PI3K/Akt、PPAR-α、胆固醇调节元件结合蛋白（SREBPs）、胆固醇转运蛋白、脂联素及 LDL 受体等多种信号和分子的异常，从而诱导 VEGF 和 TGF-β 表达增加及活性氧代谢产物的生成，促进纤维化和炎性因子的释放，进而导致系膜基质增生、基底膜增厚、足突细胞融合消失、足细胞凋亡、肾小管间质纤维化及肾小球的硬化。

3. 氧化应激

糖尿病患者的机体长期处于高糖高脂作用下，诱导活性氧大量产生，继而激活 KLRP3 炎性体，导致肾小管萎缩和间质纤维化；同时氧化应激的过度激活可诱导足细胞凋亡、导致肾小球肥大、系膜基质扩张、炎症细胞浸润和线粒体功能障碍，加速肾小球的纤维化，最终发展为慢性肾衰竭。

4. 细胞因子

细胞因子 IL-6、IL-18、TNF-α、肿瘤样生长因子 -1、趋化因子、转化生长因子 -β、血管内皮样生长因子 -165、成纤维样生长因子、血小板生长因子参与肾小球血流动力学的变化、细胞外基质的积聚、细胞肥大和细胞增生，从而在糖尿病肾病的发生发展中起着重要作用。

5. 肾脏血流动力学

糖尿病肾病早期出现肾脏血流动力的改变，主要通过肾素 - 血管紧张素 - 醛固酮系统（RAAS）的激活而导致肾小球出现高滤过、高灌注和高压力的血流动力学改变，进而出现肾小球体积逐渐增大，毛细血管面积不断扩张，肾小球滤过功能异常而出现蛋白尿。

6. 遗传因素

目前大量研究发现 ACE 和 eNOS 基因多态性并存与糖尿病肾病的发病密切相关。遗传因素并非糖尿病肾病的主导因素，但是决定着糖尿病肾病的易感性。

（三）糖尿病肾病分期

糖尿病肾病随着病情进展，出现不同时期的症状，据肾损害程度分为 5 期。

第 1 期，即肾小球高滤过期，表现为肾小球滤过率升高，结构和功能无明显改变，此期患者可有多尿表现。

第 2 期，无临床表现的肾损害期，此期休息时尿白蛋白排泄率正常，运动后出现微量白蛋白尿。在糖尿病的 1 期和 2 期，一般不易觉察。难以早期发现诊断并进行治疗。

第 3 期，即早期 DN 期，此期出现持续性微量白蛋白尿，尿蛋白的排泄每分钟大于 20 ～ 200 微克，肾小球滤过率（GFR）相对正常，血压呈上升趋势，这是 DN 的关键时期，也是目前临床发现 DN 的最早期。此期肾脏病变尚处于可逆阶段，应采取积极措施进行治疗。若不采取干预措施，90% 以上病人会发展为临床肾病。

第 4 期，即临床 DN 期，尿蛋白定性阳性起即进入此期，随后尿蛋白逐渐增多，至出现大量蛋白尿，发展至肾病综合征，肾功能开始恶化。若控制不佳，在 5 ～ 8 年内可能发展为终末期糖尿病肾病。

第 5 期，即终末肾病期，血尿素氮和血肌酐升高，进入肾衰竭期。

二、糖尿病肾病患者的营养状况

（一）概况

营养不良是老年糖尿病肾病患者的常见并发症，会削弱机体抵抗力、增加感染、降低活动能力，增加心脑血管系统等疾病的发生率，与病死率之间存在因果关系，也会促进糖尿病肾病的发展，是糖尿病肾病患者预后不良的重要预测因子。大量调研数据显示 DN 营养不良发生率为 55% ～ 74%。导致糖尿病肾病患者营养不良的因素复杂多样，包括胃肠自主神经功能紊乱、蛋白丢失、胰岛素生物学作用异常等。

（二）营养不良发生机制

1. 非透析阶段发生营养不良的机制

（1）厌食症及消化能力减退　糖尿病患者多伴有胃肠自主神经功能紊乱、胃轻瘫，导致胃肠道功能紊乱、胃排空延迟，影响食欲，常常引起厌食症、蛋白质摄入不足，使肠道吸收蛋白质减少。此外，过分强调低蛋白饮食及不正确的饮食观也是 DN 患者发生营养不良的一个重要原因。

（2）蛋白丢失增加　糖尿病肾病患者肾小球滤过屏障受损而出现大量蛋白尿，导致蛋白质严重丢失。

（3）胰岛素生物学作用异常　糖尿病肾病患者因胰岛素缺乏或胰岛素抵抗导致肌肉蛋白合成障碍，从而加重营养不良。

（4）微炎症状态　糖尿病肾病患者长期处在低水平、持续的炎症状态（即微炎症状态）下，导致蛋白质—能量消耗、肌肉萎缩和负氮平衡。

2. 透析阶段发生营养不良的机制

（1）终末期阶段糖尿病肾病患者都伴有代谢性酸中毒，可促使蛋白质分解增加。

（2）血液透析患者处于氧化应激状态，白蛋白很容易被蛋白水解酶水解。

（3）胰岛素抵抗或合并脂代谢紊乱是血液透析患者处于微炎症状态导致营养不良的重要原因。

（4）腹膜透析患者透出液蛋白（10 ～ 20g/d）丢失更易导致患者营养不良，同时，高糖腹透液增加胰岛素的用量及腹膜透液增加腹部饱胀感进一步抑制了患者的食欲，导致蛋白等营养物质摄入减少。

（5）糖尿病累及腹腔内微血管，导致电荷屏障破坏，腹膜通透性增加，腹膜高转运使得更易丢失蛋白质。

（6）此外，终末期肾病患者持续性微炎症状态增加肌肉蛋白分解代谢导致营养不良及低血清白蛋白血症。

目前对于糖尿病肾病患者的营养评估，多是通过视觉观察和主观感受进行，缺乏系统性和科学性的评价指标和机制，仅部分医疗机构对部分患者实施了客观的营养状态监测，其结果显示，绝大部分患者的营养摄入量明显低于国际营养推荐摄入量，导致营养状况差，机体的抵抗能力和恢复状态都存在一定隐患。而当前部分糖尿病肾病患者依旧处于职业状态，他们除了日常活动以外，还需要额外承担脑力劳动，属于轻体力劳动者或中体力劳动者范畴，甚至少数患者还从事重体力活动，故这类患者对于营养的需求更为强烈。所以，对患者进行系统的营养评估、制订血液透析过程中的营养摄入计划需具有个性化特点。在对进行血液透析的患者实施定期监测的过程中，若其职业或者生活状态日常消耗较多，应当充分考虑其个体因素，依据职业特征进行个性化设计，包括体力活动水平、个人主观感受和体验、自我监测部分数据及运用当前快速发展的数字医疗服务技术等，对患者实施动态监测和服务，以确保其能量及其他营养素的种类与数量能够满足机体所需，以帮助患者机体达到正氮平衡。个性化定制营养计划是帮助患者维持良好生命状态和健康水平的重要措施。

三、糖尿病肾病的膳食治疗

（一）总体原则

糖尿病肾病患者应在充分评估其营养状况的情况下接受个体化医学膳食治疗，设定合理的质量目标，控制总能量的摄入，合理、均衡地分配各种营养素，达到患者的代谢控制目标，并尽可能满足个体饮食喜好。在膳食治疗的具体实施过程中，低蛋白饮食的同时需要保证充足的热量和优质蛋白质的摄入，并合理添加复方 α– 酮酸制剂，可适当展开其营养及治疗作用。以减少蛋白尿，调整碳水化合物和脂肪的摄入量，补充多种微量营养素，以延缓糖尿病肾病的发展进程，预防并发症的发生，提高患者的生存质量。

（二）不同时期的糖尿病肾病患者膳食治疗方案

1. 糖尿病肾病的第一期和第二期几乎没有明显的表现症状，这个时期是糖尿病诊断的初期，还不会引起肾脏发生病变，但是肾脏已经慢慢被损害，休息时尿蛋白排泄量都正常，运动后会有少量蛋白尿的情况。此期饮食治疗主要以控制血糖血脂为主，肥胖者需通过饮食结构调整减轻体重。

2. 第三期是早期糖尿病肾病期，也称微量白蛋白尿期，此时肾小球滤过率正常，但有超过 50% 的病人会出现高血压的情况，肾小球开始发生病变，如果不及时进行治疗，大部分病人会发展成临床糖尿病肾病期。但病情处于第三期时还是可以逆转的，此时除了要控制好血糖和血压外，饮食治疗需适当控制蛋白质和钠的摄入，从而减轻肾脏的负担，帮助肾病的恢复。

3. 第四期是糖尿病肾病的临床期，也称大量蛋白尿期，由微量白蛋白尿进展至大量蛋白尿，此时肾小球滤过率有明显下降表现，肾病症状已显现，有超过 60% 的病人出现高血压的情况。若不加以科学控制，5 ～ 8 年的时间便会发展成终末期糖尿病肾病。此时，需严格执行低蛋白饮食，减少尿液中蛋白质丢失，保持正氮相对平衡。

4. 第五期是糖尿病肾病终末期，此时肾功能已经受到严重损害，病人的血肌酐和血尿素氮都升高很多，病情快速恶化，最终发展为肾衰竭（尿毒症期），此时的治疗方法就是透析和肾移植。在此期间饮食疗法效果几乎没有作用，但仍需注意合理饮食，帮助肾脏减轻负担，应注意患者摄入热量达标、营养供给充足。

总之，糖尿病肾病是糖尿病患者常见的微血管慢性并发症，存在糖脂代谢紊乱及营养不良，故膳食治疗是糖尿病肾病治疗的最基本及重要的环节，制订合理的饮食治疗方案可以纠正代谢紊乱，减轻胰岛负担，控制血糖血脂，减缓或避免并发症的发生发展，帮助患者维持良好的营养状态，延缓肾病进展，改善临床症状；同时，患者在饮食治疗的过程中需注意监测营养状态，及时调整膳食治疗方案。

（三）非透析糖尿病肾病患者膳食指导

1. 合理的热量摄入

糖尿病肾病 1 ～ 3 期患者，能量摄入以达到和维持目标体重为准，可参照表 2–1 制订全日能量摄入标准。

糖尿病肾病 4 期～ 5 期患者，年龄≤ 60 岁者，热量摄入应维持 35kcal/（kg · d^{-1}）; 60 岁以上、活动量较小、营养状态良好者可减少至 30 ～ 35kcal/（kg · d^{-1}）; 再根据患者的身高、体重、性别、年龄、活动量、饮食史、合并疾病及应激状况进行调整。

2. 优质低蛋白饮食

蛋白质是构成机体组织器官的重要成分，在调节机体生理功能的过程中发挥重要作用。DKD 患者蛋白质的摄入需以优质蛋白质为主，优质蛋白质摄入量应占总蛋白质摄入量的 50% 以上，以保证必需氨基酸的供给，预防低蛋白血症的发生。对于需要限制蛋白质摄入的 DKD 患者，更要提高摄入蛋白质的质量和利用率，而动物蛋白质是必不可少的优质蛋白质来源，推荐食用白肉，因其相比于红肉，脂肪含量更低。同时，动物蛋白质中的必需氨基酸比例更加合理，种类更全，生物价更高，相比于植物蛋白质，更有利于人体吸收和利用。然而，植物蛋白质更有助于降低血脂。既往普遍认为肾脏疾病患者不宜食用大豆类食物，但有研究显示适量摄入大豆蛋白质有助于减轻蛋白尿，降低血清肌酐，对肾功能有一定程度的保护作用。大豆属于低升糖指数（GI）食物，含有膳食纤维、大豆低聚糖等有益成分，对血糖的控制也有好处。大豆蛋白质属于优质蛋白质，可以作为优质蛋白的补充来源，相比动物蛋白质，其对肾功能的影响差别并不明显。此外，大豆蛋白质还能降低心血管疾病发生的风险，也有利于糖尿病肥胖患者减重。同时，植物蛋白质有助于降低血清磷，预防高磷血症的发生，也可在一定程度上抑制尿毒症毒素的生成。故适量摄入植物蛋白质，对 DKD 患者来说是安全且有益的。若摄入过多植物蛋白质又会使体内含氮废物增多，加重肾脏负担。因此，建议在 DKD 患者膳食治疗方案中保证以动物蛋白为主的优质蛋白质的摄入，同时也可适当摄入大豆类植物蛋白质。

一般成年糖尿病患者蛋白质供给为 0.8 ～ 1g/（kg · d^{-1}），占总热能的 12% ～ 20%，其中至少 1/3 是动物蛋白质和大豆蛋白。但对于肾病患者来说，蛋白质摄入过多会加重肾脏负担、加速肾脏的损害。而低蛋白饮食（LPD）可以降低蛋白尿、减缓肾功能损伤进程，延缓糖尿病肾病进展，推迟进入透析治疗的时间，还可以维护蛋白质、脂肪和碳水化合物体内正常代谢过程，减轻胰岛素抵抗及代谢性酸中毒症状，改善钙磷代谢及继发性甲状旁腺功能亢进情况，故低蛋白饮食是糖尿病肾病饮食的基本要求。从出现显性蛋白尿起，即糖尿病肾病临床期开始就应进行低蛋白饮食治疗。有微量白蛋白尿的患者（即糖尿病肾病 3 期患者）建议每日蛋白质摄入量 0.8 ～ 1g/（kg · d^{-1}），低蛋白饮食治疗对于 3 期 DKD 患者有很显著的效果，在整体治疗原则不变的情况下，可以根据病情进行精确的蛋白质摄入量调整；对于不依赖血液透析治疗的 4 期 DKD 患者，饮食蛋白量为 0.8g/（kg · d^{-1}），也可根据患者尿蛋白水平适当调整为 0.6 ～ 0.8g/（kg · d^{-1}）；当肾小球滤过率下降时，饮食蛋白量应减到 0.6g/（kg · d^{-1}）。不推荐所有 DKD 患者采用极低蛋白饮食，摄入蛋白量为 0.3 ～ 0.6g/（kg · d^{-1}）时可能会增加疾病恶化和死亡的风险。有研究证实，极低蛋白饮食并不能延缓 DKD 患者肾衰竭进程，似乎还增加了患者死亡的风险。

3. 碳水化合物的选择

（1）由于糖尿病肾病患者采用低蛋白饮食模式，蛋白质供能占总热量比例需控制在 10% 以内，同时选用生物价高的优质蛋白，故在配餐中应选择热量高而蛋白质含量相对较低的碳水化合物，如根茎类食物芋头、马铃薯、山药、南瓜等；同时选择血糖生成指数（GI）较低的碳水化合物食物，以减少血糖的波动，选择粗杂粮与细粮搭配食用，避免主食全部选择精制米面，粗杂粮的比例可占全日主食量的 1/3 或 1/2。对于老年人，应根据个人的胃肠道耐受情况选择粗杂粮，建议不超过全日主食量的 1/3。但粗杂粮的蛋白含量往往较高，应在全日蛋白质限量范围内使用。

（2）可选用植物蛋白含量少的麦淀粉、玉米淀粉、粉皮、粉丝、藕粉等代替普通米面以减少植物蛋白的摄入。部分淀粉类食物蛋白质含量见表 4–1。

表 4-1　部分淀粉类食物蛋白质含量 /（g/100g）

谷类	蛋白质	根茎类蔬菜	蛋白质	纯淀粉类食物	蛋白质
粳米	7.7	马铃薯	2.6	藕粉	0.2
籼米	7.7	甘薯（红心）	0.7	豌豆粉丝	0.4
黑米	9.4	山药（鲜）	1.8	豌豆粉条	0.6
小米	9.0	南瓜	0.7	玉米淀粉	1.2
小麦粉	15.7	藕	1.2	粉条	0.5
面条	8.5	玉米（鲜）	4.0	粉丝	0.8
荞麦	9.3	芋头	1.3	淀粉（马铃薯）	0.1

进食纯淀粉类食物时可与动物蛋白质食物（肉、蛋、奶）、富含膳食纤维的低 GI 食物（蔬菜）一起混合食用。保证每餐都有主食、蛋白质、蔬菜等搭配混合食用，以延缓血糖升高，减少血糖波动，补充所需营养物质。

（3）DKD 患者的碳水化合物供热比占总热量的 55% ～ 65%，DKD 患者不能随意降低碳水化合物的摄入量，否则会影响蛋白质的利用，亦容易导致低血糖情况出现。

4. 脂肪供给

脂肪供给量占总热量的 25% ～ 30%，需减少饱和脂肪酸和胆固醇的摄入。对于超重或肥胖的糖尿病肾病患者，需尽可能控制脂类物质的摄入量，应不超过总热量的 30%，建议每日脂肪摄入量不超过 60g，从而降低体重至正常水平。不饱和脂肪酸可改善内皮功能，有减少蛋白尿的作用，因此可选择含不饱和脂肪酸的食物如鱼类等。优先选择富含不饱和脂肪酸（如橄榄油、茶籽油等）的油类作为食用油的来源。

糖尿病肾病患者应控制胆固醇的摄入，每日摄入量应＜ 300mg，如合并高脂血症，每日摄入量应＜ 200mg，避免食用动物脑和动物内脏等富含胆固醇的食物。

5. 充分补充维生素和叶酸

叶酸及维生素 B_{12}、B_6 的缺乏将出现高同型半胱氨酸（HCY）血症，从而损害微血管，进而引起血管性疾病的发生，在糖尿病肾病患者中 HCY 水平明显升高；糖尿病肾病患者肾功能的下降导致血清 1,25- 二羟维生素 D3 逐渐减少，从而出现活性维生素 D 的缺乏，而维生素 D 的缺乏与心血管疾病死亡率相关，每日维生素 D 推荐摄入量为 10μg；维生素 C 可能对肾损伤存在保护作用，每日维生素 C 推荐摄入量为 100mg。因此，对于糖尿病肾病患者来说补充各类维生素尤为重要。

6. 摄入电解质及微量元素

高血压、浮肿、尿少的 DKD 患者应限制钠盐摄入；出现高磷血症时，需减少高磷饮食的摄入，磷摄入量应限制在 800mg 以下；钾根据尿量和血钾情况来决定，尿量大于 1000mL 且血钾正常时不限制钾的摄入，出现高血钾时要限制高钾食物的摄入；同时需保证镁的摄入量，建议镁摄入量为 280mg/d。

饮食中钾磷钠钙的摄入应根据患者临床生化检查结果、病情变化、使用的药物情况、血压等进行个性化调整。

（1）钠　钠盐的摄入量应基于肾脏功能、水肿程度、血压、尿量和血钠水平而定。尿量在 500mL/d 以上，盐的摄入量＜ 5g/d。无尿的血液透析患者盐的摄入量＜ 3g/d，无尿的腹膜透析患者，若超滤脱水 2 ～ 5kg/d，盐的摄入量＜ 5g/d。如伴有呕吐、腹泻、使用利尿剂的患者，盐的摄入量应放宽。

在糖尿病肾病患者的日常饮食中，不仅需要控制盐的摄入，还要控制钠的摄入。在制作膳食的过程，可选择含钠量较低的酱油替代盐，从而减少盐的摄入；要在日常生活中学会量化食盐的摄入量，烹饪时可选用小盐勺，有意识的减少用量。

除控制盐的摄入外，还需控制高钠食物的摄入量。许多食物中都含有隐形钠，例如：酱油、各种酱汁；罐头食品和冷藏食品；加工肉类；薯片等含钠高的零食。在选择这些食物时，要学会看营养成分标签并查看钠的含量。

（2）钾　钾是维持人体肌肉和心脏正常生理功能的重要矿物质。如果血钾含量过高或过低，对人的生命都有危险。成人每天排出 280 ～ 360mg 钾，肾脏是维持血钾平衡的重要器官，约 90% 的钾从肾脏排出，当肾小球滤过率下降时，如＜ 10mL/min，则无法维持机体血钾的正常。同时，机体对钾的摄入又很敏感，如果在少尿期，突然间增加钾的摄入量，可能会因高血钾而导致死亡。

建议糖尿病肾病患者根据尿量和血钾水平调整食谱，避免高钾食物的摄入。尿量＞ 500mL/d 时，可稍微限钾；当血液化验显示血钾偏高时，建议避免摄入高钾类食物，如柑橘类水果、香蕉、木耳、口蘑、菜汁、菠菜、苋菜等，蔬菜在烹饪前可先用开水烫一下去钾。

（3）磷　糖尿病肾病Ⅳ期以后的患者因肾功能下降，尿排磷减少，可能会导致血液中的磷含量增高，继而出现继发性甲状旁腺功能亢进、肾性骨病及软组织钙化等。常表现为骨脆而易折、皮肤瘙痒难忍等症状。应根据临床生化检验结果，减少含磷高的食物的摄入。

含磷高的食物：奶制品如牛乳、酸牛乳、奶酪、布丁、冰淇淋等，各种豆类如蚕豆、豌豆、扁豆等；坚果如花生、瓜子等；饮料如可乐、啤酒等；还有口蘑、菇类、动物内脏、芝麻酱等。

含磷相对比较少的食物：新鲜蔬菜、新鲜水果、鸡肉、鸡蛋、马铃薯、红薯、山药等。

（4）钙　钙是构成骨骼的重要矿物质，保持钙磷的平衡可以预防机体钙流失。DKD 患者在医生的指导下可以适当服用磷结合剂、钙剂、维生素 D 等。常见食物每 100g 中钾、钠、钙、磷含量见表 4-2。

表 4-2　常见食物每 100g 中钾、钠、钙、磷含量表　单位：mg

食物名称	钾	钠	钙	磷	食物名称	钾	钠	钙	磷
牛肉（瘦）	284	53.6	9	172	鸡肉	251	63.3	9	156
猪肉（瘦）	305	57.5	6	189	鸭肉	191	69	6	122
羊肉（瘦）	403	69.4	9	196	鸽子	33.4	63.6	30	136
鲫鱼	290	41.2	79	193	鲤鱼	334	53.7	50	204
草鱼	312	46	38	203	带鱼	280	150.1	28	191
对虾	215	165.2	62	228	虾皮	617	5057.7	991	582
鸡蛋	98	94.7	48	176	松花蛋	152	542.7	62	165
鸭蛋	135	106	62	226	咸鸭蛋	184	2076.1	118	231
牛奶	109	37.2	104	73	酸奶	150	39.8	118	85
大米	103	308	13	110	糯米	137	1.5	26	113
小米	284	4.3	41	229	高粱	281	6.3	22	329
冬瓜	78	1.8	19	12	黄瓜	102	4.9	24	24
圆白菜	124	27.2	49	26	西葫芦	92	5	15	17
小白菜	178	73.5	90	36	茄子	142	5.4	24	2
生菜	170	32.8	34	27	番茄	163	5	10	2
菜花	200	31.6	23	47	番茄酱	989	37.1	28	117
菠菜	311	85.2	66	47	柿子椒	142	3.3	14	2
丝瓜	115	2.6	14	29	蘑菇	312	8.3	6	94
菜瓜	136	1.6	20	14	紫菜	179	710.5	264	350

续表

食物名称	钾	钠	钙	磷	食物名称	钾	钠	钙	磷
胡萝卜	190	71.4	32	27	白萝卜	173	61.8	36	26
马铃薯	342	2.7	8	40	香菜	272	48.5	101	49
藕	243	44.2	39	58	山药	213	18.6	16	34
白菜	90	48.4	35	28	韭菜	247	8.1	42	38
大葱	144	4.8	29	38	芹菜	206	159	80	38
洋葱	147	4.4	24	39	蒜苗	226	5.1	29	44
柠檬	209	1.1	101	22	葡萄	104	1.3	5	13
葡萄干	995	19.1	52	90	草莓	131	4.2	18	27
哈密瓜	190	26.7	4	19	桃	100	2	10	16
西瓜	79	4.2	10	13	蜜橘	177	1.3	19	18
香蕉	256	0.8	7	28	鲜枣	375	1.2	22	23
梨	77	1.5	4	14	干红枣	542	6.2	64	51
苹果	115	0.7	3	11	杏	226	2.3	14	15
橙子	159	1.2	20	22	菠萝	113	0.8	12	9
柿子	151	0.8	9	23	芋头	378	33.1	36	55
玉米（黄）	300	3.3	14	218	绿豆	787	3.2	81	337
面粉（标准粉）	190	3.1	31	188	面粉（富强粉）	128	2.7	27	114
豆浆	48	3	10	30	南豆腐	154	3.1	116	90
挂面（精白粉）	122	110.6	21	112	玉米面（黄）	249	2.3	22	80
扁豆	178	3.8	38	54	豌豆	112	2.2	27	63
玉米淀粉	8	6.3	18	25	黄豆芽	160	7.2	21	74
黄豆	1503	2.2	191	465	绿豆芽	68	4.4	9	37
红心甘薯	130	28.5	23	39	荸荠	306	15.7	4	44

资料来源：《慢性肾脏病患者膳食指导》WS/T557-2017。

7. 提高膳食纤维摄入量

高纤维膳食有助于改善糖尿病肾病患者的高血糖、高血脂，还可以延长胃排空时间，延缓机体对碳水化合物的消化与吸收，增加粪便氮的排泄，降低血尿素氮水平，每日膳食纤维推荐摄入量为 25 ～ 30g。

8. 补充 α- 酮酸制剂

蛋白质作为人体最基本的生命物质，是人体组织重要的组成成分，其水解形成人体所必需的氨基酸，以保证机体的正常运行。若人体每日摄入的蛋白质含量低于 0.6g/kg 时，极易在短时间内出现营养不良的现象。故需对低蛋白饮食的糖尿病肾病患者进行氨基酸补充，临床上多使用含有 α- 酮酸和人体必需氨基酸的 α- 酮酸制剂。α- 酮酸制剂中的氨基酸直接被患者身体吸收，同时 α- 酮酸在转氨酶作用下与氮结合形成人体所必需的氨基酸，从而增强血尿素氮的循环和再利用。因而，对于每日摄入 0.6g/kg 及以下蛋白质的糖尿病患者配合使用复方 α- 酮酸制剂，在有效改善糖尿病肾病患者的氨基酸缺乏情况、纠正患者营养不良的同时，可减轻肾脏负担，同时减少蛋白尿的产生，提高患者治疗效果及生活质量，改善患者预后，延缓患者肾衰竭的进程。此外，α- 酮酸以钙盐形式存在，能同时纠正患者钙磷代谢紊乱及继发性甲状旁腺功能亢进症。服用复方 α- 酮酸制剂还可直接抑制肾素—血管紧张素系统的活性，降低机体氧化应激损伤程度，减少足细胞的脱落。

（四）血液透析糖尿病患者营养支持治疗

1. 根据透析液葡萄糖含量调整热量摄入

对于使用无糖透析液的患者每次透析丢失糖约 26g，而使用含糖 180mg/dl 透析液，每次透析患者可摄取糖 30g，以预防低血糖的发生，故透析患者每天的热量摄入应随血液透析器的种类及透析液葡萄糖含量平衡调整，患者每日摄入的热量应保证 30kcal/kg。

2. 蛋白质及脂肪摄入

当糖尿病肾病患者进入终末期肾衰竭阶段时常伴有营养不良及低蛋白血症，且低蛋白饮食对于肾功能基本无影响，故对于终末期肾病血液透析患者蛋白质按 1.2g/（kg · d^{-1}）给予，当患者合并高分解状态的急性疾病时，蛋白质摄入量应增加至 1.3g/（kg · d^{-1}）。应选用畜肉中的瘦肉、鲜奶和鱼类等优质蛋白，脂肪总量 60g 左右，应避免腌制、熏制的食物，增加新鲜的蔬果量。

3. 限制磷摄入

减少摄入含磷量高的食物，如动物心、肝、肾和花生、黄豆、蛋黄等，摄入量每天保持在 600 ～ 1200mg。

4. 调整钾摄入

蔬菜用冰冻、浸泡和煮沸等方法降低钾含量，尽量避免香蕉、橘子、菠菜、紫菜等含钾量高的食物。

5. 适当增加膳食纤维的摄入量

膳食纤维是食物中存在的不能被人体胃肠道的消化酶所分解和消化成分的总和，是维持人体胃肠道正常功能的必需物质。膳食纤维能通过增加胃肠道蠕动增加粪便中氮的排泄、减少与慢性肾脏病相关的潴留的尿毒素分子，从而减少肾脏的负担；高膳食纤维饮食还能改变患者肠道内细菌的构成，激活肠道内细菌的肌酐酶，增强对肌酐的降解，从而有助于血肌酐水平的降低。

6. 补充维生素和红细胞生成素

适当补充维生素 B、维生素 C 和叶酸，及时补充透析和饮食限制丢失的维生素；根据贫血情况每周皮下注射促红细胞生成素，改善透析后皮肤瘙痒、食欲不振等不良反应。

7. 限制进液量

按照尿量、水肿程度及频率控制每日进液量，对于尿量＞1000mL 且无水肿者，不限制水分摄入；对于少尿、有水肿或心力衰竭者应减少钠盐及水分摄入。每日液体摄入量（包括食物中的水）= 前一日尿量 +500mL。如遇腹泻、呕吐、失血等情况可适量增加摄入量。

（五）腹膜透析糖尿病肾病患者膳食指导

血液透析是利用半透膜原理，通过扩散及对流方式将机体多余的代谢废物和有害物质排出体外，而腹膜透析以腹膜作为半渗透膜，通过重力作用不断更换腹腔透析液，起到肾脏替代功能。较血液透析而言，腹膜透析可能会丢失更多的水溶性维生素、氨基酸及蛋白质，故对于腹膜透析糖尿病肾病患者而言，需更加注重营养支持。

1. 热量摄入

腹膜透析患者的总热量包括膳食摄入热量及从腹膜透析液中吸收的热量，腹膜透析液吸收的热量与透析液葡萄糖浓度有关，腹膜透析患者推荐的热量摄入量为 35kcal/（kg · d^{-1}），60 岁以上、活动量较小、营养状态良好者，可减少至 30 ～ 35kcal/（kg · d^{-1}）。

2. 蛋白质摄入

维持性腹膜透析时的蛋白质摄入量按 1.2 ～ 1.3g/（kg · d^{-1}）供给，其中 50% 为高生物价蛋白，可同时补充复方 α– 酮酸制剂 0.075 ～ 0.12g/（kg · d^{-1}）。蛋白质小于推荐量 90% 为摄入不足。蛋白质能量摄入不足可能引起腹膜透析患者的心血管疾病患病风险增加，因此增加膳食蛋白质摄入可以提高透析患者的生存率。

3. 补充维生素及矿物质

水溶性维生素的补充不予限制，但脂溶性维生素不宜过多补充，以免引起中毒反应，可给予新鲜绿叶、蔬菜、水果等。

4. 水的摄入

维持腹膜透析的糖尿病肾病患者每日液体的摄入量 = 前一日尿量 +500mL+ 前一天腹膜透析的净脱水量。

四、肾病食物交换份

将食物按照来源和性质分成几类，相似的食物在一定重量内所含的蛋白质、脂肪、碳水化合物和能量相近，被称为一份食物交换份。其特点是：不同种类的食物所提供的能量是相同的。食物交换份法将食品分为六大类：主食类（包含谷类、米面类、淀粉类）、蔬菜类、水果类、鱼和肉类（含豆制品、蛋类）、乳制品类、油脂类，每个食物交换份可产生 90kcal 的热量。

现行的食物交换份法主要着眼于能量平衡，对于蛋白质方面缺乏明确的指导，如果按照现行的食物交换份，通常会导致蛋白质摄入过多或能量不足。对于需低蛋白饮食的糖尿病肾病Ⅳ、Ⅴ期的患者，无法获得详细的饮食指导。肾病食物交换份（以食物蛋白质为基础的交换份）见表 4–3。

表 4–3 肾病食物交换份（以食物蛋白质为基础的交换份）

食品分类		食品名称及用量 /g
谷薯类（每份含蛋白质 4g，能量 180kcal）	谷类	稻米 50，籼米 50，薏米 50，玉米面 50，荞麦 50，粳米 50，糯米 50，黄米 50，小米 50，莜麦面 40，挂面 60，小麦粉 60，面条 60，花卷 70，米饭 130，馒头 70
	薯类	马铃薯 200，木薯 200，甘薯 200，山药 200，芋头 200
淀粉类（每份含蛋白质 0 ～ 1g，能量 360kcal）		蚕豆淀粉 100，豌豆淀粉 100，玉米淀粉 100，芡粉 100，粉条 100，藕粉 100，粉丝 100，豌豆粉丝 100，甘薯粉 100，马铃薯粉 100
豆类及制品（每份含蛋白质 7g，能量 90kcal）	豆类	黄豆 25，黑豆 25，蚕豆 35，豇豆 35，扁豆 30，绿豆 35，赤豆 35，芸豆 35
	豆制品	豆腐干 35，豆腐卷 35，油豆腐 35，千张 35，素火腿 35，素鸡 35，熟烤麸 35，豆奶 300，豆腐脑 400，豆浆 400

续表

食品分类		食品名称及用量 /g
绿叶蔬菜类（每份含蛋白质 4g，能量 50kcal）		西蓝花 100，黄豆芽 100，长豇豆 150，茼蒿 250，刀豆 150，荠菜 200，荷兰豆 200，芹菜 200，白菜 300，香菇 200，豆角 200，金针菇 200，四季豆 200，马兰头 250，生菜 300，茄子 350，平菇 250，空心菜 250，绿豆芽 250，苋菜 250，茭白 500，芦笋 300，油菜 250，菜花 250，菠菜 250，海带 500，油麦菜 300，茴香 300
瓜类蔬菜及水果类	瓜类蔬菜（每份含蛋白质 1g，能量 50kcal）	佛手瓜 100，菜瓜 200，葫芦 200，冬瓜 300，丝瓜 150，苦瓜 150，黄瓜 200，南瓜 200，西葫芦 200
	水果（每份含蛋白质 0～1g，能量 90kcal）	樱桃 150，荔枝 150，桃 150，香蕉 150，草莓 150，葡萄 200，橙子 200，芒果 300，苹果 200，菠萝 300，哈密瓜 300，西瓜 300
肉、蛋、奶类	肉类（每份含蛋白质 7g，能量 90kcal）	牛肉（瘦）35，酱牛肉 25，火腿 25，鸡翅 50，大排 50，猪肉（瘦）35，兔肉 35，香肠 25，鸡肉 50，火腿肠 50，鸭肉 50，羊肉（肥瘦）50，炸鸡 50
	水产品类（每份含蛋白质 7g，能量 90kcal）	鲢鱼 50，鲑鱼 50，带鱼 50，黄鱼 75，罗非鱼 75，草鱼 75，鲫鱼 75，鳊鱼 75，青鱼 75，生蚝 75，基围虾 75，对虾 75，鲤鱼 75，鱿鱼 50，白鱼 75，蟹肉 75，海参 50
	蛋类（每份含蛋白质 7g，能量 90kcal）	鸡蛋 60，鸭蛋 60，松花蛋 60，鹅蛋 60，咸鸭蛋 60，鹌鹑蛋 5 个 60
	奶类（每份含蛋白质 7g，能量 90kcal）	牛乳 230，酸奶 230
坚果类（每份含蛋白质 4g，能量 90kcal）		核桃仁 20，松子仁 20，榛子仁 20，芝麻粒 20，瓜子仁 20，杏仁 20，腰果仁 20，花生仁 20，榛子 70，瓜子 30，核桃仁 70，松子 50
油脂类（每份含蛋白质 0g，能量 90kcal）		花生油 10，橄榄油 10，大豆油 10，茶籽油 10，羊油 10

资料来源：《慢性肾脏病患者膳食指导》WS/T557-2017。

五、利用肾病食物交换份制订饮食计划

（一）步骤

1. 计算标准体重：标准体重（kg）= 身高（cm）-105。
2. 计算每日所需总能量及份数。
3. 计算每日蛋白质的摄入量。
4. 分配食物交换份。
5. 制订饮食计划。

（二）举例

1. 病情概况

患者，女，65岁，身高165cm，体重65kg，糖尿病病史8年，血肌酐156umol/L，血尿素氮9.60mmol/L，尿蛋白定量1.5g/24h，糖化血红蛋白6.9%，诊断为糖尿病肾病IV期，进行糖尿病肾病膳食治疗。

2. 应用肾病食物交换份的操作步骤

（1）计算标准体重　标准体重=165-105=60kg，实际体重65kg，未高于标准体重的10%，属于标准体重。

（2）计算每日所需能量及份数　应摄入能量标准：30kcal/（kg·d^{-1}）。

身体所需总能量：60×30=1800kcal。

预计能量份数：1800÷90kcal≈20份。

（3）计算每日蛋白质的摄入量　该患者每日应摄入标准为60×0.6=36g，其中优质蛋白质应占60%～70%，为21～25g，25g≈3.5份肉蛋奶类，其余由非优质蛋白提供（淀粉、主食、蔬菜、水果），36-25=11g，约11g蛋白质来自非优质蛋白。

（4）应用肾病交换份分配食物　约25g（3.5份）来自优质蛋白：3.5份肉蛋奶类（1份=7g蛋白质，能量90kcal）。

11g来自非优质蛋白：其中6g来自谷类75g（蛋白质6g，能量270kcal），4g来自绿叶蔬菜250g（蛋白质4g，能量50kcal），瓜类蔬菜200g（蛋白质0～1g，能量50kcal），水果200g（蛋白质0～1g，能量90kcal）。

蛋白质36g约提供：315kcal（3.5份优质蛋白）+270kcal（谷类100g）+190kcal（果蔬类）=775kcal（约9份）的热量。

剩余能量（份数）：1800kcal-775kcal=1025kcal（约11份）。

剩余的11份食物由“720kcal（200g淀粉，约8份）+270kcal（植物油30g，

约 3 份）=990kcal（约 11 份）”提供。

合计共摄入：能量 1765kcal，蛋白质 36g。

（5）制订饮食计划　将食物分配至各餐，并按照交换份随意更换。每日可给予一日 3 次正餐加 2 次加餐。加餐可选择蔬菜类或坚果类，餐后血糖正常的患者，可选用水果作为加餐，能量一般不超过 90kcal，加餐时间应为两餐中间。

（6）食谱举例　早餐：牛奶 230mL，鸡蛋 1 个，馒头 75g（75g 面粉）。

午餐：淀粉类 125g，瘦肉 25g，叶类蔬菜 250g。

晚餐：淀粉类 100g，鸡肉 25g，瓜类蔬菜 200g。

加餐：水果 150g（或蔬菜类、坚果类，能量一般不超过 90kcal），番茄 150g。

全天用油 30g，全天用盐 3 ～ 5g。

食物成分：蛋白质约 41g（9%），脂肪约 50g（26%），碳水化合物 300g（65%）。

总热量 1813kcal。

（三）肾病食物交换份的优点

利用肾病食物交换份能准确控制蛋白质的摄入量。其计算简单，操作方便，易于掌握，便于推广使用。对于患者来说易于理解，依从性好。不同蛋白质摄入量的食物交换份举例见表 4-4 和表 4-5。

表 4-4　肾病食物交换份举例（蛋白质 0.6g/kg）

体重 / kg	能量 35kcal/（kg · d^{-1}）	蛋白质 0.6g	谷薯类 50g	淀粉 100g	绿叶蔬菜 250g	瓜果蔬菜 200g	奶类 230g	肉蛋类 50/60g	油脂 10g
40	1400	24	1.5	1.5	1	1	1	1	4
45	1575	27	1.5	1.5	1	1	1	1.5	4.5
50	1750	30	2	2	1	2	1	1.5	3
55	1925	33	2	2.5	1	2	1	2	3.5
60	2100	36	2.5	2.5	1	2	1	2	4
65	2275	39	3	2.5	1	2	1	2	4.5
70	2450	42	3	2.5	1	2	1	2.5	5
75	2625	45	3	3	1	2	1	3	5.5

资料来源：《慢性肾脏病患者膳食指导》WS/T557-2017。

表 4-5　肾病食物交换份举例（蛋白质 0.8g/kg）

体重 / kg	能量 35kcal/（kg · d^{-1}）	蛋白质 0.8g	谷薯类 50g	淀粉 100g	绿叶蔬菜 250g	瓜果蔬菜 200g	奶类 230g	肉蛋类 50/60g	油脂 10g
40	1400	32	2	0.5	1	1	1	2	3.5
45	1575	36	2.5	0.5	1	1	1	2	4
50	1750	40	3	0.5	1	1	1	2.5	4.5
55	1925	44	3.5	0.5	1	2	1	2.5	5

续表

体重 / kg	能量 35kcal/（kg·d^{-1}）	蛋白质 0.8g	谷薯类 50g	淀粉 100g	绿叶蔬菜 250g	瓜果蔬菜 200g	奶类 230g	肉蛋类 50/60g	油脂 10g
60	2100	48	4	0.5	1	2	1	3	5
65	2275	52	4	0.5	1	2	1	3.5	5.5
70	2450	56	4.5	0.75	1	2	1	4	5.5
75	2625	60	5	0.75	1	2	1	4	6

资料来源：《慢性肾脏病患者膳食指导》WS/T557–2017。

六、合理运动

糖尿病肾病患者运动项目及运动强度的选择与肾功能受损的程度有关。不宜选择高强度的运动，避免加重蛋白尿、减少肾脏的血流量，可选用快步走、游泳、骑自行车等运动形式。终末期肾病患者，应量力而行，可采用一些低强度、间歇性的阻抗运动方式，减慢出现肌肉衰减的速度，可循序渐进，待身体适应后，再逐渐增加运动量。

七、健康教育

糖尿病患者的健康教育是糖尿病治疗中的一个重要环节，对糖尿病患者的健康教育需要医生、护士、营养师等多方面的人员参与，对于营养教育和膳食治疗的方法，营养师必须担负起主要的教育角色。

糖尿病肾病患者，宜保持适宜的体重。对于 BMI $<$ 23.9kg/m^2 体型正常或消瘦的糖尿病肾病Ⅲ、Ⅳ、Ⅴ期患者，在减少蛋白质摄入的同时，可适量增加碳水化合物的摄入量，以维持能量的摄入；对于 BMI $\geqslant$ 24kg/m^2 的糖尿病肾病患者，建议在营养师的指导下通过合理饮食和运动缓慢减重；如果体重增长过快，同时伴有胸闷、气短等症状，要警惕是否有水钠潴留。

糖尿病肾病患者的健康教育，应注重个体化的膳食治疗，根据每位患者的不同情况，确定总能量，分配三大供能营养素，制订适宜的食谱，列出具体的食物。同时还应养成良好的生活方式，戒烟戒酒，延缓糖尿病肾病的进展。总之，对糖尿病肾病患者的膳食治疗必须循序渐进，才能取得满意的效果。

八、糖尿病肾病治疗膳食食谱

（一）糖尿病肾病 G1—G2 期食谱

例一：能量 1665kcal。膳食中各营养素量及供能占比见表 4-6。

表 4-6　膳食中各营养素量及供能占比

营养素	重量 /g	供能占比
碳水化合物	240.5	58.80%
蛋白质	57	13.90%
脂肪	49.5	27.30%

利用食物交换份法，一日膳食中包含谷薯类8份，肉蛋类1份，蔬菜类2份，奶类1.5份，水果1.5份，坚果1份，大豆类1份，食用油2.5份。其中，碳水化合物提供的能量占总能量的58.8%，蛋白质提供的能量占总能量的13.9%，脂肪提供的能量占总能量的27.3%。一日治疗膳食食谱见表4–7。

表4-7　一日治疗膳食食谱

餐次	食谱名称	食材	用量/g
早餐（07：00～08：00）	蒸红薯	红薯	180
	李子	李子	100
	拌黄瓜	黄瓜	150
	纯牛奶	牛奶	125
上午加餐（10：00～10：30）	柚子	柚子	100
	低糖酸奶	低糖酸奶	100
午餐（12：00～13：00）	二米饭	小米	25
		大米	50
	芹菜炒肉	芹菜	150
		猪瘦肉	50
	酸辣白菜	白菜	200
下午加餐（15：00～15：30）	桃	桃	100
	核桃仁	核桃仁	15
晚餐（18：00～19：00）	黑米粥	黑米	25
	豆腐炒油麦菜	豆腐	100
		油麦菜	200
	清炒菜花	菜花	300
	玉米馒头	玉米面	50

例二：能量1800kcal。膳食中各营养素量及供能占比见表4–8。

表4-8　膳食中各营养素量及供能占比

营养素	重量/g	供能占比
碳水化合物	261	59.00%
蛋白质	63	14.30%
脂肪	52.5	26.70%

利用食物交换份法，一日膳食中包含谷薯类 8.5 份，肉蛋类 1.5 份，蔬菜类 2 份，奶类 1.5 份，水果 2 份，坚果 1 份，大豆 1 份，食用油 2.5 份。其中，碳水化合物提供的能量占总能量的 59.0%，蛋白质提供的能量占总能量的 14.3%，脂肪提供的能量占总能量的 26.7%。一日治疗膳食食谱见表 4-9。

表 4-9　一日治疗膳食食谱

<table>
<tr><th>餐次</th><th>食谱名称</th><th>食材</th><th>用量 /g</th></tr>
<tr><td rowspan="4">早餐
（07：00 ～ 08：00）</td><td>全麦面包</td><td>全麦面粉</td><td>65</td></tr>
<tr><td>李子</td><td>李子</td><td>100</td></tr>
<tr><td>拌黄瓜</td><td>黄瓜</td><td>150</td></tr>
<tr><td>纯牛奶</td><td>牛奶</td><td>125</td></tr>
<tr><td rowspan="2">上午加餐（10：00 ～ 10：30）</td><td>柚子</td><td>柚子</td><td>100</td></tr>
<tr><td>低糖酸奶</td><td>低糖酸奶</td><td>100</td></tr>
<tr><td rowspan="5">午餐
（12：00 ～ 13：00）</td><td rowspan="2">二米饭</td><td>小米</td><td>25</td></tr>
<tr><td>大米</td><td>50</td></tr>
<tr><td rowspan="2">芹菜炒肉</td><td>芹菜</td><td>150</td></tr>
<tr><td>猪瘦肉</td><td>50</td></tr>
<tr><td>酸辣白菜</td><td>白菜</td><td>200</td></tr>
<tr><td rowspan="2">下午加餐
（15：00 ～ 15：30）</td><td>草莓</td><td>草莓</td><td>200</td></tr>
<tr><td>核桃仁</td><td>核桃仁</td><td>15</td></tr>
<tr><td rowspan="7">晚餐
（18：00 ～ 19：00）</td><td>黑米粥</td><td>黑米</td><td>25</td></tr>
<tr><td rowspan="2">豆腐炒油麦菜</td><td>豆腐</td><td>100</td></tr>
<tr><td>油麦菜</td><td>200</td></tr>
<tr><td rowspan="2">肉沫茄子</td><td>茄子</td><td>300</td></tr>
<tr><td>猪瘦肉</td><td>25</td></tr>
<tr><td rowspan="2">粗粮馒头</td><td>高粱面</td><td>20</td></tr>
<tr><td>白面</td><td>30</td></tr>
</table>

例三：能量 2160kcal。膳食中各营养素量及供能占比见表 4-10。

表 4-10　膳食中各营养素量及供能占比

营养素	重量 /g	供能占比
碳水化合物	320	60.30%
蛋白质	79	14.90%
脂肪	58.5	24.80%

利用食物交换份法，一日膳食中包含谷薯类10.5份，肉蛋类2.5份，蔬菜类2.5份，奶类1.5份，水果2.5份，坚果1份，大豆1份，食用油2.5份。其中，碳水化合物提供的能量占总能量的60.3%，蛋白质提供的能量占总能量的14.9%，脂肪提供的能量占总能量的24.8%。一日治疗膳食食谱见表4–11。

表4-11　一日治疗膳食食谱

餐次	食谱名称	食材	用量/g
早餐（07：00～08：00）	全麦面包	全麦面粉	80
	圣女果	樱桃番茄	100
	拌黄瓜	黄瓜	150
	纯牛奶	牛奶	125
上午加餐（10：00～10：30）	柚子	柚子	300
	低糖酸奶	低糖酸奶	100
午餐（12：00～13：00）	二米饭	小米	35
		大米	60
	芹菜炒肉	芹菜	150
		猪瘦肉	65
	酸辣白菜	白菜	200
下午加餐（15：00～15：30）	草莓	草莓	200
	核桃仁	核桃仁	15
	西蓝花生菜沙拉	西蓝花	100
		生菜	150
晚餐（18：00～19：00）	玉米粥	玉米面	35
	豆腐炒油麦菜	豆腐	100
		油麦菜	200
	冬瓜排骨	冬瓜	300
		排骨	100
	粗粮馒头	高粱面	20
		白面	30

糖尿病肾病 G1-G2 期一周食谱（1800kcal/d）见表 4-12。

表 4-12　糖尿病肾病 G1-G2 期一周食谱（1800kcal/d）

餐次	星期一	星期二	星期三	星期四	星期五	星期六	星期日
早餐（07：00～08：00）	全麦面包 65g 拌黄瓜 150g 纯牛奶 125g 苹果 100g	蒸红薯 235g 拌生菜 150g 纯牛奶 125g 圣女果 100g	蒸紫薯 235g 醋溜白菜 150g 纯牛奶 125g 圣女果 100g	全麦面包 65g 拌黄瓜 150g 无糖酸奶 125g 李子 100g	蒸红薯 235g 拌生菜 150g 纯牛奶 125g 圣女果 100g	蒸紫薯 235g 手撕包菜 150g 纯牛奶 125g 猕猴桃 100g	全麦面包 65g 拌黄瓜 150g 无糖酸奶 125g 李子 100g
上午加餐（10：00～10：30）	柚子 100g 低糖酸奶 100g	柚子 100g 低糖酸奶 100g	苹果 100g 腰果仁 15g	梨 100g 纯牛奶 100g	草莓 150g 低糖酸奶 100g	柚子 100g 低糖酸奶 100g	猕猴桃 100g 纯牛奶 100g
午餐（12：00～13：00）	杂粮米饭 75g 芹菜炒肉（芹菜 150g，猪瘦肉 50g） 酸辣白菜 200g	杂粮米饭 75g 冬瓜排骨（冬瓜 250g，排骨 100g） 香菇炖鸡（香菇 200g，鸡肉 25g）	杂粮米饭 75g 番茄炖牛肉（番茄 100g，牛肉 50g） 娃娃菜炖豆腐（豆腐 100g，娃娃菜 300g）	杂粮米饭 75g 冬瓜虾仁（冬瓜 250g，虾仁 50g） 手撕包菜 200g	杂粮米饭 75g 香菇肉片（香菇 300g，猪瘦肉 50g） 家常豆腐 200g	杂粮米饭 75g 芹菜炒肉（芹菜 150g，猪瘦肉 50g） 炒菜花 250g	杂粮米饭 75g 娃娃菜炖豆腐（豆腐 100g，娃娃菜 300g） 菠菜炒鸡蛋（菠菜 150g，鸡蛋 40g）
下午加餐（15：00～15：30）	草莓 300g 核桃仁 15g	苹果 200g 腰果仁 15g	草莓 300g 无糖酸奶 100g	苹果 200g 巴旦木 15g	苹果 200g 核桃仁 15g	梨 200g 腰果仁 15g	柚子 200g 核桃仁 15g
晚餐（18：00～19：00）	黑米粥（黑米 25g） 豆腐炒油麦菜（豆腐 100g，油麦菜 200g） 肉沫茄子（茄子 300g，猪瘦肉 25g） 粗粮馒头 50g	小米粥（小米 25g） 豆腐炒上海青（豆腐 100g，上海青 200g） 手撕包菜 200g 粗粮馒头 50g	玉米粥（玉米面 25g） 蒜薹炒肉（蒜薹 200g，猪瘦肉 25g） 炒菜花 250g 粗粮馒头 50g	黑米粥（黑米面 25g） 韭黄炒肉（韭黄 200g，猪瘦肉 25g） 芹菜炒豆腐（豆腐 100g，芹菜 200g） 粗粮馒头 50g	小米粥（小米 25g） 炒西蓝花 300g 蒜蓉茄子 250g 杂粮馒头 50g	玉米粥（玉米面 25g） 炒茄子 250g 韭菜炒鸡蛋（韭菜 200g，鸡蛋 40g） 杂粮馒头 50g	小米粥（小米 25g） 芹菜虾仁（芹菜 200g，虾仁 40g） 凉拌莴笋 200g 杂粮馒头 50g

（二）糖尿病肾病 G3—G5 期食谱

例一：能量 1665kcal。膳食中各营养素量及供能占比见表 4-13。

表 4-13　膳食中各营养素量及供能占比

营养素	重量 /g	供能占比
碳水化合物	253.7	62.10%
蛋白质	51.6	12.60%
脂肪	45.9	25.30%

利用食物交换份法，一日膳食中包含谷薯类 8.2 份，肉蛋类 0.4 份，蔬菜类 1.8 份，奶类 1.5 份，水果 2.1 份，坚果 1 份，大豆类 1 份，食用油 2.5 份。其中，碳水化合物提供的能量占总能量的 62.1%，蛋白质提供的能量占总能量的 12.6%，脂肪提供的能量占总能量的 25.3%。一日治疗膳食食谱见表 4-14。

表 4-14　一日治疗膳食食谱

餐次	食谱名称	食材	用量 /g
早餐（07：00～08：00）	全麦面包	全麦面粉	55
	李子	李子	100
	拌黄瓜	黄瓜	150
	纯牛奶	牛奶	125
上午加餐（10：00～10：30）	柚子	柚子	100
	低糖酸奶	低糖酸奶	100
午餐（12：00～13：00）	二米饭	小米	25
		大米	50
	韭黄炒肉	韭黄	150
		猪瘦肉	20
	酸辣白菜	白菜	200
下午加餐（15：00～15：30）	桃	桃	220
	核桃仁	核桃仁	15

续表

餐次	食谱名称	食材	用量 /g
晚餐 （18：00～19：00）	小米粥	小米	25
	豆腐炒油麦菜	豆腐	100
		油麦菜	200
	清炒菜花	菜花	200
	玉米馒头	玉米面	50

例二：能量 1800kcal。膳食中各营养素量及供能占比见表 4–15。

表 4–15 膳食中各营养素量及供能占比

营养素	重量 /g	供能占比
碳水化合物	281.5	63.70%
蛋白质	55.5	12.60%
脂肪	46.5	23.70%

利用食物交换份法，一日膳食中包含谷薯类 9 份，肉蛋类 0.5 份，蔬菜类 2 份，奶类 1.5 份，水果 2.5 份，坚果 1 份，大豆 1 份，食用油 2.5 份。其中，碳水化合物提供的能量占总能量的 63.7%，蛋白质提供的能量占总能量的 12.6%，脂肪提供的能量占总能量的 23.7%。一日治疗膳食食谱见表 4–16。

表 4–16 一日治疗膳食食谱

餐次	食谱名称	食材	用量 /g
早餐 （07：00～08：00）	全麦面包	全麦面粉	65
	圣女果	樱桃番茄	100
	拌黄瓜	黄瓜	150
	纯牛奶	牛奶	125
上午加餐 （10：00～10：30）	柚子	柚子	200
	低糖酸奶	低糖酸奶	100
午餐 （12：00～13：00）	二米饭	小米	30
		大米	50

续表

餐次	食谱名称	食材	用量 /g
午餐 （12：00～13：00）	肉沫茄子	茄子	300
		猪瘦肉	25
	酸辣白菜	白菜	200
下午加餐 （15：00～15：30）	草莓	草莓	200
	腰果仁	腰果仁	15
晚餐 （18：00～19：00）	黑米粥	黑米	30
	豆腐炒油麦菜	豆腐	100
		油麦菜	200
	清炒娃娃菜	娃娃菜	150
	粗粮馒头	高粱面	20
		白面	30

例三：能量 2160kcal。膳食中各营养素量及供能占比见表 4–17。

表 4–17　膳食中各营养素量及供能占比

营养素	重量 /g	供能占比
碳水化合物	334	63.00%
蛋白质	79	13.40%
脂肪	55.5	23.60%

利用食物交换份法，一日膳食中包含谷薯类 11 份，肉蛋类 1 份，蔬菜类 2.5 份，奶类 2 份，水果 2.5 份，坚果 1.5 份，大豆 1 份，食用油 2.5 份。其中，碳水化合物提供的能量占总能量的 63.0%，蛋白质提供的能量占总能量的 13.4%，脂肪提供的能量占总能量的 23.6%。一日治疗膳食食谱见表 4–18。

表 4–18　一日治疗膳食食谱

餐次	食谱名称	食材	用量 /g
早餐 （07：00～08：00）	全麦面包	全麦面粉	85
	圣女果	樱桃番茄	100
	拌黄瓜	黄瓜	150
	纯牛奶	牛奶	150

续表

餐次	食谱名称	食材	用量 /g
上午加餐（10：00～10：30）	柚子	柚子	200
	低糖酸奶	低糖酸奶	150
午餐（12：00～13：00）	二米饭	小米	40
		大米	60
	青椒炒肉	青椒	150
		猪瘦肉	25
	酸辣白菜	白菜	200
下午加餐（15：00～15：30）	猕猴桃	猕猴桃	200
	核桃仁	核桃仁	22.5
	西蓝花生菜沙拉	西蓝花	100
		生菜	150
晚餐（18：00～19：00）	玉米粥	玉米面	35
	豆腐炒油麦菜	豆腐	100
		油麦菜	200
	豆角肉丝	豆角	200
		瘦肉丝	25
	粗粮馒头	高粱面	20
		白面	35

糖尿病肾病 G3–G5 期一周食谱（1600kcal/d）见表 4–19。

表 4-19　糖尿病肾病 G3-G5 期一周食谱（1600kcal/d）

餐次	星期一	星期二	星期三	星期四	星期五	星期六	星期日
早餐（07：00～08：00）	蒸紫薯 200g 苹果 100g 黄瓜 150g 纯牛奶 125g	全麦面包 55g 李子 100g 黄瓜 150g 纯牛奶 125g	蒸红薯 200g 柚子 100g 拌生菜 150g 低糖酸奶 125g	蒸紫薯 200g 猕猴桃 100g 拌紫甘蓝 150g 纯牛奶 125g	蒸玉米 440g 苹果 100g 拌包菜 150g 低糖酸奶 125g	全麦面包 55g 梨 100g 炒苋菜 150g 纯牛奶 125g	蒸玉米 440g 柚子 100g 拌包菜 150g 低糖酸奶 125g
上午加餐（10：00～10：30）	草莓 150g 无糖酸奶 100g	橘子 100g 无糖酸奶 100g	草莓 150g 纯牛奶 100g	苹果 100g 无糖酸奶 100g	橘子 100g 纯牛奶 100g	橘子 100g 无糖酸奶 100g	草莓 150g 纯牛奶 100g
午餐（12：00～13：00）	杂粮米饭 75g 蒜薹炒鸡蛋（蒜薹 200g，鸡蛋 40g） 炒上海青 150g	杂粮米饭 75g 韭黄炒肉（韭黄 150g，猪瘦肉 20g） 酸辣白菜 200g	杂粮米饭 75g 芹菜牛肉丝（芹菜 150g，瘦牛肉 20g） 清炒卷心菜 200g	杂粮米饭 75g 清蒸鲈鱼 40g 豆腐炒菠菜（豆腐 100g，菠菜 200g） 清炒卷心菜 200g	杂粮米饭 75g 洋葱炒肉（洋葱 200g，猪瘦肉 20g） 炒菠菜 200g	杂粮米饭 75g 肉沫茄子（茄子 200g，猪瘦肉 20g） 醋溜白菜 200g	杂粮米饭 75g 白萝卜炖排骨（白萝卜 200g，排骨 60g） 炒上海青 150g
下午加餐（15：00～15：30）	柚子 220g 腰果仁 15g	桃 220g 核桃仁 15g	梨 220g 开心果 15g	柚子 220g 腰果仁 15g	猕猴桃 220g 核桃仁 15g	柚子 220g 开心果 15g	梨 220g 核桃仁 15g
晚餐（18：00～19：00）	玉米粥（玉米面 25g） 豆腐炒菜花（豆腐 100g，菜花 200g） 炒茄子 200g 杂粮馒头 50g	小米粥（小米 25g） 清炒菜花 200g 豆腐炒油麦菜（豆腐 100g，油麦菜 200g） 玉米馒头 50g	黑米粥（黑米 25g） 手撕包菜 200g 菠菜炒鸡蛋（菠菜 200g，鸡蛋 50g） 杂粮馒头 50g	玉米粥（玉米面 25g） 拌黄瓜 150g 炒西蓝花 200g 玉米馒头 50g	小米粥（小米 25g） 番茄炒鸡蛋（番茄 200g，鸡蛋 40g） 拌生菜 150g 杂粮馒头 50g	黑米粥（黑米 25g） 手撕包菜 200g 豆腐炒菠菜（菠菜 200g，豆腐 100g） 玉米馒头 50g	玉米粥（玉米面 25g） 炒丝瓜 200g 青椒炒鸡蛋（青椒 200g，鸡蛋 40g） 玉米馒头 50g

（三）透析患者食谱

例一：能量 1655kcal。膳食中各营养素量及供能占比见表 4-20。

表 4-20　膳食中各营养素量及供能占比

营养素	重量 /g	供能占比
碳水化合物	210	50.70%
蛋白质	80	19.30%
脂肪	55	30.00%

利用食物交换份法，一日膳食中包含谷薯类 8 份，肉蛋类 3.5 份，蔬菜类 1 份，奶类 1 份，水果 1 份，坚果 1 份，大豆 0.5 份，食用油 2.5 份。其中，碳水化合物提供的能量占总能量的 50.7%，蛋白质提供的能量占总能量的 19.3%，脂肪提供的能量占总能量的 30.0%。一日治疗膳食食谱见表 4-21。

表 4-21　一日治疗膳食食谱

餐次	食谱名称	食材	用量 /g
早餐（07：00 ～ 08：00）	蒸紫薯	紫薯	300
	煮鸡蛋	鸡蛋	50
	拌生菜	生菜	100
	纯牛奶	牛奶	150
上午加餐（10：00 ～ 10：30）	猕猴桃	猕猴桃	100
午餐（12：00 ～ 13：00）	杂粮米饭	燕麦	25
		大米	50
	竹笋炒肉	竹笋	100
		猪瘦肉	30
	西葫芦虾仁	西葫芦	100
		虾仁	45
下午加餐（15：00 ～ 15：30）	桃	桃	100
	核桃仁	核桃仁	15

续表

餐次	食谱名称	食材	用量 /g
晚餐 （18：00～19：00）	小米粥	小米	25
	腐竹炒油麦菜	腐竹	20
		油麦菜	150
	青椒炒鸡丝	青椒	50
		鸡胸肉	50
	玉米馒头	玉米面	50

例二：能量 1800kcal。膳食中各营养素量及供能占比见表 4–22。

表 4–22　膳食中各营养素量及供能占比

营养素	重量 /g	供能占比
碳水化合物	248	55%
蛋白质	68	15%
脂肪	60	30%

利用食物交换份法，一日膳食中包含谷薯类 9 份，肉蛋类 2 份，蔬菜类 1.5 份，奶类 2 份，水果 1 份，坚果 1.5 份，大豆 0.5 份，食用油 2.5 份。一日治疗膳食食谱见表 4–23。

表 4–23　一日治疗膳食食谱

餐次	食谱名称	食材	用量 /g
早餐 （07：00～08：00）	蒸红薯	红薯	225
	煮鸡蛋	鸡蛋	50
	拌生菜	生菜	100
	纯牛奶	牛奶	200
上午加餐 （10：00～10：30）	柚子	柚子	100
	低糖酸奶	低糖酸奶	200
午餐 （12：00～13：00）	杂粮米饭	燕麦	38
		大米	50

续表

餐次	食谱名称	食材	用量 /g
午餐（12：00～13：00）	苦瓜炒肉	苦瓜	100
		猪瘦肉	30
	冬瓜虾仁	冬瓜	150
		虾仁	45
下午加餐（15：00～15：30）	桃	桃	100
	核桃仁	核桃仁	25
晚餐（18：00～19：00）	黑米粥	黑米	25
	豆腐炒油麦菜	豆腐	50
		油麦菜	150
	炒豆芽	豆芽	250
	玉米馒头	玉米面	50

例三：能量 2160kcal。膳食中各营养素量及供能占比见表 4–24。

表 4-24　膳食中各营养素量及供能占比

营养素	重量 /g	供能占比
碳水化合物	283.5	53.40%
蛋白质	90.5	17.00%
脂肪	70	29.60%

利用食物交换份法，一日膳食中包含谷薯类 10 份，肉蛋类 4 份，蔬菜类 2 份，奶类 2 份，水果 1.5 份，坚果 1 份，大豆 1 份，食用油 2.5 份。其中，碳水化合物提供的能量占总能量的 53.4%，蛋白质提供的能量占总能量的 17.0%，脂肪提供的能量占总能量的 29.6%。一日治疗膳食食谱见表 4–25。

表 4-25　一日治疗膳食食谱

餐次	食谱名称	食材	用量 /g
早餐（07：00～08：00）	煮玉米	玉米	480
	煮鸡蛋	鸡蛋	50

续表

餐次	食谱名称	食材	用量 /g
早餐 （07：00～08：00）	手撕包菜	包菜	200
	纯牛奶	牛奶	150
上午加餐 （10：00～10：30）	苹果	苹果	150
	低糖酸奶	低糖酸奶	150
午餐 （12：00～13：00）	杂粮米饭	燕麦	40
		大米	60
	蒜薹炒肉	蒜薹	200
		猪瘦肉	50
	白萝卜炖排骨	白萝卜	200
		排骨	100
下午加餐 （15：00～15：30）	桃	桃	150
	腰果仁	腰果仁	15
晚餐 （18：00～19：00）	小米粥	小米	30
	豆腐炒油麦菜	豆腐	50
		油麦菜	200
	苦瓜肉片	苦瓜	200
		猪瘦肉	50
	玉米馒头	玉米面	60

糖尿病肾病透析患者一周食谱（1800kcal/d）见表 4-26。

表 4-26　糖尿病肾病透析患者一周食谱（1800kcal/d）

餐次	星期一	星期二	星期三	星期四	星期五	星期六	星期日
早餐（07：00～08：00）	燕麦牛奶（燕麦 65g，牛奶 200g） 醋溜白菜 100g 黄瓜 100g	蒸红薯 225g 煮鸡蛋 50g 拌生菜 100g 纯牛奶 200g	全麦面包 65g 黄瓜 150g 纯牛奶 200g 煮鸡蛋 50g	蒸玉米 500g 拌紫甘蓝 150g 纯牛奶 200g	燕麦牛奶（燕麦 65g，牛奶 200g） 拌生菜 100g	全麦面包 65g 黄瓜 150g 纯牛奶 200g 煮鸡蛋 50g	蒸玉米 500g 炒苋菜 150g 纯牛奶 200g
上午加餐（10：00～10：30）	猕猴桃 100g 低糖酸奶 200g	柚子 100g 低糖酸奶 200g	橘子 100g 低糖酸奶 200g	苹果 100g 低糖酸奶 200g	草莓 150g 低糖酸奶 200g	梨 100g 低糖酸奶 200g	柚子 100g 低糖酸奶 200g
午餐（12：00～13：00）	杂粮米饭 85g 肉沫茄子（茄子 200g，猪瘦肉 40g） 家常豆腐 100g	杂粮米饭 85g 苦瓜炒肉（苦瓜 100g，猪瘦肉 30g） 冬瓜虾仁（冬瓜 150g，虾仁 45g）	杂粮米饭 85g 蒜薹炒肉（蒜薹 150g，猪瘦肉 30g） 醋溜白菜 150g	杂粮米饭 85g 芹菜牛肉丝（芹菜 150g，瘦牛肉 30g） 青椒炒鸡蛋（青椒 150g，鸡蛋 50g）	杂粮米饭 85g 莴笋炒肉（莴笋 200g，猪瘦肉 40g） 番茄炒鸡蛋（番茄 150g，鸡蛋 50g）	杂粮米饭 85g 肉沫茄子（茄子 250g，猪瘦肉 40g） 醋溜白菜 150g	杂粮米饭 85g 芹菜炒肉（芹菜 200g，猪瘦肉 40g） 韭菜炒鸡蛋（韭菜 150g，鸡蛋 50g）
下午加餐（15：00～15：30）	梨 100g 开心果 25g	桃 100g 核桃仁 25g	草莓 150g 腰果仁 25g	橘子 100g 开心果 25g	猕猴桃 100g 核桃仁 25g	桃 100g 核桃仁 25g	草莓 150g 腰果仁 25g
晚餐（18：00～19：00）	玉米粥（玉米面 25g） 炒上海青 200g 韭黄炒肉（韭黄 150g，猪瘦肉 60g） 玉米馒头 50g	黑米粥（黑米 25g） 炒豆芽 250g 豆腐炒菠菜（豆腐 50g，菠菜 150g） 玉米馒头 50g	小米粥（小米 25g） 萝卜炖排骨（萝卜 150g，排骨 60g） 手撕包菜 150g 杂粮馒头 50g	豆浆 250g 西葫芦炒肉（西葫芦 150g，猪瘦肉 30g） 干锅菜花 150g 玉米馒头 50g	玉米粥（玉米面 25g） 萝卜炖牛肉（萝卜 150g，牛肉 30g） 清炒娃娃菜 150g 杂粮馒头 50g	豆浆 250g 香菇炖鲈鱼（鲈鱼 40g，香菇 50g） 炒菠菜 150g 玉米馒头 50g	小米粥（小米 25g） 香菇炖鸡（香菇 100g，鸡肉 30g） 炒西蓝花 100g 杂粮馒头 50g

第二节　糖尿病足病膳食治疗

一、糖尿病足病概论

糖尿病足病是一种发生在足部的糖尿病慢性并发症，是由末梢神经病变、血管病变及细菌感染等多种因素引起的下肢感染、溃疡或深部组织的破坏。1999年 WHO 对糖尿病足病的定义是：糖尿病患者合并神经病变及各种不同程度的下肢病变而导致的下肢感染、溃疡形成和（或）深部组织的破坏。患者从皮肤到骨与关节的各层组织均可受害，其主要临床表现为足溃疡和坏疽。

（一）糖尿病足病的危害性

糖尿病足病是糖尿病的严重慢性并发症之一，具有发病率高、截肢率高、花费巨大、难治可防的特点，是糖尿病患者尤其是老年糖尿病患者最痛苦的一种慢性并发症，也是糖尿病患者致残致死的主要原因之一。

糖尿病患者中 15% ～ 20% 的患者可能在其病程中发生足溃疡或坏疽。糖尿病足病，是糖尿病患者下肢截肢的主要原因，其截肢率是非糖尿病患者的 15 倍，每年的截肢患者中约 50% 是糖尿病患者。在全球范围内，糖尿病足患病率超过 6%，我国糖尿病足病的平均患病率为 5.7%，以神经缺血性糖尿病足病为主，合并感染的溃疡占 67.9%。50 岁以上糖尿病患者中，足部溃疡年新发病率为 8% 以上，治愈后年再发病率为 31.6%。若并发有高血压、冠心病、血脂异常、肾脏疾病等，预后更差；糖尿病足病患者的心脑血管疾病的患病率和死亡率更高。

（二）糖尿病足病常见诱因

糖尿病足病常见诱因：因鞋引起创伤、切割伤、温度创伤、重复性应激、压疮；医源性创伤、血管堵塞、甲沟炎及其他皮肤病、皮肤水肿等。

（三）糖尿病足病高危因素

并不是所有的糖尿病患者都会发生糖尿病足病，糖尿病足病发生的高危因素：合并糖尿病神经病变、下肢血管病变、长期吸烟酗酒、糖尿病慢性并发症；老年、独居、既往有足溃疡病史及截肢病史；有甲沟炎、胼胝、足癣、足部畸形、足部皮疹或皮损、关节活动受限；糖尿病病程超过 10 年，长期血糖控制不良，糖尿病知识缺乏，不能进行有效的足部保护。其中周围神经病变和周围动脉疾病是导致糖尿病足溃疡最重要的危险因素，血管病变的严重程度是决定伤口能否愈合、是否需要截肢及截肢平面的主要因素。对于存在高危因素的患者应加强随访，加强足部保护教育，有利于降低糖尿病足病的发生率。

（四）糖尿病足病的分类和分级

糖尿病足病的主要病因是在血管病变或神经病变的基础上合并感染。按照病因，糖尿病足溃疡可分为缺血性溃疡和神经性溃疡两种，二者的区别见表 4–27。

表 4–27　糖尿病缺血性溃疡和神经性溃疡的比较

症状	缺血性溃疡	神经性溃疡
皮肤颜色	苍白	正常
皮肤温度	凉（怕凉）	温
皮肤状况	有汗	干燥、皲裂
足背 / 踝动脉	无或微弱	正常
创面	有黑痂，湿，有渗出	洞，干，边缘清晰，渗出少
感觉	疼痛	无 / 迟钝
胼胝	无	常见
跛行	有	无
静息痛	有	无
血管 B 超	串珠样改变	改变不严重
伤口部位	足表面	足底、足边缘

资料来源：袁丽、叶子溦、陈敏《糖尿病专科护士培训指导》。

糖尿病足病一旦确诊，应对其进行分级评估，正确的分级评估能够判断病情、指导治疗、判断预后。Wagner 分级和 Texas 系统是目前最经典也是临床应用最广泛的一种分级方法。

Wagner 分级：目前临床上应用最为广泛的分级方法，根据病情进展可分为 0 ～ 5 级，见表 4–28。

Texas 分级：从病变程度和病因两个方面对糖尿病足溃疡及坏疽进行评估，更好体现了创面感染和缺血的情况。主要用于评价创面的严重性和预测肢体预后方面，见表 4–29。

表 4-28　糖尿病足病 Wagner 分级法

分级	临床表现
0 级	有发生足溃疡的危险因素，目前无溃疡。
1 级	表面溃疡，临床上无感染。
2 级	较深的溃疡，可深及肌腱、骨骼或关节囊。常合并软组织炎，无脓肿或骨的感染。
3 级	深度感染，伴有骨髓炎、脓肿或肌腱炎。
4 级	局限性坏疽（趾、足跟或前足背），主要表现为缺血性坏疽。
5 级	全足坏疽或至少行膝下截肢的坏疽。

资料来源：袁丽、叶子溦、陈敏《糖尿病专科护士培训指导》。

表 4-29　糖尿病足病 Texas 分级法

分级	特点	分期	特点
0 级	溃疡史	A 级	无感染和缺血
1 级	表浅溃疡	B 级	有感染
2 级	深及肌腱	C 级	有缺血
3 级	深及骨关节	D 级	感染缺血并存

（五）糖尿病足病的评估要点

1. 整体评估

包括年龄、血糖、血脂、血压、营养状况，以及肝肾功能、心理状况、用药史、过敏史、既往住院史及手术史、糖尿病病程；有无心脑血管、肾脏、视网膜病变及其他合并症，有无吸烟史、饮酒史，以及糖尿病足病的其他高危因素。

2. 局部评估

评估足部是否畸形、肿胀；是否有肌萎缩；有无胼胝、鸡眼；足部皮肤的温度、颜色，趾甲的生长情况；有无化学品暴露史；有无既往足部外伤史及手术史，有无神经病变和血管病变的临床症状；溃疡的诱因、位置、大小、深度、颜色、分类、分级；有无渗液，以及渗液的量、色、性状，有无异味、感染；创面肉芽的生长情况；鞋袜是否合适等。

3. 周围神经病变的检查

周围神经病变的检查主要是了解患者是否存在保护性感觉。常用的方法是

10g 单尼龙丝检查法。将 10g 单尼龙丝垂直接触于患者的大脚趾趾腹，足底第一、第三跖骨处三个不同部位进行检查。其他还有肌电图检查，触觉、温度觉、痛觉、震动觉定性与定量检查等。

4. 下肢血管检查

可以通过扪股动脉、腘动脉、胫后动脉、足背动脉搏动来了解下肢血管病变，如果搏动减弱或消失，说明患者容易发生足溃疡，且有更高的新血管病变发生率。

可以用踝肱指数（ABI）来反映下肢血压和血管状态。正常参考值为 0.90 ～ 1.30，临界状态 0.91 ～ 0.99，轻度供血不足 0.71 ～ 0.89，中度供血不足 0.50 ～ 0.70（跛行），重度供血不足＜ 0.50（静息痛），极重度供血不足＜ 0.30（足坏死）。

经皮氧分压能反映周围动脉的供血，可用于预测糖尿病微循环病变、创伤愈合情况，确定截肢平面。正常人足背值＞ 40mmHg，如＜ 30mmHg 提示周围血液不足，足部易发生溃疡或已有溃疡难以愈合；＜ 20mmHg 则溃疡几乎没有愈合的可能。

此外，血管彩色多普勒超声检查可发现动脉的形态和血流的存在、走形、方向与周围组织的关系，常作为下肢血管病变的筛查检查。

利用 CT、MRI 进行动脉成像，对于肾功能损害的患者是比较理想的检查方法。

动脉血管造影作为血管检查的“金标准”，能准确反映血管病变情况，但为有创检查，有一定的并发症，且检查费用昂贵。因此，只有在病情重且需采取介入治疗或手术治疗前要准确判断血管病变的部位或范围时，方能使用此项检查。有肾功能损害的患者应慎选血管造影。

5. 骨、关节检查

对于临床上可疑的骨与关节病变，可行 X 线、CT 或 MRI 检查。

6. 足底压力测定

足底压力是人在站立、静止站立或运动行走的过程中，由于人体重力作用，足底受到的垂直地面的反作用力。正常人的足底压力的分布或大小都是均匀的，当人体足部发生一些病变或者功能障碍及人体运动状态发生变化时，足底压力和压强分布都会发生相应改变。糖尿病病人足底压力异常增高和分布是发生足溃疡最重要的原因之一。糖尿病足底压力测定有不同的测定系统，如 MatScan 系统、FootScan 系统，通过测定足部压力，了解患者足部是否有压力异常，尤其合并胼胝者，在去除胼胝后，足部压力可以减轻，从而避免足溃疡。

二、糖尿病足病的诊断与治疗

（一）糖尿病足病的诊断

糖尿病足病临床表现为综合征并具备三要素——糖尿病患者、存在足部组织缺损（溃疡或坏疽）及伴有一定程度的下肢神经或/和血管病变，其中感染和下肢缺血程度通过实验室及影像学检查可以诊断。对患者综合评估（包括全身状况、下肢血管和/或神经及创面），根据病情对患者进行分级分类是诊断糖尿病足病的关键。

（二）糖尿病足病的治疗

治疗糖尿病足病的目标是预防足溃疡的发生，避免截肢。糖尿病足病的治疗首选是全身治疗，即控制血糖、血脂、血压，戒烟戒酒，应用改善周围循环，改善神经功能，使用营养神经药物；应积极纠正不良营养状况和水肿，一旦出现低蛋白血症和水肿的，将会影响溃疡的愈合。只有在全身治疗的基础上局部换药才会有效。

1. 缺血性病变的处理

对于血管阻塞没有手术指征者，可以采用内科治疗，包括抗凝、抗血小板积聚、扩张血管和改善微循环、改善脂代谢。常用的药物有阿司匹林、潘生丁及血管扩张剂：前列地尔、贝前列素钠、西洛他唑、盐酸沙格雷酯、胰激肽原酶和己酮可可碱等。

如果血管病变严重，内科保守治疗无效，则需行各种血管重建手术，包括外科手术治疗和血管腔内治疗。外科手术治疗包括动脉内膜剥脱术、人造血管和/或自体血管旁路手术。腔内治疗如传统的经皮球囊扩张术（PTA）、支架植入等。血管完全闭塞且没有流出道的患者，尤其是不能行血管外科手术者，可采用干细胞移植法。坏疽患者若存在无法控制的疼痛并有广泛病变，但又不能保守治疗者，应截肢，截肢前最好做血管造影，以决定截肢平面。对于老年患者，在截肢创面能愈合的情况下应慎重选择截肢术，围手术期密切关注病情变化。

2. 神经性足溃疡的处理

关键是减轻原发病变所造成的压力，可通过矫形鞋或矫形器等改变足的压力，同时根据溃疡的深度、大小、渗出量及是否合并感染，再决定换药的次数和局部敷料的选用。

3. 足溃疡的创面处理

原则为清创、引流、保湿、减轻压力、控制感染、促进肉芽组织生长、促进上皮组织生长及创面愈合。

（1）进行清创。在清创之前必须全面考虑病情，进行创面评估，包括血管评估及溃疡的分类分级，采用“蚕食法”清除坏死组织。有严重血管病变时，清创不要太积极，根据血供情况及时进行血管重建等治疗。趾端干性坏疽者暂不进行清创，可待其自行脱落，胼胝可能掩盖深部的溃疡，应及时去除，当有危及肢体和生命的感染时，即使是存在缺血也应该立即清创。

（2）有窦道或腔隙者可选用藻酸盐敷料等填充，松紧适宜，无感染者，亦可采用含生长因子类敷料填充，需要进行截肢。

（3）有感染者可选用抗菌敷料局部抗感染，并取标本做培养，尤其是有骨髓炎和深部脓肿者，应根据药敏试验选用抗生素，并及时切开引流，严重溃疡合并感染者，特别是有坏疽者，需要进行截肢。

（4）对于暴露的肌腱、骨骼要注意保护，可用水凝胶等保湿。

（5）换药应对创面充分评估，以便及时调整治疗方案，减压措施应贯穿于创面愈合的全过程。

4. 临床生化检查的控制目标

（1）糖化血红蛋白　建议糖尿病足病患者的糖化血红蛋白控制在7.1% ～ 8.0%。糖化血红蛋白高于 8% 的患者，应接受个体化的医学膳食治疗。

（2）血压　有研究表明，在血压控制为小于 130/80mmHg 基础上，再强化降压治疗，患者可能会有较大获益。

（3）血脂　低密度脂蛋白控制目标应根据患者是否存在冠状动脉粥样硬化性心脏病（CVD）而有不同。若未合并 CVD 的患者其低密度脂蛋白建议＜ 2.6mmol/L，若合并 CVD 建议＜ 1.8mmol/L。高密度脂蛋白根据性别的不同，控制目标也有所不同，男性患者的高密度脂蛋白建议＞ 1.0mmol/L，女性患者的高密度脂蛋白建议＞ 1.3mmol/L。甘油三酯建议＜ 1.7mmol/L。

三、糖尿病足病的预防

（一）筛查

识别出有发展成糖尿病足病危险因素的患者是成功地处理糖尿病足病的关键，建立一种能够实际操作的、适合当地卫生医疗条件的、让每一个糖尿病患者登记并参加筛查的医疗模式非常重要。

糖尿病患者应定期进行足病的筛查，1 型糖尿病患者病程 5 年以上的，每年筛查 1 次，2 型糖尿病患者确诊时即开始筛查。有神经病变的患者每隔 3 ～ 6 个月进行复查。对于病程长、营养状况差，伴有并发症、血糖控制不佳的患者应更注重筛查和预防，以减少重症感染的发生。

表 4-30　糖尿病足病的有关检查

	临床检查	客观试验
皮肤	颜色、出汗、干燥、干裂、是否感染	望诊、触诊
形态和畸形	足趾的畸形、跖骨头的突起、Charcot 畸形、胼胝	足的 X 线检查、足的压力检查
感觉功能	针刺觉、音叉震动觉、温度觉、压力觉检查	细针、音叉、温度阈值测试、尼龙丝触觉检查、足压力测定
运动功能	肌萎缩、肌无力、踝反射	电生理检查
自主功能	出汗减少、足温暖、足背动脉膨胀	定量发汗试验、皮温图、皮肤表面温度测定
血管状态	足背动脉搏动缺失、皮肤苍白、足凉、水肿	非创伤性多普勒超声检查、经皮氧分压测试（$TcPO_2$）

资料来源：袁丽、叶子溦、陈敏《糖尿病专科护士培训指导》。

（二）糖尿病足病的预防

糖尿病足病重在预防，尽管糖尿病足病的治疗非常困难，但糖尿病足病的预防十分有效。提高患者及家属对糖尿病足病相关知识的认识，对糖尿病足病患者进行预防教育，针对糖尿病足病发病的高危人群，建立教育规划，可使糖尿病足病患者及家属了解糖尿病足病发病和防治，从而降低发病率。

对糖尿病足病患者足的评估应该作为整个糖尿病治疗的一部分，对于有发生足溃疡危险因素的患者，应及时提出防治措施并给予具体指导。

1. 全身性危险因素的预防

包括健康教育、控制血糖、控制心血管疾病高危因素、戒烟戒酒、适度规律的运动等。

2. 局部预防

（1）每天检查鞋袜和足。在光线充足的地方进行检查，眼睛不好的可戴上眼镜，看不清的地方，可请家人帮忙，或借助于镜子。重点检查足趾、足底、足变形部位，是否有损伤、水泡，皮肤温度、颜色，是否干燥、皲裂，趾甲有无异常，有无鸡眼、足癣及足部动脉搏动等。

（2）每日用温水（＜40℃）洗脚 1 次或者 2 次，洗的时间不要太长，10 分钟左右，不要用脚试温，可用手、手肘或者让家人代试水温，洗完后用柔软的毛巾擦干，尤其是脚趾间。洗过脚后，双脚可涂上润肤霜，保持皮肤柔润，不要涂在脚趾间和溃疡间，有皮肤皲裂者，可擦含有尿素成分的皲裂霜，脚出汗较多者，可用滑石粉置于鞋中，或脚趾间擦酒精，再以纱布隔开，以保持脚部的干爽。

（3）进行下肢、足部的按摩，动作宜轻柔，避免搓、捏等动作，适当运动，改善肢端血液循环。

（4）冬天要防止冻伤、烫伤，不要用热水袋或电热毯取暖，不要烤火及用热水烫脚；夏天要防止蚊虫叮咬，避免足部针灸，防止意外感染。

（5）穿鞋前，要检查鞋内是否有异物，防止足部损伤。尽量不要赤脚穿鞋和穿脚趾外露的凉鞋。选择合适的鞋子，尽量选择柔软、透气性好的面料。选择合适的袜子，如吸水性、透气性好的棉袜、羊毛袜，浅色，不宜太小或太大，袜口不要太紧，袜子内部的接缝不要太粗糙、无破洞。

（6）正确处理胼胝和嵌甲。不要自行处理伤口，不要用鸡眼膏等化学药物处理鸡眼或胼胝。出现水疱、陷甲、足癣、甲沟炎、鸡眼、胼胝、皮肤破损等，请及时就医。

四、糖尿病足病的膳食治疗

糖尿病足病患者往往伴有足部或其他部位难以愈合的创面，会伴有大量的血浆渗出及蛋白质的丢失，炎症反应导致机体能量的消耗量增加，常伴发营养不良、低蛋白血症、贫血等情况。因此需相应增加蛋白质的摄入及其他功能物质的补充。有研究发现，在糖尿病足病 Wagner 0 ～ 5 级患者中，有超过 60% 患者合并有不同程度的营养不良或营养失调。对糖尿病足病的患者早期进行营养干预，可保证患者营养充足，利于创面愈合。

膳食治疗是糖尿病足病治疗的主要手段之一，在控制血糖的过程中，膳食治疗应贯穿治疗全过程。对糖尿病足病患者的膳食治疗应按照筛查—评估—制订方案—实施—监测等步骤实施。对糖尿病足病患者应及时进行营养风险筛查和营养评估，对于营养风险筛查≥ 3 分的患者，进行营养评定，早期进行营养干预，制订个体化的膳食治疗方案，可提高患者生活质量，改变临床结局。在接受膳食治疗的过程中，需检测体重、血糖，以及患者自诉症状、进食情况等，及时进行营养状况评估并调整营养方案。

（一）能量

能量的摄入既要满足或维持理想体重的要求，又要符合不同病理情况下的营养需要。对于有创面合并感染的糖尿病足病患者，应及时补充机体代谢能量消耗，增加机体的免疫力，不建议长期处于能量摄入不足的状态。建议能量的摄入以每日 30 ～ 35kcal/kg 为宜，肥胖者可适当减少能量摄入，消瘦者可适当增加能量摄入。

建议 BMI 维持在 18.5 ～ 23.9kg/m^2 之间，若超过该标准，建议制订减重目标，对于超重和肥胖患者来说，减重有助于控制血糖、血脂和血压。

（二）碳水化合物

碳水化合物供能占总能量的 45% ～ 60%。碳水化合物的摄入量是引起血糖变化的关键因素，对摄入的碳水化合物进行计量，是血糖达标的重要手段之一。

糖尿病足病患者选择碳水化合物时，推荐选择高营养密度，富含膳食纤维、维生素及矿物质，少或不含添加糖、脂肪及盐的优质碳水化合物。推荐选择低 GI 类的食物，比如糙米、燕麦、荞麦等，建议粗杂粮的摄入比例占全日主食量的 30% ～ 50%，具体摄入量依据个体胃肠道功能而定，若为老年人，建议粗杂粮的摄入比例不超过全日主食量的 30%。

推荐选择低 GI 类食物，主要是因为以下几方面。

1. 低 GI 类食物在消化道停留的时间长，吸收率较低，葡萄糖的释放速度缓慢，进入血液后峰值低，下降速度慢，血糖波动小。有利于调节糖尿病患者的餐后血糖。低 GI 类食物还可改善脂肪代谢，以达到控制体重目的。

2. 有研究证明，低 GI 的碳水化合物在减少餐后血糖波动的同时，减轻了高血糖对缺血性糖尿病足病患者下肢血管的损害。

3. 有研究指出，果糖摄入过多，亦可增加体重。糖尿病患者应避免饮用包含果汁在内的各种含糖饮料。

（三）蛋白质

1. 无糖尿病肾病的病人，建议蛋白质的摄入量应为 1.0 ～ 1.5g/（kg・d^{-1}），占总热能的 15% ～ 20%，其中优质蛋白质（肉、蛋、奶等动物蛋白及大豆蛋白）的摄入应占全天蛋白质摄入量的 50% 以上。

2. 有糖尿病肾功能损害的患者蛋白质摄入可参照第四章第一节糖尿病肾病饮食。

3. 对于糖尿病足病合并营养不良的患者，建议蛋白质的摄入量为 1.0 ～ 2.0g/（kg・d^{-1}）。

4. 对于糖尿病足病合并感染的患者，在保证能量供应的情况下，推荐蛋白质的摄入量为 1.0 ～ 1.2g/（kg・d^{-1}），且保证肉、蛋、奶等动物蛋白及大豆蛋白的供应。

5. 糖尿病足病伴有创面不易愈合的足部溃疡患者，应保证优质蛋白质的供应。每日补充 17 ～ 30g 的精氨酸及约 0.57g/kg 的谷氨酰胺，有助于创面愈合。当膳食摄入不能满足营养需求时，可补充肠内营养制剂保证营养供应。

6. 对于需要手术治疗的 3 ～ 5 级（Wagner 分级）的糖尿病足病患者，由于手术创伤导致机体对能量及蛋白质的需求量增大，容易发生营养不良。建议积极控制血糖在正常水平，以利于伤口的愈合。术前患者应纠正患者的营养状况，术后在保证能量的供应的前提下，可适当增加蛋白质的摄入，建议摄入 1.0 ～ 2.0g/（$kg \cdot d^{-1}$）。若患者经膳食不能满足营养需求，可应用肠内营养制剂保证营养供应。

（四）脂肪

推荐脂肪的摄入量应占全天总能量的 25% ～ 30%，限制富含饱和脂肪酸的食物，如牛油、羊油、猪油、奶油等动物性脂肪的摄入。其中长链饱和脂肪酸、单不饱和脂肪酸及多不饱和脂肪酸摄入比例不超过 1∶1∶1 为宜，避免摄入反式脂肪酸，足溃疡患者食用含 n–3 脂肪酸的食物（如深海鱼等）有利于伤口的愈合。常见食用油的脂肪酸含量见表 4–31。

表 4–31 常见食物油的脂肪酸含量

品名	饱和脂肪酸	单不饱和脂肪酸	多不饱和脂肪酸	
		ω–9（油酸）	ω–6 脂肪酸（亚油酸为主）	ω–3 脂肪酸（a 亚麻酸 EPA、DHA）
深海鱼油	20% ～ 30%	20% ～ 45%	1% ～ 7%	20% ～ 26%
山茶油	10.5%	76.8%	11.6%	0.7%
橄榄油	9% ～ 11%	84% ～ 86%	4% ～ 7%	1%
核桃油	8%	23.6%	60.4%	7.9%
葡萄籽油	10.66%	19%	70%	0%
豆油	10% ～ 13%	20% ～ 25%	50% ～ 55%	7%
花生油	17% ～ 18%	50% ～ 68%	22% ～ 28%	0%
玉米油	10% ～ 13%	23% ～ 30%	56% ～ 60%	1%
猪油	30% ～ 40%	23% ～ 30%	56% ～ 60%	0%
菜籽油	5% ～ 10%	70% ～ 80%	5% ～ 10%	0%
葵花籽油	21%	19%	59%	1%

（五）膳食纤维

膳食纤维是一种不能被人体消化的碳水化合物，是不容易被消化的多糖成分，可分为可溶性膳食纤维和非可溶性膳食纤维。

可溶性膳食纤维可在水中溶解，吸水会膨胀，并且可以被大肠中的微生物酵解，主要包括果胶、植物胶等，多存在于蔬菜、水果、全谷类、豆类等食物中。

非可溶性膳食纤维是不能溶于水的膳食纤维。纤维素、半纤维素和木质素是3种常见的非水溶性纤维，主要存在于植物表皮质和未加工的麸质、全麦、谷物、豆类、根茎类、果皮等食物中。

膳食纤维的功能包括改善肠道功能、控制体重、稳定血糖、降低胆固醇等方面。建议摄入量为25～30g/d。食用时可与主食类食物、蛋白质含量丰富的食物搭配食用，可以进一步延缓血糖升高的速度，减少血糖波动，改善血脂水平，但是，对于胃轻瘫和胃肠功能紊乱的老年患者避免过量摄入。

（六）维生素和矿物质

建议糖尿病患者保证微量营养素摄入，摄入量与健康群体保持一致，对于糖尿病足病患者，有临床研究提示特异性补充微量营养素，可显著促进足部创面愈合。

1. 维生素 A

（1）成年人推荐摄入量　男性800μgRE，女性700μgRE。

（2）食物来源　在动物性食品中，如动物内脏、蛋类、乳类中含量丰富；植物性食品中深色蔬菜的含量较高，如西蓝花、胡萝卜、菠菜、苋菜等。

（3）主要作用　维持皮肤和黏膜的完整性。

2 .B 族维生素

B族维生素由硫胺素、核黄素、吡哆醇、叶酸、泛酸盐和生物素组成，是参与白细胞形成的酶反应和创面愈合的合成代谢过程中必不可少的辅助因子，其中硫胺素、核黄素、吡哆醇和钴胺素也是合成胶原蛋白所必需的。因此，B族维生素缺乏将直接影响创面愈合。B族维生素成年人推荐摄入量见表4–32。

表4–32　B族维生素成年人推荐摄入量

名称	男性	女性	食物来源
维生素 B_1	1.4mg/d	1.2mg/d	含量最丰富的食物为葵花籽仁、花生、大豆粉、猪瘦肉，其次为粗粮、小麦粉、小米、玉米、大米等谷类食物，鱼类、蔬菜、水果中含量少。

续表

名称	男性	女性	食物来源
维生素 B_2	1.4mg/d	1.2mg/d	广泛存在于奶类、豆类、各种肉类、动物内脏、谷类、蔬菜和水果等食物中。谷类主要分布在谷皮和胚芽中，碾磨加工可丢失一部分维生素。
维生素 B_6	1.4～1.6mg/d		肉类、全谷类产品、蔬菜和坚果类含量最高。
叶酸	400μgDFE/d		含量丰富的食物为猪肝、猪肾、鸡蛋、豌豆、菠菜等。
泛酸	5.0mg/d		肉类、未精制加工的谷类制品、麦芽与麸子、动物内脏、绿叶蔬菜、坚果类、酵母等。
维生素 B_{12}	2.4μg/d		含量丰富的为肉类、动物内脏、蘑菇、鸡蛋和坚果类，其次为大豆粉和小麦粉，精制食物及蔬菜、水果中含量少。

资料来源：《中国居民膳食营养素参考摄入量（2023）》

3. 维生素 C

（1）成人推荐量　正常成人推荐量 100mg/d，单纯创面患者 500mg/d，复杂创面患者 2g/d。

（2）食物来源　人体不能合成维生素 C，人体所需的维生素 C 靠食物提供，主要食物来源是新鲜的蔬菜和水果。蔬菜中，辣椒、茼蒿、苦瓜、豆角、菠菜、马铃薯、韭菜等含量丰富，水果中，酸枣、鲜枣、草莓、柑橘、柠檬等含量最多，在动物的内脏中也含有少量的维生素 C。

（3）主要作用　可参与免疫细胞形成巨噬细胞；可增加胶原蛋白的强度及稳定性，促进创面毛细血管的再生。

4. 锌

（1）成人推荐量　男性 12.5mg/d，女性 7.5mg/d。

（2）食物来源　贝壳类海产品、红色肉类、动物内脏都是锌的极好来源，干果类、谷类胚芽和麦麸也富含锌。一般植物性食物含锌量较低，干酪、虾、燕麦、花生酱、花生、玉米等为良好来源，精细的粮食加工过程可导致大量的锌丢失。

（3）主要作用　锌缺乏将导致皮肤组织结构的改变和破坏，引起皮肤屏障功能减退，形成创面，甚至溃疡，但须注意，锌摄入超量将影响其他微量矿物质，如铜、铁的吸收利用，导致其他生理问题。

5. 铁

（1）成人推荐量　男性为 15mg/d，女性 20mg/d。

（2）食物来源　广泛存在于各种食物中，但分布极不均衡，吸收率相差极大，一般动物性食品的含量和吸收率均较高，主要为动物肝脏、动物全血、畜禽肉类、鱼类。蔬菜中含铁量不高，油菜、苋菜、菠菜、韭菜等所含的铁利用率不高。

（3）主要作用　促进胶原蛋白合成，改善患者贫血状况，合并感染时，过量铁往往促进细菌的生长，对抵御感染不利。

（七）危重症糖尿病足病患者的营养支持

1. 由于糖尿病足病患者常伴发心脑血管和肾脏损害；因创面的感染常易诱发糖尿病酮症酸中毒；由于机体的营养不良、限制活动、免疫功能减退等原因，卧床后易合并严重的肺部感染等，对于此类危重症患者，建议其膳食治疗应保证足够的能量，增加蛋白质的摄入，积极预防和改善营养不良。

2. 对于危重症患者，早期可“允许低热量”喂养，随着病情的好转，根据胃肠道的耐受情况，逐渐增加摄入量，避免发生再喂养综合征，加重病情。危重症患者建议接受营养师个体化的专业指导。

3. 能经口进食的患者，应以经口饮食为主，若饮食不能满足营养需求，必要时在营养师的指导下给予口服营养补充（ONS）。

对于存在吞咽风险或误吸风险的患者及经口进食联合 ONS 仍不能满足机体营养需求量的患者，可应用管饲方式保证营养物质的摄入。管饲饮食时要注意保持合适的营养液温度、合适的摄入量及摄入次数，根据胃肠道的情况逐渐增加每次摄入的量和摄入次数。必要时使用肠内营养制剂满足机体营养需求。

对于因各种原因导致肠内营养无法摄入或者无法满足机体需要时，可视情况给予补充性肠外营养（SPN）及全肠外营养（TPN）。

五、糖尿病足病患者饮食注意事项

（一）饮食分配和餐次安排

患者每日可摄入 5 ～ 6 餐，包括三次正餐，2 ～ 3 次加餐。饮食要做到定时、定量。早、中、晚餐能量按 1/3、1/3、1/3 或 1/5、2/5、2/5 的比例分配，建议在两餐之间加餐，加餐的能量应从全天的总能量中扣除，做到加餐不加量。加餐食物的热量一般为 90kcal，加餐食物一般选择蔬菜或者坚果，餐后血糖控制良好的患者，可选用低 GI 水果作为加餐，如苹果、梨、柚子、樱桃、桃等。

（二）膳食模式

糖尿病足病患者的膳食模式为平衡膳食模式，食物品种应多样化，满足机体对各种营养素的需求。在保证三大营养素摄入的情况下，保证果蔬类食物的摄入，在餐后血糖控制良好的情况下，每日应摄入水果约 200g，蔬菜 400 ～ 500g，其中绿叶蔬菜应占每日蔬菜的 50%。

（三）其他

用餐时应细嚼慢咽，可采用蔬菜→肉、蛋、奶类→主食的顺序进餐，控制餐后血糖。应戒烟戒酒，每日盐的摄入不超过 5g，每日钠摄入量不超过 2000mg，不吃腌制品。吸烟可促使大血管及微血管并发症的发生与发展，加重对机体组织细胞的损害。建议糖尿病患者禁止吸烟，减少被动吸烟。

综上所述，膳食治疗应贯穿糖尿病足病患者疾病全过程，建议定期到营养门诊复诊，接受营养指导，复诊内容主要包括：每日的饮食记录，体重变化，自我血糖监测结果，人体成分检查等。每日监测血糖 7 次，分别是空腹、三餐前后及睡前指血血糖监测。

第三节　糖尿病周围神经病变膳食治疗

一、糖尿病周围神经病变概论

糖尿病周围神经病变（DPN）是糖尿病神经病变的一种，是糖尿病患者常见的微血管并发症。具有病情隐匿，临床症状不典型等特征。糖尿病神经病变的发生可加重其他并发症，如糖尿病足病，同时也是糖尿病患者死亡及伤残的重要原因之一。已诊断为 2 型糖尿病的患者中，有 10% ～ 15% 的患者发生了糖尿病周围神经病变。糖尿病患者病程达 10 年以上者，经神经功能检查，约有 50% 的患者发生不同程度的神经病变，其中 20% ～ 30% 的 DPN 患者出现有神经性疼痛，30% ～ 40% 的患者无明显症状。有长期吸烟史、年龄 40 岁以上，以及血糖控制不佳、肥胖、高脂血症的糖尿病患者神经病变的患病率较高。在糖尿病神经病变的早期，通过有效的治疗可以很好地控制病情，但当病情进一步发展到晚期，很难逆转。

（一）糖尿病周围神经病变定义及其危害性

糖尿病周围神经病变是指周围神经功能障碍，包括脊神经、脑神经及自主神经病变。周围神经病变可以是单侧或双侧、对称或不对称的，是糖尿病常见的慢性并发症之一，临床表现包括多种类型，其中远端对称性多发性周围神经病变（DSPN）和自主神经病变最常见。糖尿病周围神经病变的早期发现和及时治疗，对改善患者预后具有重要意义。

糖尿病周围神经病变的病因和发病机制尚不明确，一般认为是由于长期高血糖导致的代谢紊乱、微循环障碍和免疫功能紊乱等，微血管病变、脂质代谢异常、胰岛素抵抗、神经生长因子缺乏等也被认为参与了DPN的发生发展。其主要的临床症状具体表现为肢体麻木、疼痛和感觉减退等，严重者可并发感染、溃疡、坏疽甚至截肢，可严重影响患者的生活质量，给患者及家属带来负担。

有研究表明，糖尿病患者5年、10年和20年后DPN的发病率分别达到30%、60%和90%，其中将近30%的糖尿病周围神经病变患者在确诊为严重的DPN后2年左右会出现足溃疡，并且是多数非创伤性下肢截肢的常见原因，也容易导致2型糖尿病患者出现步态失衡和神经性疼痛。

（二）糖尿病周围神经病变的分类及临床表现

1. DSPN是糖尿病周围神经病变最常见的类型。主要表现为隐匿起病，缓慢发展，DSPN通常表现为双侧肢体疼痛、麻木、感觉异常等，下肢症状较上肢症状明显。常表现为双下肢麻木、感觉减退或消失，对冷热、压力和疼痛不敏感，可能出现手套或袜套样感觉障碍，膝反射、跟腱反射减弱或消失；位置觉减弱或消失；音叉震颤觉减弱或消失，易引起下肢和足部的损伤；出现肢体灼痛、针刺样疼痛，有时也可能出现痛觉过敏，患者常常难以忍受疼痛，于夜间加重，影响睡眠，清晨时疼痛可减轻，有的出现自发性闪电痛或刀割样痛，还可有蚁行感、发热和触电样异常感。疾病早期肌无力和肌萎缩的症状通常不明显。DSPN的症状比较典型，容易诊断和治疗。

2. 糖尿病自主神经病变是糖尿病神经病变中最复杂的病变，可累及心血管系统、消化系统、泌尿系统等全身各个系统和器官。常为隐匿起病，发展缓慢，患者多无主诉，需要细心询问病史及自主神经功能试验来发现，症状易与其他疾病混淆。

心血管系统自主神经病变常表现为静息时心动过速、直立性低血压、心绞痛或无痛性心肌梗死等，常可导致严重心律失常、心源性休克、心力衰竭等，导致猝死风险增加。

汗腺分泌异常可导致出汗减少或不出汗，从而引起皮肤干燥开裂，易继发感染。

消化系统常会出现胃排空延迟、胃轻瘫、肠道蠕动障碍导致的腹泻与便秘交替等。

泌尿系统易出现神经源性膀胱（排尿后膀胱中的残余尿量超过 500mL）。早期可无症状，随着疾病的进展，可表现为尿流变细、排尿时间延长，以及出现排尿不尽、滴沥等现象，膀胱排空困难、残余尿增多，易发生反复尿路感染，甚至累及肾脏，引起肾盂肾炎、肾衰竭等。

3. 糖尿病局灶性单神经病变或多发单神经病变主要以正中神经、尺神经、腓总神经受累多见，大多为隐匿发病，急性发病者较少，主要表现为神经支配区域的感觉和运动功能障碍。在神经走行易受嵌压的部位（如腕管、肘管、腓骨小头处）更容易受累。脑神经也可受累，如动眼神经（上睑下垂）、外展神经（眼球固定）、面神经（面瘫）等，多为急性起病。

4. 糖尿病神经根神经丛病，也称糖尿病性肌萎缩或痛性肌萎缩，为少见的糖尿病并发症，常见于腰骶神经根神经丛分布区。急性或亚急性起病，表现为受累神经支配区的疼痛和感觉障碍，相继出现肌肉无力和萎缩，以下肢近端为主，可以单侧或双侧受累，诊断时需要首先除外其他原因的神经根或神经丛病变。

（三）糖尿病周围神经病变的诊断

糖尿病周围神经病变的诊断是排他性的诊断，因为糖尿病患者可能存在椎管狭窄、颈腰椎退行性变、脑梗死、吉兰－巴雷综合征、静脉栓塞、淋巴管炎、化疗药物引起的神经毒性作用及肾功能不全引起的代谢毒物对神经的损伤等非糖尿病所致的神经病变。

1. 糖尿病周围神经病诊断的基本条件：有糖尿病病史；确诊糖尿病后出现周围神经病变的临床症状（疼痛、麻木、感觉异常等），体格检查踝反射、针刺痛觉、震动觉、压力觉、温度觉中有 1 项异常，若无临床症状，通过神经电生理检查发现 F 波异常、感觉神经和运动神经传导速度减慢等进行诊断，同时还需排除引起周围神经病变的其他病因。

2. 初诊时询问患者有无四肢疼痛、麻木、感觉异常等临床神经刺激症状，并进行足部音叉震动觉、痛觉、温度觉和单尼龙丝触觉检查。

3. 无症状和体征的糖尿病神经病变，可依靠神经电生理检查进行诊断。

4. 一般来说，根据患者病史，糖尿病周围神经病变症状加上 5 项专科检查（踝反射、针刺痛觉、震动觉、压力觉、温度觉）的一项异常，可诊断糖尿病周围神经病变。如无任何临床症状，上述 5 项检查中任 2 项异常，也可临床诊断为糖尿病周围神经病变。如仍不能确诊，可行肌电图检查，明确是否有神经病变。自主神经病变的诊断除了根据症状，还需结合一些辅助体征和工具，如血压、心率的变化，以及动态心电图、膀胱测压、胃排空的闪烁图扫描等。

二、糖尿病周围神经病变的治疗

糖尿病神经病变不仅病因复杂，致病因素多样，而且几乎累及全身多个系统，产生复杂的临床表现，因而其治疗也应是综合性的，目前尚缺乏特效治疗手段。

（一）病因治疗

1. 积极控制血糖，合理应用降糖药，保持血糖稳定，建议将糖化血红蛋白控制在 7% 以内，具体控制程度因人而异。

2. 应用神经营养修复药物。甲钴胺是维生素 B_{12} 的衍生物，通过促进核酸、蛋白质及卵磷脂的合成，通过刺激轴突再生，修复损伤神经，可用于改善糖尿病患者自发性肢体疼痛、麻木、神经反射及传导障碍。临床上多选用多种 B 族维生素类（如硫胺素和甲钴胺等）作为神经营养修复的辅助治疗药物，有研究证明，糖尿病周围神经病变患者接受维生素 B_{12} 衍生物（甲钴胺）治疗后，自发性肢体疼痛、麻木改善率达到 73% 及 75%，神经反射及传导障碍也有一定程度改善。

（二）针对发病机制的治疗

可应用抗氧化应激、改善代谢紊乱及改善微循环类药物。

（三）对症治疗

神经痛是影响糖尿病周围神经病变患者生活质量的主要因素之一，可应用阿米替林、加巴喷丁等药物改善患者神经疼痛，同时给予心理安慰，减轻患者的心理负担，转移注意力。

对于自主神经病变引起各系统受累的症状，可根据具体症状分别治疗，如胃排空功能减退、胃轻瘫的患者应少量多餐，进食低脂、低纤维膳食，同时配合胃动力药。对于存在直立性低血压的患者，改变体位时应缓慢，同时配合使用弹力袜。对于尿潴留的患者，鼓励其白天每 3 ～ 4 小时排尿一次，同时在下腹部用手压迫帮助排尿。避免使用可能加重自主神经病症状的药物。

三、糖尿病周围神经病变的膳食治疗

（一）维持标准体重，建立良好的膳食模式

避免肥胖和消瘦，能量的供给根据患者的身高、体重、活动量、年龄、性别及有无并发症来确定，具体参见表 2–1。饮食中摄入的热量能满足每日正常生理活动、工作和劳动需要即可，避免摄入过多的热量而引起肥胖，建议每周测一次体重，根据体重变化及时调整热量的供给。

建议膳食模式为以谷类食物为主，高膳食纤维摄入、低盐低糖低脂肪摄入的多样化膳食模式，膳食模式应与个人喜好相结合，以提高饮食控制的依从性。减少摄入精加工食物，在保证三大营养素摄入的情况下，保证果蔬类食物的摄入。

（二）碳水化合物

碳水化合物供给的能量应占每日总能量的 45% ～ 60%。建议选用低 GI 类食物，宜选用粗粮和复合碳水化合物，减少精制米、面的摄入，食物的品种宜多样化。对于老年糖尿病患者，可因个体情况而异，一般每日摄入粗杂粮的比例不超过每日主食摄入量的 1/3。

（三）脂肪

脂肪供给的能量占每日总能量的 25% ～ 30%，肥胖患者，脂肪供能不超过 40%，合并高甘油三酯血症的患者需控制脂肪摄入（占每日总能量的 15% ～ 20%）。其中饱和脂肪酸的摄入量不超过总能量的 7%，富含饱和脂肪酸的食物主要来源于动物油脂（鱼油除外），日常应减少动物油脂的摄入。含单不饱和脂肪酸的橄榄油、花生油、茶籽油及各种坚果油是比较理想的脂肪来源。减少反式脂肪酸的摄入，世界卫生组织建议反式脂肪的供能比低于 1%，成年人建议每日不超过 2.2g。

有研究证明，血脂紊乱（尤其是高甘油三酯血症）的 2 型糖尿病患者更易发生 DPN，糖尿病周围神经病患者避免摄入富含胆固醇的食物，如动物内脏、鱼子等食物，胆固醇的摄入量每天应少于 300mg，合并高脂血症的患者，每天应少于 200mg。

（四）蛋白质

蛋白质供给的能量占总能量的 15%～20%，推荐摄入量为 0.8～1.0g/（kg · d^{-1}），约有 50% 的蛋白质来源于畜肉中的瘦肉、鱼、乳、蛋、豆制品等优质蛋白质。

（五）维生素和矿物质

由于高血糖的渗透性利尿作用，饮食摄入的不均衡容易发生维生素和矿物质的缺乏。因此，需供给足够的维生素和矿物质摄入，可根据营养评估结果适量补充，长期服用二甲双胍者应防止维生素 B_{12} 缺乏。糖尿病周围神经病变患者建议在饮食中增加富含维生素 B_{12} 的食物，推荐摄入量 2.4μg/d。

常见富含维生素 B_{12} 的食物来源为肉类、动物内脏、鱼、禽、贝壳类及蛋类，乳及乳制品中含量较少，植物类食物中含量很少。营养摄入不足的糖尿病患者适量补充复合维生素和无机盐对预防糖尿病神经病变可能有益。

（六）膳食纤维

膳食纤维有改善糖代谢、降低餐后血糖、降血脂和防治便秘的作用，但摄入过多，可影响矿物质的吸收，建议膳食纤维的摄入量为 20 ～ 30g，或 10 ～ 14g/1000kcal。

（七）保持健康的生活方式

1. 限酒

酒精是高能量食物，每 1g 酒精可产生 7kcal 的热量，而且饮酒时往往会摄入高油脂的食物，导致能量摄入增加，引起血糖升高。饮酒会降低或减弱降糖药的效果，空腹饮酒可诱发低血糖，长期饮酒会使胰腺充血、水肿；还可加重肝脏负担，引起肝功能受损。因此，糖尿病周围神经病变的患者不推荐饮酒。

2. 戒烟

吸烟可升高血糖、血压从而加重糖尿病病情，促进大血管及微血管并发症的发生与发展，加重对机体组织细胞的损害。戒烟可降低低密度脂蛋白胆固醇，建议糖尿病患者禁止吸烟及使用其他烟草类产品，减少被动吸烟。

3. 控盐

每日盐的摄入不超过 5g，每日钠的摄入量不超过 2000mg，不吃腌制品及含钠高的食物，对口味较重的患者可采用低钠盐，合并高血压者应进一步限制摄入量。

4. 合理分配餐次

应根据患者的饮食习惯、用药时间和病情等情况合理地分配餐次。糖尿病神经病变患者常出现胃排空迟缓，建议每日 3 次正餐，3 次加餐，若患者出现胃轻瘫，宜少量多餐，可进食低脂、低纤维素饮食，必要时配合胃动力药。

四、糖尿病周围神经病变的预防

1. 加强健康教育，提高患者的自我管理能力，定期接受专业的营养指导改变生活方式，养成良好的生活习惯，积极控制血糖、血压及血脂，戒烟限酒，控制体重，适度运动，健康的生活方式是预防糖尿病神经病变发生的重要措施，也是糖尿病神经病变的一级预防策略。尤其是血糖的控制，糖尿病神经病变的发生率和严重程度与高血糖的持续时间和血糖水平呈正相关。

2. 重视早期筛查和早期治疗，让患者及家属了解神经病变的症状和体征，强调病变早期是无症状的，告知患者及家属疾病的危害性及发生发展，告知患者保护皮肤完整性的重要性。定期进行筛查及病情评估，早发现，早干预，有助于提高患者的生活质量，减轻家庭负担。

3. 对于糖尿病周围神经病变的患者，应加强足部护理，以避免发生糖尿病足病。

第五章
糖尿病的运动治疗

随着人民生活水平的不断提高、饮食结构的巨大改变和劳动强度的降低，糖尿病的发病率呈逐年上升趋势。根据国际糖尿病联盟（IDF）统计，全球80%糖尿病患者生活在发展中国家，估计到2030年，全球将有近5.5亿糖尿病患者。近年来，随着医学进步，糖尿病治疗采用了“五驾马车”综合疗法，本书前四章总结了糖尿病膳食治疗的原则和方法，本章将对糖尿病患者运动治疗的意义、原则、适应证、禁忌证、注意事项和治疗方案进行详述，以便患者更加科学有效地将运动疗法应用于糖尿病的治疗。

第一节　糖尿病运动治疗的意义

“生命在于运动”，运动对正常人和糖尿病患者都有益处。现代社会工作节奏快，生活不规律，部分人群缺乏运动甚至不运动，从而引发糖尿病、高血压、冠心病等疾病。古今中外医疗实践的经验都证明，适当的运动是糖尿病基本治疗方法之一。隋代的巢元方《诸病源候论》中有云：“先行一百二十步，多者千步，然后食之。”唐代王焘在《外台秘要》中有载：“有欲饱食使卧，终日久坐……人欲小劳，但莫久劳疲极，亦不能强所不能堪耳。”“食毕即须步行，令稍畅而坐。”可见用运动疗法治疗糖尿病，在我国古已有之。现阶段，运动疗法是作为糖尿病治疗的五大措施之一，是公认治疗糖尿病的有效方法之一。

国内外大量研究表明，运动治疗对2型糖尿病的防治，尤其是对其并发症的预防至关重要，是糖尿病防治策略的全部阶段中不可或缺的内容。适当的运动治疗与饮食、药物治疗同等重要，具有不可替代性。2010年美国糖尿病学会和美国运动医学会联合发表的指南中强调，体育锻炼对控制 2 型糖尿病具有关键作用。

一、降低和控制血糖

降低血糖是糖尿病患者运动治疗的最初诉求和最直接效果。糖尿病患者长期坚持适当运动，可以增加肌肉细胞膜上的 GLUT4 的活性和数量，从而提高葡萄糖转运效率，满足骨骼肌细胞快速能量需求，促进血糖向肌糖原的转变，达到降低血糖的目的。

美国运动医学会和美国糖尿病学会在糖尿病运动指南中，鼓励和推荐 2 型糖尿病患者进行有规律的中等强度及以上的运动方式。相关研究均证实，糖尿病患者长期坚持按照运动处方量化运动，可以促进血糖向组织中转移，提升肌肉对葡萄糖的利用能力，可以有效地控制血糖水平，降低糖化血红蛋白值，改善糖、脂代谢，降低身体质量指数。通过长期有效的运动治疗，空腹血糖和餐后血糖均会出现明显降低，高血糖和血糖漂移现象也将得到有效控制。

二、改善胰岛素抵抗，增加胰岛素的敏感性

2 型糖尿病的患病机理主要是由于胰岛素抵抗，机体组织对胰岛素敏感性下降，胰岛素不能正常发挥作用。胰岛素抵抗表现为各组织细胞膜上胰岛素特异性受体数目减少、亲和力下降，胰岛素与靶细胞受体结合信号传导出现机制障碍，相关蛋白活性降低。肥胖、不良生活方式、氧化应激、RBP4（视黄醇结合蛋白 4）等均能影响胰岛素敏感性。

现阶段各种治疗方案也在致力于缓解胰岛素抵抗，促进其发挥正常功能。在动物实验中可见，糖尿病大鼠的胰岛素受体的亲和力下降，而有氧运动能够改善胰岛素的结合能力，增加胰岛素的敏感性。通过运动能增加胰岛素特异性结合受体的数量、质量及与胰岛素的亲和力。相关研究发现，运动能促进脂肪组织分解，动员血液中游离脂肪酸供能，并且减少拮抗因子，增加受体数目，改善亲和力，促进组织吸收利用葡萄糖，降低血糖浓度。所以，在糖尿病发病的各个阶段，通过有效运动治疗，进行正性干预，都可以起到预防糖尿病和改善非胰岛素依赖型糖尿病患者高血糖症状的目的。其机理就是提高糖原合成相关酶的活性及数量，改善胰岛素受体后的信号转导过程，上调肌肉葡萄糖转运蛋白，减轻胰岛素抵抗现象。

三、减少并发症

（一）减少血管病变

糖尿病的慢性并发症包括血管病变、神经病变和代谢方面的病变等。其中最多发的为血管病变，包括大血管病变和微血管病变。其中，大血管病变主要指大血管发生管腔的狭窄或堵塞，具体表现为脑动脉的狭窄，供血不足，出现头晕、突然眼前黑蒙等症状；心肌缺血，出现胸闷、心绞痛或心肌梗死等症状；下肢血管病变导致管腔的狭窄或闭塞，早期表现为脚凉、皮温低、间歇性跛行。大血管病变是 2 型糖尿病患者的主要致残和致死的原因。微血管病变常见于糖尿病肾病、糖尿病视网膜病变及糖尿病周围神经病变。具体表现为蛋白尿和浮肿；视力下降，视物模糊；感觉异常，痛觉、温度觉丧失或有针刺感等。

科学有效的长期运动可以避免血管潜在危害，防止高血糖导致的机体细胞发生氧化应激和内皮功能紊乱而引发的一系列的病理变化，延缓其他并发症的病理过程。规律有效的运动可提高机体抗氧化应激水平，降低氧化损伤；可以通过调节血管活性物质的生成及改善凝血功能，降低血压；可以促进局部及全身的血液循环及心肺功能，有效降低心血管病变的发生率和病死率。适当的下肢运动还可以促进下肢末梢的血液循环，达到营养末梢神经和四肢末端的作用，从而减少糖尿病足病发生的概率。

（二）减少周围神经病变

周围神经病变在糖尿病患者中所占比例较高，具体表现为麻木、发热、虫爬感等，较为严重的可能出现下肢关节溃疡等。其机理是血糖升高引发神经细胞内渗透压升高，减慢神经传导速度，部分神经纤维发生脱髓鞘的病变。

相关研究表明，糖尿病患者的周围神经病变可能与炎症反应有关，而长期科学有效的运动可以减少神经中的炎症因子，减少神经脱髓鞘的病变，延缓周围神经病变的进程。其中，有氧运动可以提高胰岛素的敏感性，提高肌肉神经末梢组织对葡萄糖的利用率，增加神经传导速度，降低振动感觉阈值，改善部分临床症状和指征。

四、改善身体整体功能

研究表明，运动治疗可以增加呼吸系统功能，有利于胃肠功能的正常运行，防治和改善骨质疏松，全面改善糖尿病患者的代谢异常。同时可以有效促进血液循环、减轻体重、降低总胆固醇和甘油三酯，从而改善身体整体功能。长期的运动锻炼，可以增强纤溶能力，增强血液流动性，降低低密度脂蛋白胆固醇，提高高密度脂蛋白胆固醇，这种对体内血脂的调节非常有益，有效地降低了血黏度，达到了预防血栓形成的效果。同时，运动减重可提升心肺功能，降低血压；对心血管系统起到保护作用，减轻心血管系统疾病的患病风险，降低和预防并发症的发生。

五、提升整体生活质量

中医学理论认为，喜、怒、忧、思、悲、恐、惊七种情志变化，不仅是引起疾病的主要因素之一，还是治疗和防止某些疾病的有效方法。糖尿病虽然严格意义上不能完全被称为是终身性疾病，但其慢性代谢性疾病的特点和需要终身控制和监测的属性，容易让糖尿病患者产生沉重的心理负担，并易引发情绪波动。研究表明，糖尿病患者的抑郁、焦虑发病率明显高于普通人群。运动有积极的心理引导和治疗作用，通过运动，使患者心情舒畅，减少思想负担，树立战胜疾病的信心；同时可以转移患者的注意力，使患者放松，心情愉悦。

生活质量的衡量指标包括生理功能、生理智能、躯体疼痛、一般健康状况、精力、社会功能、情感职能、精神健康、健康变化等方面。对生活质量的评估量化，可以通过体力活动调查表及生活质量问卷调查的方式，结合血糖、血脂、糖化血红蛋白等相关指标的检测，进行综合地评价。有研究对 2 型糖尿病两组患者均常规应用降糖药物，并行常规饮食控制，但运动组在此基础上实施了 12 项运动干预，运动后血糖指标改善更为显著，由此推测在糖尿病饮食控制基础上联合运动干预可获得更佳的控糖效果。另有研究将干预前与干预后的生活质量指标进行对比发现，除情感职能外，生理功能、生理智能、躯体疼痛、一般健康状况、精力、社会功能、精神健康、健康变化八项生活质量指标均有显著改善，其中一般健康状况和躯体疼痛改善最为明显，说明运动对 2 型糖尿病生活质量有显著改善作用。

第二节　糖尿病运动治疗的原则

运动疗法在 2 型糖尿病患者的综合管理中占有重要地位。一旦患了糖尿病，不论患者采用口服药物治疗、胰岛素注射治疗都应该将运动作为综合治疗的一部分。科学有效的运动对于糖尿病患者有明确的积极作用，但是目前国内医疗机构对运动疗法的重视程度远远不够，仅仅是把运动疗法作为健康教育的一部分，医务人员对患者在运动方面没有详细的指导，导致患者依从性不高，多数糖尿病患者缺乏运动治疗或治疗不规范。运动能否达到有效防治 2 型糖尿病的目的，取决于糖尿病患者对糖尿病本身的认识、对自身病情和全身状况的认知度、对运动相关知识的认知度和对运动处方的依从性。但是糖尿病患者也要注意，不科学的运动是具有风险的，如果没有相关专业知识指导，盲目进行运动治疗，有可能会造成不良后果。糖尿病患者运动时只要遵循科学性原则、安全性原则、适宜性原则和个体性原则，就能够通过运动达到控糖目的，并防止因运动不当产生的不良反应和后果。

一、科学性原则

科学的运动有赖于合适的运动处方。运动处方即专业医疗工作者对从事体育锻炼者或患者，根据检查检验结果，评估患者当前体力活动情况和运动水平，按其健康、体力及心血管功能状况，结合生活环境条件和运动爱好等个体特点，用处方的形式规定适当的运动类型、时间、频率和强度。并遵循循序渐进的原则，指明运动中的注意事项，以便有计划地进行持续性锻炼、达到健体和治疗的目的。其目的就是综合地、协调地应用各种运动训练方法，与临床其他治疗方法相结合，延缓糖尿病患者的病理进程。运动处方开具前，糖尿病患者要与医务人员充分沟通，保证医务人员全方位了解病情，让运动处方避免模板化或缺乏针对性，保证运动处方中的运动项目、运动方式、运动强度、运动时间、运动频度符合生活规律，与个人身体状况和当前病情的治疗方向相对应。

研究发现，单次运动对机体产生的作用时间不超过 72 小时，如果运动间歇大于此时间，已经获得的胰岛素敏感性会逐渐降低，运动效果和积累作用会降低或消失。美国运动医学协会（ACSM）和美国疾病控制中心（CDC）同时给出适宜运动量的推荐值为：糖尿病患者每次锻炼的时间不少于 30 分钟，不超过 60 分钟为宜。每周运动频率应为 5 ～ 7 次，至少隔天 1 次，每周达到 3 次以上。尽量避免连续 2 天或者 2 天以上不运动。体力较好的年轻患者或体型肥胖的患者应在医务人员的指导下按照运动处方坚持每日运动。

二、安全性原则

糖尿病运动治疗一定要防止不良反应的发生，糖尿病患者锻炼过程中最易发生的并发症就是低血糖反应，严重的低血糖危害极大甚至危及生命，所以要特别预防低血糖的发生。按照运动处方进行运动前，糖尿病患者首先要进行自我评估，对当时的个人体能情况及其他外界因素进行评判，及时发现隐患，提前干预，保障安全。避免在反复出现酮症、严重视网膜病变、严重肾病等并发症时或有其他不适合运动的指征时运动。运动前要监测血糖，不宜在空腹和血糖过高的情况下运动，避免在胰岛素或口服降糖药作用最强的时间段进行运动。运动前的各项生活准备工作也必须提前完成，例如随身携带糖果，以便出现低血糖时能够及时纠正等。严格遵循合理的运动量及运动时间。运动期间注意监测心率变化。

三、适宜性原则

糖尿病与长期不良的生活习惯有很大的关系，需要主动建立一种新的、更健康的生活习惯，培养良好的运动习惯。糖尿病患者的运动应该以主动改变生活方式为出发点，参考兴趣爱好等个人特点，提高自觉性，逐渐培养自己的运动意识，学会利用各种机会进行锻炼，将运动融入每天的生活之中。坚持运动，确保运动能够循序渐进，持之以恒，切不可急于求成，或者为了虚荣攀比，盲目加大运动量或技巧难度，要准确把握运动负荷的适宜量度。

第三节　糖尿病运动治疗的适应证和禁忌证

一、适应证

轻中度 2 型糖尿病患者，尤其是超重患者、肥胖患者最为适宜。

病情稳定、空腹血糖控制在 11.1mmol/L 以下，或在应用胰岛素治疗病情稳定后，无酮症及酸中毒等急性并发症的 1 型糖尿病患者也可适当运动。

稳定期的妊娠期高血糖患者也可以适量运动。

二、禁忌证

2 型糖尿病患者血糖控制较差（血糖＞16.7mmol/L）者不适合运动，过度运动可能会导致血糖进一步升高，甚至诱发急性并发症。血糖波动较大或者经常出现低血糖的患者不能进行运动。糖尿病血管并发症比较严重，有大、小血管病变等慢性并发症患者不能运动；伴有肾脏并发症者（Cr ＞ 1.768mmol/L），运动会减少肾血流量，降低肾小球滤过率，增加蛋白尿，加重糖尿病肾脏病变，此类患者不适于进行运动治疗；伴有心血管并发症者，严重高血压、冠心病者，运动会增加心脏负担，升高血压，易诱发心绞痛甚至心肌梗死，此类患者运动前应作严格的体格检查，即使允许参加适量运动，也应严格控制运动量和运动方式，严密观察运动反应的各项指标，并在医务人员的监护下进行，切不可举重、屏气，超过自身负荷能力；严重视网膜病变者，运动会加重眼底病变，增加出血的危险，切不可举重、潜水、头低于腰；周围神经病变患者，不做剧烈的跑跳运动，防止因疼痛、皮肤感知能力障碍和神经对周围的肌肉调节障碍造成肌肉的拉伤、摔伤甚至骨折；糖尿病足病患者，运动会加剧肢端缺血、缺氧，加重足部病变；有感染、慢性消耗性疾病者也会因运动加重病情。

严重的 1 型糖尿病患者，运动易诱发酮症酸中毒，因此 1 型糖尿病患者病情不稳定时不能运动。在过去 24h 内出现严重低血糖症（血糖值≤ 2.8mmol/L 或发生过 1 次需要他人救助的低血糖事件）的 1 型糖尿病患者禁止运动，因为在此情况下进行运动，发生更加严重低血糖症的概率将显著升高。此外，在轻度低血糖事件（血糖值为 2.9 ～ 3.9mmol/L，且有能力自救）发生后，考虑到复发风险会有所增加也不推荐运动。因此，1 型糖尿病患者应注意，如果近期身体状况较差，则在重视血糖监测的同时，一些容易发生危险的运动项目诸如高山滑雪、攀岩、游泳或徒步旅行等都应避免参与。

三、老年糖尿病患者的相对和绝对禁忌证

糖尿病患者中，90% 以上为 2 型糖尿病患者。虽然目前 2 型糖尿病的发病年龄有年轻化的趋势，但据统计，发病的年龄整体较迟，以中老年人群为主。其中，肥胖人群的发病率较高。适宜的运动是老年糖尿病患者治疗糖尿病的重要手段之一。老年糖尿病患者身体情况特殊，需要避免高强度运动，且运动的注意事项和禁忌相对更加严格。具体为老年糖尿病患者伴有各种感染，肝衰、肾衰、心衰，轻度活动即发生心绞痛，新发的心肌梗死，心室或动脉病，心律不齐，最近发生的血管栓塞，肺心病引起严重换气障碍等，绝对禁止运动。老年糖尿病患者伴有代偿性瓣膜病，运动后加重的心律不齐，装有心脏起搏器，有严重的静脉曲张，过去曾发生血栓性静脉炎者，神经肌肉疾病或关节畸形有加重趋势者，最近有暂时性脑缺血者，极度肥胖者，服用某些药物如洋地黄制剂及 β- 阻滞剂者需谨慎选择运动方式和运动强度。

第四节 糖尿病运动治疗前注意事项

通过运动控制血糖当然是可行的，但是也要用正确的方法，如果运动方法不正确，不仅对降糖没有帮助，还会对身体造成伤害。糖尿病患者和糖耐量异常的患者想通过运动降血糖时，一定要根据自己的体能和病情选择合适的运动，在全面了解运动注意事项之后再循序渐进。

按照运动处方实施运动计划之前，一定要做好各项准备工作，避免因运动引起的损伤和其他不良反应。准备工作具体可分为医学检查、生活注意事项和正确的热身。

一、医学检查

糖尿病患者运动计划执行前，需要赴医院进行一次较为全面的检查，对全身的身体状况进行一次整体评估，检查内容包括血糖、糖化血红蛋白、血压、心电图、眼底、肾功能和心功能、尿常规、足背动脉检查、下肢血管彩超、运动负荷试验等。检查结果交于专科医务人员，共同讨论目前的病情是否适合运动，运动量多大最合适，哪种运动更适合，运动中的注意事项等。医生会根据患者的情况制订运动方案，包括运动形式、运动时间、运动频率、运动强度和运动注意事项。

每天在运动前后最好能进行血糖监测，评估在运动前及运动期间发生低血糖的风险。如果血糖 5.5 ～ 16.7mmol/L，这时运动一般不会出现什么问题。当血糖＞ 16.7mmol/L，最好不要运动，以免发生意外。如果血糖＜ 5.6mmol/L，在运动前至少摄入 1 份碳水化合物，如果血糖＞ 13.9mmol/L，应休息片刻再运动。

二、药物与运动

糖尿病患者在使用药物后会迅速起到降糖效果，血糖会迅速下降，此时如果进行运动，更容易出现低血糖症状，因此不要选择在口服降糖药或者是注射胰岛素后立即进行运动。如果进行上肢抗阻训练，胰岛素不要打在上肢。如果进行核心腹肌训练，胰岛素不要打在腹部。另外有些患者喜欢在早上起床服用药物后就出门运动，运动后再吃早餐，这样药物降糖和空腹两种作用重叠，更容易造成在运动中发生严重的低血糖的现象。患者需要避免服用药物后运动，运动后再吃早餐这种叠加的降糖效果出现。

注射胰岛素的患者，运动前最好将胰岛素注射在身体的非运动区。因为肢体的活动使胰岛素吸收加快、作用加强，易发生低血糖，应避免在胰岛素作用最强的时刻进行运动。

三、生活注意事项

要避免空腹运动，运动前的一餐可进食富含碳水化合物且血糖生成指数较低的食物组合，有助于肝脏和肌肉储备糖原，同时确保葡萄糖缓慢升高，而不是迅速波动。运动前，应避免刺激低血糖反应的饮食方式，如大量摄入具有高血糖生成指数的食物。此外，也应该避免摄入不易消化的碳水化合物或延迟吃饭造成低血糖症。可在运动前 1 小时，适当进食易消化的食物并补充水分，能够一定程度地提升运动质量，此时血糖水平比较稳定，加之胃中的食物也消化了多半，与餐后立刻运动相比也不容易伤害肠胃。随身携带糖块、饼干等处理低血糖的食品，在出现低血糖的时候及时补充能量，从而让血糖及时恢复正常。

穿合适宽松的衣服，防止中暑或体温下降。选择合脚的运动鞋和棉袜，预防足部损伤。最好选择有弹性、底稍厚、鞋帮不软不硬的鞋，鞋中为密闭空间，其材质应具备通气性，检查鞋中是否有异物，以防受到伤害。

糖尿病患者运动前，一定准备好身份证、医疗卡等可以证明身份的物品并随身携带。最好选择与朋友结伴进行运动，并让其知道自身的糖尿病病史和急救方法，例如低血糖的处理方法，出现意外情况可及时应对处理。

四、正确的热身

糖尿病患者运动方案中不能忽视柔韧练习。热身准备活动的目的是通过较缓慢、渐进的方式，逐步增加运动的强度，以提高心血管系统对运动的适应性。准备活动是健身的必要步骤。活动前热身，可以提高身体兴奋度，降低肌肉黏滞性，增加关节的灵活性，避免运动损伤。运动前进行热身准备活动，例如放松肌肉和韧带并活动关节等，让肌肉在正式运动前预热和舒展。如果准备活动做得不充分，肌肉韧带比较僵硬，在这种状态下运动，极易造成肌肉拉伤。

准备活动，因人而异，糖尿病患者根据自身情况，可以选择自己喜欢的方式，一般为 5 ～ 10 分钟的小幅度伸展运动。只有当身体变热，血液循环加速，关节和肌肉得到充分的运动后，才会减少在运动中受伤的概率。注意，热身时间不能算入运动达标时间内。

第五节 糖尿病运动治疗方案

一、运动形式选择

糖尿病患者要根据个人情况选择适合的运动方式。常见的运动形式有几大类：有氧运动、抗阻运动、柔韧性练习、平衡练习、导引术。还有从这些类型的运动中衍生出来的 HITT 等运动形式。

（一）有氧运动

有氧运动是指中低强度的以增强氧气吸入转运及利用的耐力运动，包括大肌群、节律性、持续一定时间、动力性、周期性的运动。

有氧运动以提高机体氧化代谢能力为训练方法，其能量主要来自于糖原、脂肪的分解代谢。促进氧气充分燃烧氧化体内的糖分，消耗体内脂肪，提高胰岛素的敏感性，达到控制血糖水平稳定和改善心血管功能的目的。有氧运动目前研究较为深入和广泛，其对糖尿病患者血糖的控制、并发症的预防和控制方面，均在各项研究中得到了肯定的结论，长期中低等强度的有氧运动常作为 2 型糖尿病患者的主要运动形式，国际上也普遍将其作为正常人群健身、心血管疾病和慢性病患者的运动方式。有氧运动的特点是强度适应、不中断、节律性、持续时间较长，进行有氧运动时人体的氧气吸入和消耗是基本一致的，针对糖尿病患者大多为老年人，有氧运动强度低、安全性高、持续时间长等特点就显得更为适宜。同时，有氧运动对抗氧化应激、抗炎、提高胰岛素敏感性有一定的作用，通过反复的以有氧运动为主的运动，还可以产生肌肉和心血管适应，增强和改善心肺功能，预防骨质疏松，调节心理和精神状态，改善机体代谢。因为有氧运动既能提高人的心肺功能、增强耐力素质，又能消耗体内多余的脂肪，保持适宜的体重，是减肥运动中最常用的运动形式。

常见的有氧运动项目有步行、快走、慢跑、游泳、骑自行车、跳绳、爬山、登楼、划船等。

（二）抗阻运动

抗阻运动又称为力量训练，即在运动中对某肌群给予一定阻力或负荷，主要是指无氧运动。无氧运动的特点是运动时肌肉细胞氧气的摄取量非常低；由于速度过快、爆发力过猛，人体内的糖分来不及经过氧气分解，而不得不依靠“无氧供能”。无氧运动因在运动过程中肌肉细胞的氧气需求量超过供应量而得名。无氧运动的运动强度比较大，细胞无氧呼吸的过程中在体内产生过多乳酸，导致肌肉疲劳不能持久，运动后常会感到肌肉酸痛，呼吸急促。过多乳酸代谢需要几天的时间，机体适应后酸痛感会消失。

抗阻运动控制血糖的机制主要是通过人体肌肉的运动，预防肌肉力量和质量的减少，增加胰岛素敏感性和受体数量。抗阻运动还能起到改善血管内皮功能的作用。但是，由于该方式对身体基础及力量等要求高，且易发生运动损伤，故以往认为不太适合以老年患者为主体的糖尿病群体，目前在糖尿病患者中应用较少。但国外近年来陆续有了抗阻运动结合有氧运动治疗的报道，国内也有学者对该运动方式做了分析，并对其是否有益于糖尿病患者得出了肯定的结果。研究表明，受过训练的 2 型糖尿病患者进行肌肉力量的练习，可以增加肌肉的能力，包括肌肉力量、耐力和爆发力；可以调节人体成分；还可以改善肌腱和韧带的功能，增加稳定性、平衡能力和协调性，防止运动中的损伤。有研究表明，抗阻训练能改善糖尿病患者的糖脂代谢，在某些方面甚至优于有氧运动。一定强度的抗阻运动能够促进蛋白质的合成，对需要低蛋白膳食的患者更为有益。

抗阻运动核心均是有一定负重的训练，可以是额外增加的配重，也可以是自身的体重。现在常用的名称是抗阻运动。抗阻运动的不同运动方式可以调动不同部位的肌肉活动，这一点和有氧运动不同。例如举重、俯卧撑、举哑铃等运动以锻炼上肢肌肉为主；深蹲、靠墙静蹲、箭步蹲、跳跃或短跑运动以锻炼下肢肌肉为主。这里要区分慢跑和短跑，慢跑为有氧运动，短跑是短时间爆发性运动，是抗阻运动。抗阻运动可以增加肌肉重量、肌肉强度，培养不容易发胖的体质。常见的抗阻运动项目有短跑、举重、投掷、跳高、跳远、拔河、俯卧撑、潜水、肌力训练（长时间的肌肉收缩）等。

（三）柔韧性练习

柔韧性练习在主要运动之前被称为准备运动或热身运动，在主要运动后被称为整理运动。这是一种缓慢、柔软、有节奏的运动，可以增加肌肉柔韧性，预防肌肉和关节损伤。运动前后的柔韧性练习好处很多，可以增加血液循环，防止肌肉痉挛和静脉曲张，提高身体灵活性，增加肢体活动幅度，防止肌肉酸痛，改善不良姿态。

（四）平衡练习

平衡练习是以提高个体能力为目的的静态和动态运动，挑战身体的前庭系统和骨骼肌系统，使其能承受由自身运动、环境或其他物体引起的姿势摆动或不稳定状态，并改善肌肉反应时间和关节感觉。平衡练习有助于增强保持身体平衡的能力，尤其对老年人来说应多做平衡练习。平衡练习可以稳定核心肌群，改善静态平衡，改善动态平衡，改善关节本体感觉，改善肌肉反应时间，降低跌倒风险，减少肌肉代偿。

（五）导引术（中国传统运动）

导引术是古代的一种健身方法，由意念引导动作，配合呼吸，由上而下或由下而上地运气。导引术是一种呼吸运动、肢体运动、意念活动相结合的养生健身运动。导引术的练习过程中注重呼吸吐纳，屈伸俯仰，活动关节，与现代的保健体操相类似。已有研究证实导引术能调和气血，改善关节活动度，八段锦、五禽戏、太极拳等均能改善骨质代谢情况，且导引锻炼动作柔和，能够降低跌倒风险及心血管、骨关节负荷。

（六）高强度间歇训练（HIIT）

HIIT 是一种训练方式，而不是单单某一项运动。这种有氧运动的运动强度较高，在短时间内提高心脏能力（心脏有问题不建议练习），然后休息一段时间，可以将训练和休息的比例调整为 1∶1，也就是训练 30 秒就休息 30 秒；或冲刺性训练 30 秒，休息 60 秒，也是 1∶2 的训练间歇法；又或者是冲刺训练 30 秒，休息 90 秒等，最关键的问题在于冲刺训练的 30 秒时间之内要尽可能地发挥最大极限。

HIIT 训练时间短，见效快，通过 HIIT 训练后体质会有明显的改善和提升。75min 的高强度运动（90%HRmax）产生的锻炼作用等同于 150min 的中等强度（70%HRmax）运动产生的作用。据研究发现，2 型糖尿病患者进行低容量 HIIT 对血糖调节和骨骼肌代谢有积极的影响，低容量 HIIT 产生的即刻降糖效应明显大于中等强度持续运动。HIIT 可有效改善 2 型糖尿病前期患者空腹血糖和餐后两小时血糖，在减脂方面优于传统中等强度持续运动。HIIT 在改善 2 型糖尿病患者 BMI、体脂和心肺耐力方面优势明显，但安全性还缺少足够证据，采用 HIIT 作为运动处方，应加强相应的防护措施。

（七）混合运动

各种运动形式对糖尿病患者来说有不同的益处，有氧运动和抗阻运动对健康的作用对比见表 5–1。

表 5-1　有氧运动和抗阻运动特点对比

	有氧运动	抗阻运动
优点	对循环代谢有益。	对骨骼肌有益。
心血管	显著降低血压，改善血脂水平，降低心脏病风险。	短期影响不如有氧运动明显，通过减少脂肪降低心血管疾病风险。
血糖	增强胰岛素敏感性、改善临床结局。	短期降糖能力不如有氧运动强，但长期同样有益。
血脂	同等运动时间，比抗阻运动效果更好。	减重效果不如有氧运动效果好。
肌肉	对骨骼肌的影响不大。	增强关节稳定性，改善柔韧和平衡。
心理	增强认知功能，缓解压力，改善抑郁和焦虑。	同样能增强认知功能，缓解压力，改善抑郁和焦虑。

混合运动则是有氧运动和抗阻运动的结合，但执行相对较复杂，患者的依从性更加的不理想。但研究表明，在老年人群当中，在改变胰岛素敏感性方面，抗阻运动与有氧运动联合，能够把胰岛素敏感性的提升效果得到最大的释放，达到1+1 大于 2 的效果。

建议糖尿病患者采用有氧运动和抗阻运动相结合的方式。有氧运动可以选择：走路、健步走、跑步、越野行走、骑车（含室内和室外）、郊游、登山、台阶运动（楼梯和室内台阶）、游泳、乒乓球、羽毛球、篮球、足球、高尔夫、滑冰、滑雪、健身操、广场舞、太极拳、八段锦、五禽戏、武术套路等。

抗阻运动可以选择：仰卧卷腹、俯卧撑、平板支撑、蹲起、静蹲，以上下肢为主的各种器械性力量练习。锻炼部位应包括上肢、下肢、躯干等主要肌肉群，训练强度宜中等。可选择弹力带、弹力绳、哑铃进行抗阻锻炼。抗阻运动每一个动作锻炼不同的肌肉群，一般来说，不要连续锻炼同一个部位，上肢、下肢、肩部、胸部、背部、臀部、腹部核心等不同的肌肉群都需要得到锻炼，同样部位的抗阻练习隔天进行可以保证肌肉的最佳恢复。研究表明，糖尿病患者参与抗阻运动可以选择每周 2 ～ 3 次，不应在连续的 2 天内进行。另外如果已经出现视网膜病变、青光眼或者激光手术术后的患者进行抗阻运动时容易导致眼压的进一步上升，不建议进行抗阻运动。进行不同活动的能量消耗见表 5–2。

表 5-2　不同活动的能量消耗

活动项目		身体活动强度（MET）		能量消耗量［kcal/（标准体重·10min）］	
				男（66kg）	女（56kg）
家务活动	整理床，站立	低强度	2.0	22.0	18.7
	洗碗，熨烫衣物	低强度	2.3	25.3	21.5
	收拾餐桌，做饭或准备食物	低强度	2.5	27.5	23.3
	擦窗户	低强度	2.8	30.8	26.1
	手洗衣服	中强度	3.3	36.3	30.8
	扫地、扫院子、拖地板、吸尘	中强度	3.5	38.5	32.7
步行	慢速（3km/h）	低强度	2.5	27.5	23.3
	中速（5km/h）	中强度	3.5	38.5	32.7
	快速（5.5～6km/h）	中强度	4.0	44.0	37.3
	很快（7km/h）	中强度	4.5	49.5	42.0
	下楼	中强度	3.0	33.0	28.0
	上楼	高强度	8.0	88.0	74.7
	上下楼	中强度	4.5	49.5	42.0
跑步	走跑结合（慢跑不超过10min）	中强度	6.0	66.0	56.0
	慢跑，一般强度	高强度	7.0	77.0	65.3
	8km/h	高强度	8.0	88.0	74.7
	9km/h	极高强度	10.0	110.0	93.3
	跑，上楼	极高强度	15.0	165.0	140.0
自行车	12～16km/h	中强度	4.0	44.0	37.3
	16～19km/h	中强度	6.0	66.0	56.0

续表

活动项目		身体活动强度（MET）		能量消耗量［kcal/（标准体重·10min）］	
				男（66kg）	女（56kg）
球类	保龄球	中强度	3.0	33.0	28.0
	高尔夫球	中强度	5.0	55.0	47.0
	篮球，一般强度	中强度	6.0	66.0	56，0
	篮球，比赛强度	高强度	7.0	77.0	65.3
	排球，一般强度	中强度	3.0	33.0	28.0
	排球，比赛强度	中强度	4.0	44.0	373.0
	乒乓球	中强度	4.0	44.0	37.3
	台球	中强度	2.5	27.5	23.3
	网球，一般强度	中强度	5，0	55.0	46.7
	网球，双打	中强度	6.0	66.0	56.0
	网球，单打	高强度	8.0	88.0	74.7
	羽毛球，一般强度	中强度	4.5	49.5	42.0
	羽毛球，比赛强度	高强度	7.0	77.0	65.3
	足球，一般强度	高强度	7.0	77.0	65.3
	足球，比赛强度	极高强度	10.0	110.0	93.3
跳绳	慢速	高强度	8.0	88.0	74.7
	中速	极高强度	10.0	110.0	93.3
	快速	极高强度	12.0	132.0	112.0
舞蹈	慢速	中强度	3.0	33.0	28.0
	中速	中强度	4.5	49.5	42.0
	快速	中强度	5.5	60.5	51.3
游泳	踩水，中等用力，一般强度	中强度	4.0	44.0	37.3
	爬泳（慢），仰泳	高强度	8.0	88.0	74.7
	蛙泳，一般强度	极高强度	10.0	110.0	93.3
	爬泳（快），蝶泳	极高强度	11.0	121.0	102.7

续表

活动项目		身体活动强度（MET）		能量消耗量[kcal/（标准体重·10min）]	
				男（66kg）	女（56kg）
其他活动	瑜伽	中强度	4.0	44.0	37.3
	单杠	中强度	5.0	55.0	46.7
	俯卧撑	中强度	4.5	49.5	42.0
	太极拳	中强度	3.5	38.5	32.7
	健身操（轻或中等强度）	中强度	5.0	55.0	46.7
	轮滑旱冰	高强度	7.0	77.0	65.3

注：1MET 相当于每千克体重每小时消耗 1kcal 能量，MET < 3 为低强度；MET3 ～ 6 为中强度；MET7 ～ 9 为高强度；MET10 ～ 11 为极高强度。

二、运动时间

不同时间运动对血糖的影响不同。一般餐后 30 分钟～ 1 小时是血糖上升的时间，这个时间运动有利于降血糖、降血脂，保护胰腺功能。餐后 1 ～ 2 小时是一天中血糖最高的时候，特别是早餐后，这个时候运动可以更好地达到控制餐后血糖的目的。有报道餐后 90 分钟运动效果最佳，降糖效果最好，此时只要运动持续时间掌握得当，无明显不适即可。晚餐后也可以运动，现代人通常晚餐较丰富，此时需要通过运动把摄入的多余能量消耗掉。

糖尿病患者选择晨练时，时间不能过早，要在餐后运动，不能空腹，空腹运动易发生低血糖。糖尿病合并高血压和心血管疾病的患者在早晨运动时，更应注意早晨基础血压较高、肾上腺素分泌多，患者容易发生危险。糖尿病患者不要在注射胰岛素后立即运动，以防发生低血糖。正在服用药物和注射胰岛素的糖尿病患者选择运动时间应该避开药物发挥作用的高峰，以免药物和运动降糖效应叠加，造成低血糖。

糖尿病患者运动的持续时间应从短到长逐渐增加。初始阶段运动时间可稍短，每天 10 ～ 15 分钟 / 次，随着身体逐步适应，运动时间可以逐渐延长，增加到每天至少 30 分钟，适应良好的糖尿病患者最长运动时间应限制在 60 分钟以内，过长的运动带来的弊端可能大于收益，糖尿病患者在运动降糖的同时要避免关节和肌肉的损伤。

三、运动频率

对于一般的糖尿病患者建议每周至少进行中等强度有氧运动（40% ～ 70%最大心率）150 分钟（如每周运动 5 天、每次 30 分钟），对无禁忌证的 2 型糖尿病患者鼓励每周进行 3 次抗阻训练。据报道，每运动一次，对机体提高新陈代谢和增加最大摄氧量的效果可以持续 24 ～ 48 小时。如果两次运动的时间间隔超过 48 小时，运动后的提升效应会减弱。所以运动间隔最好是一两天，不要超过三天。有资料表明中止锻炼超过 3 天，已经获得的胰岛素敏感性会降低，运动的效果及累积作用也会减弱。

一次性 30 分钟不能耐受的患者，在运动过程中可以穿插必要的间歇时间，30 分钟的运动可以分成 2 个 15 分钟完成。对于抽不出足够时间运动的患者，即使每天进行 1 次较短时间的体育运动（如 10 分钟），累积每天 30 分钟的运动时间也是有益的。如果患者耐受性较好，身体和疾病情况允许，可以每天坚持运动 1 次，也可以一周运动 5 次。肥胖型患者可以保持每周 200 ～ 300 分钟中、高强度的体育锻炼。若情况允许，有氧运动也可每天早晚各一次，以增加能量的消耗，提高减肥效果。

四、运动强度

很多糖尿病患者认为，每天散步一个小时或者更久时间就够了，已经运动了很长时间。但其实如果这一个小时的运动没有达到足够的强度，就是无效运动。另一方面，如果运动强度过大，容易造成肌肉和关节的损伤，也不推荐。

糖尿病患者运动方案中不仅有运动时间的要求，还有对运动强度的要求。运动强度指身体活动的做功速率或进行某项活动或锻炼时所用力量的大小，可以认为是“完成活动的用力程度”。不同患者身体活动的强度因人而异，一项运动对于某些患者是中等强度运动，对于另一些患者可能是低强度运动。同一患者随着对运动强度和运动时间的适应，能够耐受更高强度和更长时间的运动时，以前进行的运动也可能从中高强度转变成了中低强度运动。运动强度是一个变化的概念，取决于个人以往的锻炼情况及其相对健康程度。

世界卫生组织定义身体活动强度通常用代谢当量（MET）表示，MET 是一个人工作时的代谢率与休息时的代谢率之间的比率。1MET= 静坐时的能耗，相当于消耗 1 千卡 / 千克 / 小时的卡路里。以此为参考，一个人在进行轻度、中等强度和高强度的身体活动时，所消耗能量可分别达到静坐能耗的 1.5 至 3 倍，3

至 6 倍和 6 倍以上，即：

轻度身体活动 =1.5 ～ 3MET

中等强度活动时 =3 ～ 6MET

高强度活动时＞ 6MET

形象一点说明运动强度，如果以 0 ～ 10 来衡量个人身体活动的能力，达到中等强度的身体活动（如快走、跳舞）通常需要付出 4 ～ 6 的能力，对于高强度身体活动（如快跑、快速骑行）则需要付出 7 或 8 的能力。在生活中用代谢当量 MET 判断运动强度使用起来不方便，我们也可以采取监测心率变化的方法来判断运动强度。轻度身体活动是一些如慢走、沐浴等不会使我们心率、呼吸频率大幅增加的活动，中等和高强度身体活动都会带来心率的明显变化。

监测心率的设备有很多，我们可以用运动手环或运动手表来进行，有一些体重秤、体脂称也有监测心率的功能。如果没有监测心率的设备，也可以采取最原始的办法，数一数脉搏。终止运动后立即测 10 秒脉搏数，然后乘以 6 表示 1 分钟脉率。运动时让自己的心率控制在一定范围内，这个范围就是我们说的中等强度训练，心率既不会太低，以保证运动有效，又不会让心率过高，保证了运动的安全性。

什么心率范围是适合的中等强度？如何计算自己运动需要达到的心率呢？

目标达到的心率范围 =（220– 年龄 – 静态心率）× 运动强度 + 静态心率，适宜的运动强度是一个范围。如果平时坚持良好的运动习惯，身体状况较好者推荐进行的强度大概是最大摄氧量的 40% ～ 70%。如果平时没有坚持运动，身体状况欠佳的患者，运动时就控制在最大摄氧量的 40% ～ 50%，根据自己的能力慢慢增加强度。在个人能够承受的能力范围内，强度越高越好。如果体能暂时不能接受，可以将运动强度降低，把运动持续的时间延长一些。

如果没有监测心率的设备，又不想停下来数脉搏，如何判断运动强度是否合适呢？有一些身体的提示能够反映运动强度是否处在中等水平。合适的运动强度运动时有点费力，心跳和呼吸加快但不急促。如：

1. 呼吸加快但没有喘不过气的现象。

2. 运动约 10 分钟后身体微微出汗。

3. 在运动中能说出完整句子但是不能维持稳定的唱歌。

虽然提倡运动，但是锻炼过度也不好。那么，如何判断自己的活动量有没有过量呢？个人运动后的主观疲劳度，是判断运动量是否适宜的最简单方法。运动量适宜的表现为：运动后呼吸频率略增加，但并不影响正常对话，心率在运动后 5 分钟可以恢复到运动前水平。运动后感觉到轻松愉悦，次日感觉体力充沛，还有运动的欲望。判断当日运动量不足的表现为：运动后没有任何感觉，不发热也不出汗，脉搏没有明显的变化，在 2 分钟内恢复到运动前水平。判断当日运动过量的表现为：运动几分钟后就会大量出汗，呼吸深而快，有些喘不上气，基本不能说话，而且不停地喘气，呼吸困难、表情痛苦、胸闷、恶心、眩晕、心动过速或者意识恍惚，心率在运动后 15 分钟还没有恢复到运动前水平。出现这些表现和症状，提示运动量过大，应立即停止运动休息，补充适量的电解质和葡萄糖。不论选择哪一种锻炼形式，运动结束后，身体持续疼痛超过两个小时，就说明运动过量，患者需要在下次运动时降低强度。判断前日运动过量的表现为：肌肉出现疼痛和酸胀，且 1 ～ 2 天内未感觉减轻，或超过 4 天仍感觉不适，下次运动时还能感到明显的酸痛。判断运动量不足时，应适当加大运动量，直到起到有效锻炼的目的。当出现运动过量的表现或持续的慢性疼痛时，需要咨询医务人员调整运动方案。

五、改变生活习惯

糖尿病患者日常生活多数属于轻体力劳动，突然要额外增加运动从心理上比较抗拒，那么可以从改变日常生活习惯开始。对从来没有运动习惯的人，建议开始时应循序渐进，由最简单、相对轻松且自己喜欢的运动做起。例如晚餐后快步走 30 分钟，或早晚上下班时提早一个站下车，争取多多步行，或选择楼梯代替电梯，都是较容易做到的运动。少坐下，多站立，少使用交通工具，多步行，而这些小改变，都有助于提升身体的胰岛素敏感度，改善血糖。设定每天运动目标，用软件记录下来，也可以和患者朋友们组成互帮互助患友群，大家互相监督，互相鼓励，让运动有趣，多交流运动心得，帮助自己动起来，给自己鼓励和动力。

六、完整的运动方案

完整的运动方案应该包括准备运动、有氧运动、抗阻运动和放松运动四部分。不同时期应采取不同的运动方案。适应期运动方案见表 5-3。

表 5-3　适应期运动方案

活动内容	周一	周二	周三	周四	周五	周六	周日
准备活动	休息	拉伸 5 分钟	休息	拉伸 5 分钟	休息	拉伸 5 分钟	休息
有氧运动		健步走 1 公里		骑自行车 2 公里		广场舞 30 分钟	

续表

活动内容	周一	周二	周三	周四	周五	周六	周日
抗阻运动	休息	无	休息	无	休息	无	休息
整理运动		放松 5分钟		放松 5分钟		放松 5分钟	
运动时间和运动频次	初始阶段为身体适应阶段，持续时间为2～4周，每周运动3天，每次15～20分钟有氧运动，5～10分钟柔韧运动。每周有氧运动递增5分钟，第4周时，运动时间增加至30～40分钟。						
主观感受	机体能耐受，疲劳持续时间不超过30分钟，初始3～5天轻度的肌肉酸疼，之后无其他不适症状。运动后有舒适感，精神愉悦。						

4周适应期后，身体基本适应运动初期的运动负荷，身体功能和运动能力有所提高，可进入稳定期运动阶段。稳定期运动方案见表5-4。

表5-4　稳定期运动方案

活动内容	周一	周二	周三	周四	周五	周六	周日
准备活动	拉伸 5分钟	拉伸 5分钟	拉伸 5分钟	拉伸 5分钟	休息	拉伸 5分钟	拉伸 5分钟
有氧运动	无	健步走 3公里	慢跑 3公里	无		羽毛球 30分钟	自行车 3公里
抗阻运动	抗阻运动 3个动作	无	无	抗阻运动 3个部位		无	无
整理运动	放松 5分钟	放松 5分钟	放松 5分钟	放松 5分钟		放松 5分钟	放松 5分钟
运动时间和运动频次	稳定运动阶段为持续时间8～12周。每周运动5～7天，每次30～40分钟有氧运动，5～10分钟柔韧运动。每周有氧运动3～4次，抗阻运动1～2次。						
主观感受	体能增强，可以耐受此运动强度，无其他不适症状，喜欢上运动，运动后有舒适感，精神愉悦。						

当身体功能达到稳定水平、基本已经养成良好的运动习惯，可以主动进行运动。这个阶段应建立长期稳定、适合自身特点的运动方案。长期稳定的运动至少应包括每周进行200～300分钟的中等强度运动，每周进行5～7次有氧练习，2～3次力量练习，5～7次柔韧练习。进阶运动方案见表5-5。

表 5-5　进阶运动方案

活动内容	周一	周二	周三	周四	周五	周六	周日
准备活动	休息	拉伸 5 分钟	拉伸 5 分钟	拉伸 5 分钟	拉伸 5 分钟	拉伸 5 分钟	拉伸 5 分钟
有氧运动		健步走 5 公里	慢跑 4 公里	游泳 45 分钟	健身操 45 分钟	羽毛球 45 分钟	自行车 4 公里
抗阻运动		抗阻运动 3～4 个 动作	无	抗阻运动 3～4 个 动作	无	抗阻运动 3～4 个 动作	无
整理运动		放松 5 分钟	放松 5 分钟	放松 5 分钟	放松 5 分钟	放松 5 分钟	放松 5 分钟
运动时间和运动频次	进阶运动阶段为有能力能耐受的患者自选阶段，若身体暂时不能适应此强度，可以转为稳定期运动强度。每周运动 5～7 天，每次 40～60 分钟有氧运动，15～20 分钟抗阻运动，5～10 分钟柔韧运动。						
主观感受	体能增强，心肺功能增强，肌肉力量和肌肉质量均有增加。完成这些运动没有非常困难，运动后身体感觉轻松，精神愉悦。						

以上三个阶段的运动方案，仅供参考。运动项目要与自己的年龄、病情及身体承受能力相适应，并定期接受评估，适时调整运动计划。

对于运动能力弱，不能耐受锻炼心率，下肢肌肉不足的老年患者。可以采取相对舒缓的老年人运动方案，主要以保持肌肉质量，增加肌肉力量为主。老年人运动方案见表 5-6。

表 5-6　老年人运动方案

活动内容	周一	周二	周三	周四	周五	周六	周日
准备活动	休息	拉伸 5 分钟	休息	拉伸 5 分钟	休息	拉伸 5 分钟	休息
导引术		太极拳 20～30 分钟		八段锦 20～30 分钟		五禽戏 20～30 分钟	
抗阻运动		抗阻运动 2 个动作		抗阻运动 2 个动作		抗阻运动 2 个动作	
整理运动		放松 5 分钟		放松 5 分钟		放松 5 分钟	

续表

活动内容	周一	周二	周三	周四	周五	周六	周日
运动时间和运动频次	老年人的运动方案适合体能较差，有轻中度心血管疾病，关节不能耐受中高强度运动的患者。抗阻运动可选择坐姿抬腿，站立微蹲等对关节要求较低的形式。根据自己的能力增减运动时间。动作标准比动作次数更重要。						
主观感受	身体能耐受，肌肉力量有增强。完成这些运动没有非常困难，运动后 1 小时能缓解疲劳，精神愉悦。						

七、具体案例举例

某糖尿病患者，女，68 岁，患 2 型糖尿病 5 年余，无高血压、无冠心病、无其他心血管方面疾病。经过膳食调查发现膳食结构和每日总热量尚可。每周跳两次广场舞，时间大约 1 个小时，运动过程中不出汗。血糖控制一直不稳定。经医生、营养师综合评估后，决定进行系统锻炼来控制血糖。

（一）运动强度

由于该患者平时虽然有锻炼，但没达到中等强度运动标准，相当于家务劳动等日常活动。为了避免身体一下子不能适应中等强度的运动，建议从 30% ～ 40% 的低强度开始，持续 2 ～ 4 周后，患者耐受运动强度后，可以将运动强度慢慢提高到 50%、60%、70%，不超过 80%。

（二）运动时间和运动频次

低强度运动时，运动时间从 15 分钟开始，逐渐增加至 30 分钟。2 ～ 4 周后运动强度提高到中等强度，运动时间从 30 分钟开始逐渐增加至 50 分钟。运动间隔为每周 3 次逐渐过渡到每周 5 次。

（三）运动形式

某糖尿病患者建议运动形式见表 5-7。

表 5-7　某糖尿病患者建议运动形式

时间	运动形式
周一	30 分钟快走
周二	休息

续表

时间	运动形式
周三	下肢练习：蹲起 10 个 ×3 组 + 箭步蹲 10 个 ×3 组 + 坐姿抬腿 20 个 ×3 组。也可以采用太极拳、八段锦等导引术代替。尽量动作标准，达到对肌肉的锻炼作用。
周四	休息
周五	30 分钟快走
周六	休息
周日	上肢练习：肱二头肌哑铃弯举 10 个 ×3 组 + 肱三头肌哑铃弯举 10 个 ×3 组 + 弹力绳拉伸 10 个 ×3 组。

八、什么情况禁止运动

了解什么情况不能运动是非常必要的。出现以下情况的患者应暂停运动。空腹血糖超过 16.8mmol/L，出现酮症酸中毒、严重的心脑血管疾病，合并急性感染、严重的肾病、严重的视网膜病变。

九、特殊情况下该如何运动

（一）糖尿病合并视网膜病变患者

不适合的运动有：高强度或剧烈的运动；阻力运动；跳跃运动；包含憋气动作的运动，如举重、潜水、头低于腰的运动。

（二）糖尿病合并神经病变患者

应避免负重运动和需要足部反复活动的运动项目，如跑步机、长距离行走、慢跑、爬楼梯运动；可以进行游泳、骑车、划船、坐在椅子上的运动、上肢运动及其他非负重运动；应注意运动时所穿鞋子的舒适性；在运动前后常规检查足部；有糖尿病周围神经病变的患者应该避免过度伸展和负重的动作。

（三）糖尿病合并外周血管疾病患者

根据病情不同，可从事轻到中等程度的运动。步行、慢跑、游泳、爬楼梯、骑自行车、打太极拳、打球、跳舞及一些轻中度家务劳务，如拖地板、擦窗等。

（四）老年糖尿病患者

可选择步行、慢跑、游泳、爬楼梯、骑自行车、打太极拳、打球、跳舞及一些轻中度家务劳动，步行是最常见的运动方式。每周坚持一种运动至少 3 次以上，每次运动时间不少于 20 ～ 30 分钟，一般不超过 1 小时，以避免对关节和肌肉的损伤。

（五）妊娠期高血糖患者

推荐妊娠期高血糖的 5 种常见运动方式为：功率自行车、平板运动机、划船器、卧位功率自行车、上肢功率器。尤其力荐划船器和上肢功率器。运动强度一般取最大耗氧量的 50% 作为运动量。每次运动时间 30 ～ 50 分钟，一般每周 3 ～ 4 次为宜，患者采用安全、有效的运动疗法可以少用或不用胰岛素，促进血液循环，缓解轻中度高血压，改善心肺功能，促进全身代谢。

十、人体成分分析指导糖尿病运动治疗

糖尿病运动治疗的效果有血糖稳定、患者主观感觉变好、体力增强、运动耐受力增强等。但血糖稳定是“五驾马车”同时作用的结果，患者的主观感觉没有量化的指标，近年来随着人体成分分析检测手段的出现，不但能用于减重患者，对糖尿病患者的运动选择、运动监测、并发症早期预警也有重要意义。

研究证明，人体成分分析可用来对患者糖尿病风险及症状进行有效管理。检测可在 60 秒内提供详细的结果报告单，有助于医生和患者获得客观的肌肉、脂肪和内脏脂肪测量数据，分析疾病风险和肥胖症，监控为了提高血糖控制而进行干预的疗效，预防糖尿病相关并发症恶化，检测炎症导致的人体水分失衡。

（一）内脏脂肪分析了解糖尿病风险的严重性

目前的内脏脂肪估算方法是间接方法，并且不够精确，因此用于整体健康风险评估及长期跟踪时效果不佳。而使用人体成分分析估算内脏脂肪，则可反映是否存在较高的高血压、高胆固醇和糖尿病患病风险。

腰围是全身及内脏肥胖的间接指标，不过这种方法不精确，且不足以监控随时间发生的变化。通过使用人体成分分析方法测定人体成分，医生可以依赖于准确且一致的测量数据来了解患者患糖尿病的风险及 / 或其他健康状况。人体成分分析的内脏脂肪面积与糖尿病风险紧密相关，而水肿指数（ECW/TBW 比率）和节段水肿指数及各肢体水肿指数平衡关系等结果也有助于跟踪糖尿病相关的炎

症。这些数据都有助于医生更好地判断可能引起健康风险的因素，更好地设计糖尿病患者的饮食处方和运动处方。

（二）肌肉—脂肪及节段性肌肉分析监控肌肉和脂肪的分布

脂肪量过多和肌肉量偏低都可能导致糖尿病患病风险增加。不过，针对糖尿病患病风险的人体成分分析方法并不准确或不一致。通过对各部位肌肉和脂肪含量进行量化，可深入了解各部位及全身构成情况，便于更好地诊断糖尿病患病风险，指导治疗方案。

糖尿病通常与脂肪过剩有关，但肌肉质量不足也会增加患糖尿病的风险。腿部肌肉是身体中最大的肌肉群，可促进葡萄糖的摄取；腿部肌肉量偏低与胰岛素耐受性风险增加相关。

医生可使用人体成分分析来监测患者的肌肉和脂肪成分。通过节段性肌肉和腿部肌肉等输出数据，可更深入地了解腿部肌肉的构成及全身脂肪的储存情况。通过监控这些因素，针对患者个体生理情况制订具体的治疗方案，医生及营养师可跟踪治疗和干预的进展及成功状况。

（三）节段性 ECW/TBW 体水分分析监控身体各部分的积水情况

内脏脂肪过多及炎性细胞因子引起的全身炎症会增加体液潴留及患者罹患心血管疾病和肾脏疾病等并存病的风险。直接客观地测量体水分，可更好地检测体液潴留，降低糖尿病相关并发症的风险。

通过使用人体成分分析，医生可直接测量细胞外液和总体水分含量，计算跟踪整个身体炎症和体液失衡的指数 ECW/TBW。通过监控水肿指数（ECW/TBW），可分析因心血管功能受损产生的细胞外空隙积液。

通过测定整个身体及手臂、腿部和躯干各部位的比率，确定可能会发生体水分失衡的部位，以便更加精确地分析和及早发现躯干或腿部浮肿，帮助医生制订更有效的体水分管理策略，提高患者的治疗成效。

（四）骨骼肌指数发现虚弱风险及肌少症

糖尿病患者容易丢失肌肉量，且随着糖尿病的持续，肌肉量损耗会不断增加，从而引发肌少症等其他状况。人体成分分析提供的骨骼肌指数（SMI）输出结果，可用于监控骨骼肌质量，有助于预防或识别肌少症。

骨骼肌质量对糖尿病的监控很重要。因为葡萄糖无法被用于生成肌肉，且身体活动降低导致肌肉量消耗。糖尿病也会加剧疲劳，进一步减少身体锻炼，影响身体功能。而患者的肌肉质量减少又会增加罹患肌少症和活动障碍等其他状况的风险。

肌少症指骨骼肌质量流失，可导致身体灵活性和生活质量下降，并增加了住院率和死亡风险。肌少症通常与衰老相关，不过久坐或疾病也可能使人们患上肌少症。骨骼肌质量指数可用来分析并监控骨骼肌质量，有助于肌少症的诊断。骨骼肌质量指数即四肢骨骼肌质量之和与身高平方的比值。

鉴于糖尿病患者常伴有肌肉流失且糖尿病和肌少症之间存在的联系，有必要对糖尿病患者进行肌少症罹患风险监控。医生可通过人体成分分析检测结果中的SMI，发现虚弱状态加剧的状况，确定肌少症风险，并增强训练和干预。

（五）跟踪肌肉、脂肪及体水分平衡的变化，绘制发展图

预防或逆转糖尿病的最佳方法是改变行为和生活方式，使之有利于健康。人体成分分析设备通过详细的人体成分报告，向患者体现普通体重测量结果无法体现的变化，并提供一份探讨改变生活方式的训练大纲。此外，患者和医生、营养师可使用“人体成分测试历史记录”部分绘制干预期间的进展情况图，并通过调整优化结果和健康状况。

第六节　糖尿病运动治疗后注意事项

一、不要突然停止运动

运动结束后不要马上停下来，尤其是剧烈运动之后，应进行适当的整理放松活动。因为运动时，血液多集中在肢体的肌肉中，如果停止运动马上休息，肢体肌肉中的大量静脉血会淤积在静脉中，心脏就会缺血，大脑也会因为供血不足出现头晕、恶心、呕吐等症状。整理运动可以帮助糖尿病患者缓解肌肉和关节的酸痛感觉，促进肌肉疲劳的恢复，减少再次运动时由于肌肉没有恢复而造成的伤害。运动后的整理活动让心率缓慢地降低，机体慢慢地适应，减少心血管疾病突发的可能性。

因此，正确的做法是在每次运动结束后，逐渐放缓运动速度，继续做一些放松活动，比如一边慢走一边甩臂，调整呼吸，让身体慢慢放松，待心率平缓之后再结束全程运动。这些措施可以加快体能恢复，帮助消除疲劳，有利于停留在四肢的血液顺利回流到心脏。对于糖尿病患者来说，保持良好的下肢血液循环，对预防糖尿病足病的发生也具有重要意义。做好每次运动前的准备活动和运动后的

整理活动，活动时间分别5～10分钟，这不仅有助于提高锻炼效果，而且可避免身体损伤。

二、避免着凉

运动后身体体温较高，毛细血管处于扩张状态。血管功能较差的患者，受到冷刺激，可能诱发心慌、气短等。所以运动后要避免迎风纳凉，及时擦干汗水，不要立即洗澡，休息片刻可以使用温水洗浴。运动会消耗人体的水分，使人出汗，尤其剧烈运动会导致大汗淋漓，口干舌燥。对于糖尿病患者，要避免摄入含糖饮料，避免喝冷饮。对于运动带来的失水，最好的补充方式就是喝温开水或淡盐水，且需控制喝水速度，宜慢不宜快。

三、避免运动后的迟发低血糖

糖尿病患者最好在运动前和运动后各测一次血糖，以掌握运动强度与血糖变化的规律。在运动后2小时监测血糖，观察运动降低血糖的效果，建议在运动量大的当天睡前测试血糖，有可能会出现延迟的血糖改变。糖尿病患者应重视运动后的迟发低血糖。

四、避免立即进食

运动需要消耗人体的能量，很多人运动完觉得肚子很饿，想要马上吃东西。但刚刚运动完，特别是剧烈运动，人的神经中枢处于高度兴奋状态，消化系统受到抑制，此时消化腺分泌大大减弱，需要在运动后30分钟左右才能恢复正常。运动后马上大量进食，必然加重胃肠道负担，容易引起胃肠道痉挛，对于糖尿病患者可能诱发血糖突然上升，带来危险。另外，对于易发生低血糖的糖尿病患者，应减少运动前胰岛素的剂量。有条件的患者推荐在运动后检测一次指尖血糖，观察运动效果，及时发现低血糖。

五、做好运动记录

推荐糖尿病患者记录好每天做的具体运动项目、持续时间、周边环境温度及运动前后的饮食等，有条件的患者运动前后可各测一次指尖血糖，有助于医务人员及时调整运动处方和治疗方案。建议运动后30分钟测血糖，才能保证测量的准确度。因为运动会刺激机体产生大量肾上腺素，肾上腺素属于升高血糖的激素，会刺激血糖升高；由于人体运动时体内蓄积的脂肪、蛋白质会有一部分转化为葡萄糖，在运动以后马上测血糖，测量值通常会偏高，不能反映正常的血糖水平。也不建议运动后过很久再去测血糖，因为这样可能血糖值已经波动，不能正确反映运动对于机体的改变。

第六章
糖尿病膳食治疗
热点问题解析

前面几个章节重点介绍了不同年龄阶段的糖尿病人群及糖尿病合并各种常见并发症情况下，治疗膳食应如何安排，但关于糖尿病饮食，仍有太多的疑问与误区亟待解决。本章节搜集、整理了糖尿病患者关心的热点话题，在查阅文献、抽丝剥茧后给出明确回答，言简意赅、观点鲜明，力求纠正认知误区，更好地规范糖尿病饮食。

第一节　糖尿病患者能吃什么与不能吃什么

一、糖尿病患者能不能吃零食

零食的定义是非正餐时间食用的各种少量的食物和饮料（不包括水）。糖尿病人是可以吃零食的，但有以下限制。

1. 量的限制

（1）控制总热量是吃零食的前提，零食的热量也应记录在全日总热量中，避免总能量或碳水化合物、脂肪等超标，也就是说，吃零食要减少相应正餐的摄入量。

（2）零食量应有所控制，注意浅尝辄止，不可贪多，全日加餐能量一般不超过总能量的 10%，避免过量食用引起血糖升高。

2. 时间限制

吃零食不要离正餐太近，建议在两餐中间或运动前半小时，一般应避免睡觉前 1 个小时吃零食。若存在夜间低血糖情况时，可于临睡前加餐。

3. 食物品种限制

以选择低 GI 食物为宜，低 GI 的食物一般在胃肠内停留时间长，葡萄糖释放缓慢，葡萄糖进入血液后峰值低，下降速度慢，能够减少血糖波动。可选择蔬菜、原味坚果、纯牛奶、无糖酸奶、肉干、烤鱼片、原味干豆及豆制品等，如为加工食品应注意查看配料表及食物成分，避免添加糖及过多脂肪、盐摄入。血糖控制稳定时也可以选择低 GI 水果作为零食加餐。

二、糖尿病患者能不能吃水果

水果因其甘甜美味、营养丰富而受到人们的喜爱。但很多糖尿病患者因害怕影响血糖而不敢食用水果。那么糖尿病患者到底能不能吃水果呢？答案是能！不过要注意以下几点。

1. 必须在血糖控制满意的情况下才可以食用水果。血糖控制标准因人而异，一般空腹血糖在 7.0mmol/L 以下，餐后 2 小时＜ 10.0mmol/L，糖化血红蛋白控制在 7.0% 以下的患者可适量进食水果。血糖过高的患者，为避免摄入水果造成的血糖波动，应慎食水果。

2. 建议优先选择含糖量、甜度均较低的水果，如樱桃、柚子、柠檬、苹果、梨、草莓、蓝莓等。而榴莲、鲜枣、菠萝蜜、香蕉、柿子、桂圆、荔枝等水果含糖量较高，需要限制。如果能参考食物 GI、GL 来选择则更为准确。上述低糖水果中也有一些品种经培育后甜度有较大提升，还应根据实际情况合理选择。

3. 糖尿病患者每日可摄入水果 200g（可食用部分）左右，相当于一个中等大小的苹果。如果每次不超过 100g，对血糖的影响更小。

4. 将水果放在两餐之间或者运动前后食用，有利于维持血糖平稳，是比较理想的时机。而餐后立即吃水果会额外增加能量和碳水化合物摄入，增加胰腺负担，最不值得提倡。

5. 新鲜水果最好直接食用，果皮可食用的水果如果没有明显的农药残留风险，建议带皮吃下，以摄取果皮中的膳食纤维与植物化学物，不推荐水果榨汁喝。

6. 定时监测血糖，了解水果对血糖的影响情况。

三、糖尿病患者能不能吃坚果

坚果中富含有益脂肪、蛋白质、纤维、维生素、矿物质等营养物质，通常被纳入健康饮食中，但因其热量较高，令很多糖尿病患者望而却步。研究表明，适量吃坚果有助于血脂调控与心脏健康，所以，糖尿病患者能吃坚果，但要注意品种和份量。

1. 糖尿病患者尽量选择原味坚果，避免食用油炸、用糖或其他原料混配加工的果仁产品。

2. 为了避免摄入过多的热量，可以考虑每次较小的份量，按照《中国居民膳食指南（2022）》建议，每周坚果 70g 左右，每天 10g，相当于坚果仁一掌心，带壳坚果一小把，核桃 1 ～ 2 个。

3. 就脂肪或能量含量而言，一般 2g 坚果即大致相当于 1g 食用油。因此，如果糖尿病患者吃坚果，就要相应减少烹调油用量，比例大约是 2∶1。

4. 板栗和莲子虽属坚果，但其淀粉含量高而油脂含量低，若要食用，应当作主食吃，替代部分米饭、面条等主食，才有助于控制餐后血糖。

四、糖尿病患者能不能吃蜂蜜

蜂蜜是纯天然物质，有润肠通便、润肺止咳的功效，且含有维生素、矿物质与抗氧化剂等营养物质，有多重保健作用，很多糖尿病患者认为糖尿病人不能吃蔗糖，但可以吃蜂蜜，这种观点并不正确，原因有以下几点。

1. 蜂蜜每 100g 平均含碳水化合物 81g，属于高能量物质，额外的蜂蜜摄入不利于糖尿病患者总能量控制。

2. 蜂蜜所含碳水化合物以果糖、葡萄糖等单糖为主，果糖虽然不会像葡萄糖一样激起大幅度的血糖波动，但果糖进入体内后，可以比葡萄糖更快引起脂肪积累，长期大量摄入会引起胰岛素抵抗，诱发痛风，不适合糖尿病人大量食用。

3. 蜂蜜 GI 值 73，属于高 GI 食物，对血糖有较大影响，不利于血糖控制。

五、糖尿病患者能不能喝粥

大米煮成粥后，所含淀粉会分解为分子链更短的糊精甚至麦芽糖，消化吸收速度加快，升糖加快，血糖下降也快，不利于维持血糖的稳定，因此一般不建议糖尿病人喝粥。但粥是中华民族的传统美食，被赋予了许多文化寓意，“腊八粥”“及第粥”都承载着华夏人民的良风美俗与美好祝愿。对于部分糖尿病患者，一顿饭里要是少了粥，这顿饭就像是没有吃完一样，尤其是牙口不好、脾胃虚弱的病人。糖尿病患者必须喝粥的时候可以遵循以下原则。

1. 煮粥食材有选择

（1）宜选择粗杂粮作为煮粥的食材，与精细粮相比较，粗杂粮的GI值更低，如大米粥的GI值为69，小米粥的GI值为60，黑米粥的GI值为42，GI值越低，升糖能力越弱。但应注意粗粮不要细作，如燕麦粥GI值55，精加工后的即食燕麦粥GI值为79。

（2）搭配豆类、蔬菜、瘦肉等食材，丰富食物种类的同时，增加了蛋白质、纤维素等的摄入，可降低餐后血糖反应。

2. 煮粥时间不宜长

煮粥时间越长，淀粉糊化程度越高，淀粉颗粒越小，越利于消化吸收，血糖就越难控制。各种杂豆杂粮粥也要烹饪得当，不可煮得时间过长或煮得太烂，煮熟即可。

3. 煮粥所用食材要计算入全日能量中

谷物和杂豆要替换相应主食，如：晚上主食的定量是1两半，那就可以吃1两大米蒸的米饭，再加半两小米绿豆熬的粥，总量还是1两半的主食，此外搭配蔬菜、鸡蛋等其他品类食物一起吃。

4. 进餐顺序要调整

进餐时先吃低GI值的食物，如菜肉等，最后再吃粥，也可降低米粥对血糖的影响。

六、糖尿病患者能不能喝胡辣汤

胡辣汤是中国北方早餐中常见汤类名小吃，由熟羊（牛）肉、面筋、粉条、黄花菜、花生、木耳搭配胡椒、辣椒、骨头汤等熬制而成，特点是汤味浓郁、汤色靓丽、汤汁黏稠，香辣可口，回味无穷。那糖尿病患者能喝胡辣汤吗？答案是不建议！

1. 骨头汤营养价值并不如想象的那么高，反而嘌呤、脂肪含量较多，会给身体造成不好的影响。

2. 为了保证汤汁黏稠，胡辣汤在制作过程中需要添加淀粉，对糖尿病患者的血糖不太友好。

3. 胡辣汤本身含有的面筋、粉条、花生能量就很高，又香辣开胃，常需搭配油饼、油条等同食，必然导致糖尿病患者早餐能量与碳水化合物超标，影响餐后血糖。

七、糖尿病患者能不能喝肉汤

羊肉汤、牛肉汤、驴肉汤、鸡血汤、鸭血粉丝汤等味道鲜美、汤汁浓厚，是深受大众喜爱的美味佳肴。在大家眼里，羊肉汤、牛肉汤不仅好喝还营养丰富，喝肉汤是一种健康的饮食方式，其实，这种认识是错误的，糖尿病患者还是建议减少饮用肉汤的!

1. 肉类蛋白质溶解度很低，所以肉汤里的蛋白数量非常有限，远比不上直接吃两片肉。

2. 肉汤里嘌呤含量惊人，对于本身就尿酸高、痛风的人来说，一碗牛肉汤是完全有可能诱发痛风的。

3. 肉汤内含油脂较多，热量较高，且所含油脂多为饱和脂肪酸，对人体健康不利。

4. 肉汤里的盐一般都是超标的，我们在食用的时候还会额外放入味精、盐等调味，这对身体是不利的。

5. 各地肉汤吃法各异，搭配饼类较为多见，搭配蔬菜较少，造成碳水化合物摄入增多，纤维摄取不足，对餐后血糖控制有较大影响。

总而言之，肉汤并不像我们想象的那么营养丰富，反而有诸多坏处，对糖尿病患者来说，喝肉汤弊大于利。

八、糖尿病患者能不能吃辣

对于糖尿病患者来说，最痛苦的可能并不是要天天吃药、控制血糖、预防并发症，而是看见好吃的只能远远观望、暗自伤心。有糖尿病患者问，甜食不能吃，那能吃辣吗？答案是，能！但要注意以下几点：

1. 相较于干辣椒，新鲜辣椒含有更多的维生素 C、胡萝卜素，具有抗氧化、增强免疫的功效，更适合糖尿病患者食用。

2. 尽量避免进食加糖或加入过多油脂的辣酱及鱼香肉丝、水煮鱼、麻辣火锅等油量过多、加糖的菜肴。

3. 糖尿病患者吃辣要适度。因为辣椒开胃，会引起食量增加，从而升高血糖。还会导致上火，增加疾病风险，进而引起血糖波动。

4. 糖尿病患者如伴有高血压、痔疮、消化道疾病，则要避免摄入辣椒等辛辣刺激性食物。

九、糖尿病患者能不能饮酒

酒文化在中国源远流长，饮酒不仅是人们日常饮食的一部分，更是社交方式的重要组成部分。糖尿病人的患病年龄趋于年轻化，很多糖尿病患者出于社交需要而被迫饮酒，那糖尿病患者饮酒是否值得提倡呢？酒精是高热量而无营养成分的饮料，对能量代谢、血糖控制及肝、脑等多器官功能均有不利影响，不提倡糖尿病患者饮用。如果必须饮酒，要注意以下几点：

1. 血糖控制良好，无糖尿病急慢性并发症，且肝肾功能正常的糖尿病患者能够少量饮酒。

2. 谨防低血糖。酒精会影响肝脏的代谢，从而抑制肝糖异生，增加低血糖风险，且酒精掩盖低血糖症状，使低血糖不易被发现，因此不要空腹或血糖水平低时饮酒，喝酒前应先吃点主食，这可以帮助避免出现突如其来的低血糖。使用胰岛素及磺脲类药物控糖的糖尿病患者低血糖风险较大，不建议饮酒。

3. 注意饮酒的量，《中国居民膳食指南（2022）》建议成年人每天饮入酒精量不超过15g，15g酒精对应的饮酒量，以38%白酒计算为50mL；如果喝的是红酒，以酒精含量12%计算约为150mL；而如果为啤酒，以4%计算为450mL。每周饮酒不超过2次。

4. 注意不要饮酒过快，酒精90%通过肝脏代谢，成人清除酒精的能力是每小时7g（100%乙醇9mL），大多数成人致死量为一次饮用相当于纯酒精250～500mL。喝酒过猛，超过肝脏的代谢能力时，酒精会大量蓄积在体内而出现醉酒、意识迷糊的症状，并增加低血糖风险。

5. 饮酒前后要监测血糖，糖尿病患者需在饮酒前和饮酒后24小时内监测血糖水平，建议在睡前加测以及时发现血糖波动。

6. 避免饮用混合酒饮料和鸡尾酒，因为这些饮料通常含有糖分，会增加血糖水平。

十、糖尿病患者能不能吸烟

香烟除了具有一定的成瘾性，同时还具备了一定的社会性，在社交中具有一定的社会功能，因此多数抽烟的男性糖尿病患者难以戒除。许多抽烟的糖尿病患者认为抽烟不是吃饭，烟草是“吸”进身体的烟而已，不会像食物那样产生热量，因此不会对血糖有影响。这样的想法是错误的。

1. 吸烟是HbA1c升高的独立危险因素，如果吸烟数量每年增加20包，则

HbA1c 升高 0.12%。吸烟者的吸烟量越大、开始吸烟年龄越小、吸烟年限越长，患 2 型糖尿病的风险越高。

2. 吸烟会增加冠状动脉、颈动脉、主动脉、脑部动脉和外周动脉发生动脉粥样硬化的风险。糖尿病患者吸烟可使冠心病发生风险增加 54%，脑卒中风险增加 44%，心肌梗死风险增加 52%，还可损伤肾小球的结构和功能，增加尿蛋白和糖尿病肾病的发生风险。吸烟量越大、吸烟年限越长，冠心病、脑卒中的发病和死亡风险越高。

3. 电子烟中含有尼古丁、甲醛、乙醛等有害物质，会对呼吸道产生损害，电子烟气溶胶中可检出锡、铜、镍、砷等重金属元素，重金属在体内的蓄积会损伤人体神经系统，且不同品牌、不同口味的电子烟烟雾均具有细胞毒性，可导致细胞凋亡、细胞损伤等。

4.WHO 将“二手烟”定义为“由卷烟或其他烟草产品燃烧端释放出的及由吸烟者呼出的烟草烟雾所形成的混合烟雾”。二手烟中含有大量有害物质与致癌物，有证据提示，二手烟暴露可以增加患糖尿病的风险，还可导致慢阻肺、哮喘、肺癌、鼻窦癌、结直肠癌、乳腺癌、冠心病、脑卒中等疾病的发生。

所以糖尿病人不应抽烟，无论是普通香烟或电子烟，并应远离二手烟环境。已抽烟者要及早戒烟，尽管戒烟初期会导致 2 型糖尿病患者体重增加、血糖升高，但这一作用会随着时间延长逐渐减弱，在 3 ～ 5 年后基本消失。而在戒烟者中，随着戒烟年限的增加，空腹血糖和 HbA1c 均逐渐下降，因此吸烟的糖尿病患者无论何时戒烟均有利，越早戒烟，获益越大。

第二节　糖尿病膳食治疗及相关问题十知道

一、2 型糖尿病是可以逆转 / 缓解的

2 型糖尿病一直被认为是一种遗传因素与环境因素相互作用所致、以高血糖为特征的终身性进展性疾病，需要长期使用降糖药物治疗。但近年来随着 2 型糖尿病疾病谱的改变和循证医学证据的不断积累，这一认识也发生了变化。

1.2021 年 9 月，国内出台了《缓解 2 型糖尿病中国专家共识》，文中提到，通过生活方式、药物治疗或代谢手术干预，均可减缓糖尿病前期发展到糖尿病，或使已经发生的高血糖逆转并停留在正常水平。

2.2 型糖尿病缓解是指患者在无降糖药物治疗 3 个月的情况下，血糖仍可处

于达标或正常状态。缓解 2 型糖尿病可使患者在较长时间内免于使用降糖药，减轻心理负担，提升生活质量和增强依从健康生活方式的信心，延缓病情进展，降低并发症发生风险。

3. 研究显示，病程≤ 5 年合并肥胖 2 型糖尿病患者在减重后，2 型糖尿病缓解率达 46%，且减重越多缓解率越高，当减重＞ 15kg 时，2 型糖尿病的完全缓解率可达 86%。

二、生活方式干预是实现 2 型糖尿病缓解的基本方案

当 2 型糖尿病患者 BMI ≥ 25kg/m^2（或腰围男性＞ 90cm、女性＞ 85cm），残存一定的 β 细胞功能，无严重并发症，病程≤ 5 年时缓解概率较高，同时患者应排除自身免疫型糖尿病。实现 2 型糖尿病缓解应关注以下几点。

1. 减少脂质在肝脏、骨骼肌和胰腺等重要器官中沉积，是 2 型糖尿病缓解的重要因素，而降低体重可使患者的异位脂肪沉积、胰岛 β 细胞功能、胰岛素抵抗、血糖、血脂、血压等得到改善，因此减重是缓解超重或肥胖 2 型糖尿病的核心，体重改善幅度是 2 型糖尿病缓解效果的标志。

2. 健康生活方式既是预防糖尿病的最佳手段，也是促进超重或肥胖类型 2 型糖尿病缓解的最有效治疗方法。推荐强化生活方式干预作为 2 型糖尿病缓解的基本方案。

3. 研究显示，高强度的饮食干预可以实现短期（4 年以下）的缓解。饮食控制结合运动的减重效果更加显著，足够强化的生活方式干预，尤其是饮食、运动和睡眠相结合，缓解效果可能与减肥手术相媲美，但没有代谢手术相关的潜在副作用。

4. 实现长期有效减重的关键是使能量代谢处于负平衡状态，即能量摄入＜能量消耗。减少能量摄入主要通过控制饮食，而能量消耗包含三个方面，第一是基础代谢，第二是食物热效应，第三是体力活动，其中体力活动是增加能量消耗的最重要因素，具体实施方案可以参照相关章节，简而言之就是“管住嘴，迈开腿”。

5. 缓解 2 型糖尿病的治疗是一个系统工程，需要患者、医生、营养师、健康管理师、运动师、心理咨询师、护士等成员的共同努力，为维持达标状态，患者需要持续和医务人员合作，进行严格的饮食、运动和体重管理。

三、糖尿病食品、无糖食品不是真的不升血糖

近年来，我国糖尿病患病率显著升高，患病人数不断增加，面向糖尿病患者的糖尿病食品、无糖食品琳琅满目、品类繁多，不少糖尿病患者认为这些食品不仅美味，而且不升血糖，是日常食用、加餐的绝佳选择。这种想法是不正确的。其实，无糖食品不是真的不含糖。

1. 根据国家标准《预包装食品营养标签通则》（GB 28050—2011），“无糖”是指固体或液体食品中，每 100g 或 100mL 的含糖量不高于 0.5%（0.5g）。此处的“糖”是指添加糖，即额外添加进去的葡萄糖、果糖、蔗糖、麦芽糖等单糖或双糖，并不包括食材中固有的葡萄糖、果糖、淀粉等。因此“无糖”食品并非真的不含糖，不仅允许少量添加糖存在，且无糖果干、蜂蜜及以谷类为主要食材的无糖面包、无糖饼干等本身就富含糖。

2. 无糖食品多数以甜味剂代替糖，甜味剂有三类，第一类糖醇类，如木糖醇、赤藓糖醇、麦芽糖醇等，第二类天然甜味剂，如甜菊糖苷、罗汉果苷、甘草甜素等，第三类人工合成甜味剂，如糖精钠、安赛蜜、阿斯巴甜、纽甜、三氯蔗糖等。相对于糖，甜味剂热量极低或因不能被人体代谢而无热量，既往认为甜味剂在标准范围内使用不会对人体健康造成危害，不会引起血糖的大幅升高，然而，这一观点正在受到越来越多的挑战。一些研究显示，甜味剂可能与心血管疾病发生风险有关，部分甜味剂可能造成小鼠肠道菌群及功能的改变，使葡萄糖耐受性变差，更容易诱发 2 型糖尿病等代谢性疾病。

3. 甜味剂会刺激味蕾，增强糖尿病患者食欲而增加进食量，从而引起血糖升高、体重增加。

4. 无糖食品很多由粗粮加工而成，为了弥补口感的不足，可能添加大量脂肪，此类食物热量甚至比有糖食品还要高，大量进食容易导致糖脂代谢紊乱，对血糖控制产生不利影响。

WHO 于 2023 年 5 月发布一则指南，建议人们勿用非糖甜味剂控制体重或降低非传染性疾病风险，应该从生命早期开始减少饮食的甜度，以改善健康。糖尿病患者选择无糖食品时，应根据食品配料表与营养成分表，选择甜味剂及其他食品添加剂较少、碳水化合物、脂肪都较低的无糖食品相对更健康。虽然无糖食品能够减少蔗糖、葡萄糖等糖分的摄入，但应注意将食物本身的碳水化合物及所含脂肪计算入饮食总量，不可过食。

四、降糖药不能代替饮食控制

一些糖尿病患者认为注射或口服降糖药后，病情就得到了控制，不需要再限制饮食了，饮食增加了，多吃点降糖药或多打胰岛素就行了，这种做法是不可取的。

1. 对糖尿病患者来说，饮食控制是血糖管理的基础措施，应贯穿糖尿病治疗的全程，营养均衡的饮食结构，才是改善代谢的最佳途径。

2. 多吃食物会增加胰岛 β 细胞负担，加速胰岛功能的衰竭，使口服降糖药的疗效逐渐下降甚至于完全失效。

3. 血糖调控是一个复杂的过程，有一定的时间延迟，不遵医嘱随意调节降糖药物会有高血糖、低血糖的风险，如果药物过量应用，还会增加其对肝肾的不良反应，严重的甚至可危及生命。

五、饮食控制不等于少吃

饮食控制，是糖尿病“五驾马车”之一，贯穿于糖尿病治疗始终。不少糖尿病患者认为，饮食控制就是少吃点，为了尽快达标，忍饥挨饿，大幅度减少食量，其实这种做法是不对的。

1. 饮食控制必须要以满足机体营养需要为基础，少吃或不吃短期可引起头晕、精神萎靡、低血糖等，长期可能出现营养不良、免疫力下降，严重者甚至发生酮症酸中毒，危及生命。

2. 糖尿病饮食是要根据身高、体重、腰围、活动量计算出每天总能量需求，再依据平衡膳食的原则选择食物，谷类、蔬菜类、水果类、肉类、奶类合理搭配，是一种均衡饮食。坚持健康的饮食方式，更有利于我们实现健康、长寿、高质量生活的目标。

六、长期素食可能会带来营养问题

长期的循证医学证据表明，素食对健康有多重获益，包括调节血脂紊乱、改善胰岛素抵抗、抗炎抗氧化等，并有研究证实，植物性膳食能够促进 2 型糖尿病缓解，可能与素食含有更多的膳食纤维有关，因此素食在糖尿病患者中备受欢迎。但是，素食人群因为食物来源受限，安排不合理可能会带来营养问题。

1. 素食是指不食用禽畜肉、水产品等动物性食物的饮食方式，主要包括全素和蛋奶素。全素是完全戒食动物性食品及其产品，蛋奶素则是在全素基础上不戒食蛋奶及其相关产品。

2. 长期纯素食容易带来营养问题。瘦肉、内脏、禽蛋、奶是优质蛋白质、钙、铁、锌、n–3 脂肪酸及部分维生素的良好来源，素食中上述营养素含量或吸收利用率较低，且蔬菜中的草酸会干扰钙、铁、锌的吸收，从而导致骨质疏松、贫血甚至胆结石等。

3. 不建议糖尿病患者非宗教信仰原因选择全素饮食，尤其是婴幼儿、儿童、孕妇、体质虚弱者及老年人。建议素食人群尽量选择蛋奶素，适当地加一些乳、蛋类食物。

4. 素食者更应做到食物多样化，保证每天食物种类至少 12 种，每周至少 25 种，增加全谷物及杂豆摄入比例至主食量的 1/2，常吃菌菇及藻类，并注意富含 n–3 的植物油选择，如亚麻籽油、紫苏油、核桃油、菜籽油、大豆油等。

5. 大豆及其制品是素食者的重要食物，建议素食者比一般人摄入更多大豆及其制品，以补充优质蛋白质，并注意选用发酵豆制品每天 5 ～ 10g，如腐乳、酱油、臭豆腐、豆豉、豆瓣酱等，以避免维生素 B_{12} 的不足。

6. 吃素食也要控制总能量。许多患者认为只要不吃动物性食物，其他食物就可以放任自由，这对血糖的稳定是极为不利的，素食者同样要求严格控制饮食。在烹调食物时，应尽量以炖煮、清蒸、凉拌等方式处理，尽量保留食物的原有风味，减少烹调油过量使用。

七、主食理应是饮食方案里的主要成分

有的糖尿病患者在得了糖尿病以后，认为主食能量比较高，升糖快，就刻意少吃甚至不吃主食，改用豆制品、肉类、鱼等食物代替主食，这种做法是不可取的。原因如下：

1. 主食主要含碳水化合物，适量的碳水化合物对维持血糖水平，提高周围组织对胰岛素的敏感性，改善糖耐量，降低胆固醇及甘油三酯是有利的。碳水化合物摄入过低可引起体内脂肪代谢过度，导致酮症酸中毒。

2. 大脑、红细胞的代谢是直接由葡萄糖供能的。主食中所含的淀粉在肠道分解成葡萄糖后被吸收，可直接提供脑、红细胞代谢所需的能量。餐中常无主食，大脑可能因为缺乏能量供应，反应减慢、注意力不集中、记忆力下降，因此，适量的主食对人体正常功能是很重要的。

3. 糖尿病的主要并发症之一是微血管病变，而糖尿病肾病是微血管病变之一，豆制品、肉类、鱼等主要提供蛋白质，蛋白质的最终代谢产物主要从肾脏

排泄，过多的蛋白质会加重肾脏负担，尤其对已有肾脏病变的糖尿病患者是不利的。

八、粗粮也不能多吃

粗粮中富含膳食纤维、多种维生素和矿物质，能够减缓餐后血糖的上升速度，同时具有降糖、降脂、通便的功效，深受广大糖尿病患者及养生达人的喜爱。但是，糖尿病患者要知道，粗粮虽好，也不是吃得越多越好，最佳的饮食方案是粗细合理搭配。日常生活中，糖尿病患者要注意以下几点：

1. 粗粮含有丰富的膳食纤维，能够减缓餐后血糖的上升速度，但是，粗杂粮和细粮主要成分都是碳水化合物，吃到体内后都会引起血糖的升高，因此食用都应适量，即使粗粮也不能多吃！

2. 过多的纤维素会影响肠道内钙、铁、锌等营养素的吸收，引起相关营养素的缺乏，造成隐性营养不良。因此，粗粮的摄入并非越多越好，推荐占总主食量的 1/4 ～ 1/2 为佳。

3. 纵使粗粮有千般好，却不是人人都可以大量享用的，肠胃比较差的人，或者是一些体弱的老年人和儿童，并不适合吃过多的粗粮，吃的时候要注意烹饪方式，最好将粗杂粮与精细米面搭配起来食用。

九、生酮饮食并不适用于所有人

前两年流行的生酮饮食一直备受争议，有人认为生酮饮食能快速减重，改善代谢，并有助于控制血糖水平，还有的人认为生酮饮食极易反弹，并会造成低血糖、酮症酸中毒、多种维生素与矿物质缺乏等，弊大于利。众说纷纭，不说生酮饮食健康争议，单从执行上来说，生酮饮食很难做到准确执行还不伤身体！

1. 生酮饮食因其理论上必须让身体转化为“酮代谢”状态，其执行的严苛程度和复杂程度，堪称各种饮食疗法之最。其特点是极低的碳水化合物，大量的脂肪与适量的蛋白质，非平衡的膳食模式不建议长期应用。

2. 经典的生酮饮食，为了减少碳水的摄入，除主食限制外，对水果、蔬菜、牛奶、豆制品等含碳水的食物也有限制，以保证每天碳水化合物 20g 以内，最多不超过 50g。而肉类等高蛋白食物摄入过多，也可以通过糖异生途径生成葡萄糖，因此肉、蛋的摄入也不宜过多。

3. 生酮饮食大部分（70% ～ 90%）能量的来源为脂肪，其中不乏牛油、黄油等富含饱和脂肪酸的食物，对心脑血管有不利影响。

4. 生酮饮食增加糖尿病酮症酸中毒、非酒精性脂肪肝、肾结石、骨质疏松、心脑血管疾病风险，并不适用于所有人，1 型糖尿病，肝功、肾功异常及备孕、妊娠期、哺乳期妇女与儿童糖尿病患者不建议采用。

十、这样进餐有利于控制血糖

不同的进餐顺序对于餐后血糖波动有很大影响，糖尿病患者掌握科学的进餐技巧，在控制血糖时能达到事半功倍的效果。

1. 建议糖尿病患者按照蔬菜—肉类—主食的顺序进餐。蔬菜体积大、热量低、吸收速度慢，可以增加饱腹感；肉类富含脂肪和蛋白，可以延迟胃排空，进一步提升饱腹感；最后摄入主食，肠道葡萄糖吸收被延缓，餐后血糖波动减少。长期坚持，有利于血糖的控制。

2. 控制进餐速度。进食速度与进食量相关，进食速度过快，大脑饱腹感信息来不及发出，从而在短时间内摄入过多能量，而细嚼慢咽每口食物咀嚼 20 次以上，可以减慢进食速度，从而减少能量的摄入。糖尿病患者进食时间可以控制在早餐 15 ～ 20 分钟，中餐、晚餐半小时左右。

第三节　妊娠期高血糖常见问题

一、为什么女性在怀孕以后容易出现高血糖

相关数据显示，全球 20 岁以上孕妇高血糖患病率 15.8%，每年超过 2000 万孕妇罹患妊娠期高血糖。我国各地区患病率有差异，平均为 17.5%。那为什么女性在怀孕以后容易出现高血糖呢？原因有四：

1. 遗传因素

怀孕期间发生高血糖的女性，往往存在遗传背景，将来很有可能转化成真正的糖尿病患者。

2. 生活方式改变

当前大家都比较注重优生优育，怀孕以后母体会摄入大量的营养素，但是由于身体不方便，活动量减少，这就带来了营养过剩、肥胖等问题，诱发高血糖。

3. 体内激素改变

怀孕是我们人生的一个特殊阶段，体内激素水平发生变化，这些激素又会使

人体对胰岛素产生抵抗，干扰胰岛素对葡萄糖的储存、代谢，有的产妇身体调节不过来，就会出现高血糖。

4. 高龄

现代人生活压力大，晚婚晚育者较多，国家二胎、三胎放开以后，高龄产妇显著增多，产妇随着年龄的增长，身体调节能力下降，这也是妊娠期高血糖发病率逐渐增高的一个原因。

二、妊娠期高血糖患者生完孩子以后血糖能恢复正常吗

妊娠期高血糖不仅会影响产妇自身的健康，还会对胎儿的生命和健康造成威胁。所以，妊娠期高血糖的产妇整个孕期都不轻松，产后非常关心的一个问题就是，生完孩子以后血糖能否恢复正常。答案是因人而异。

1. 大多数人的血糖水平会在分娩后恢复正常。我们前面讲妊娠期高血糖很大一部分是由于孕期胎盘产生各种激素，使母体产生胰岛素抵抗，随着妊娠的结束，激素水平恢复正常，胰岛素敏感性增强，血糖就会得到控制。

2. 少数会转变为真正的糖尿病患者。妊娠对产妇的胰腺是个考验，生完孩子以后，有的产妇的胰岛功能就变得差了很多，所以在产后 6 个月，要注意复查糖耐量试验，确定是否出现高血糖。

3. 女性孕期要听从医生和营养师的建议，科学搭配和控制饮食，适量运动，有效调控血糖。产后坐月子期间注意合理饮食，控制体重，尽量降低产后高血糖的风险。

三、如何降低妊娠期高血糖未来发生 2 型糖尿病风险

有研究显示，妊娠期高血糖产妇未来发生 2 型糖尿病的风险是健康妇女的 7 ～ 10 倍，在妊娠后的第一个十年内，发生 2 型糖尿病的风险最大。想要降低风险，最好做到以下几点：

1. 母乳喂养

妊娠期高血糖产妇胰岛 β 细胞功能的改善是由哺乳刺激体内产生的高催乳素水平来维持的，纯母乳喂养更有利于维持体内高催乳素水平，且可以更有效地利用葡萄糖，从而改善糖代谢。

2. 定期监测血糖

即使妊娠期高血糖产妇初次随访血糖正常，也建议产后每 1 ～ 3 年进行 1 次血糖检测，及时发现糖尿病。

3. 体重控制

肥胖与 2 型糖尿病发病率和死亡率上升密切相关，产后体重管理，特别是在妊娠后的第一年，可能会影响产妇的长期体重状况，要引起重视。

4. 生活方式干预

妊娠期高血糖产妇进行控制饮食和适当运动不仅可以减少过度的体重增加，还可以有效地减少产后 2 型糖尿病的发生和胰岛素抵抗。

第七章
糖尿病中医食疗

中医食疗源远流长，其历史可追溯到上古神农尝百草时期，无毒者可就，有毒者当避，“药食同源”也起源于此。西周时期，据《周礼·天官》记载，其时已有“食医、疾医、疡医、兽医”的设置和分工，“食医”就是专管食疗的医官，居各医之首，“掌和王之六食、六饮、六膳、百馐、百酱、八珍之齐”，“疾医掌养万民之疾病”，可用“五味、五谷、五药养其病”。这说明当时已经明确了食物与健康的密切关系，且以五味与五谷从饮食方面治疗疾病，古已有之。《素问·脏气法时论》主张“毒药攻邪，五谷为养，五果为助，五畜为益，五菜为充，气味合而服之，以补精益气”，这是我国最早的食疗原则，也是世界最早的平衡膳食原则。唐代孙思邈在《千金要方·食治篇》说：“药性刚烈，犹如御兵。”“夫为医者当须先洞晓病源，知其所犯，以食治之，食疗不愈，然后命药。”可知食疗是当时治疗疾病的首选方法。到了近代，随着物质的极大丰富与人类生活水平的提升，人们对健康的追求更加迫切化与品质化，食疗以其药食同源、法于天然的独特魅力散发出夺目的光彩，受到越来越多的青睐与追捧。

糖尿病属于中医“消渴”“消瘅”范畴，关于消渴的食疗古代文献早有记载，如《素问·腹中论》云“数言热中、消中，不可服膏粱、芳草、石药”；唐代王焘在《外台秘要》中记载“此病特忌房事、热面、干脯、粳米饭、李子”；孙思邈《备急千金要方》对消渴病治疗的记载有“其所慎者有三：一饮酒，二房事，三咸食及面”。可见古人对消渴病饮食的认知与现代营养学不谋而合，食物特别是高脂肪、高碳水食物对消渴病的影响早已被古人所认识。

到了现代社会，糖尿病的中医食疗应当如何运用于临床诊疗中，并发挥作用呢？我们将从“辨体食疗”与“辨证施膳”两方面展开。

第一节　糖尿病的辨体食疗

随着医学研究从以“病”为中心转向以“人”为中心，患者的个性化体质特征与辨体论治被越来越多的医家所重视并纳入临床诊疗体系。处方用药不仅要考虑对症治疗，消除疾病的临床症状，还应治病求“本”，改善体质。否则，即使疾病的症状已经消除，但偏颇体质仍在，仍会成为再次发病的基础。

我们提出纯中药治疗 2 型糖尿病“三辨诊疗模式”，在王琦院士“辨体—辨病—辨证”基础上，略有调序，先行辨病诊断、确定中医病名，次行辨证诊断、确立精准证型，临床无症可辨、再施精准辨体。我们认为 2 型糖尿病的发生与体质息息相关，而辨体论治也是糖尿病预防、治疗中的重要手段。

我们认为，2 型糖尿病常见的体质类型有痰湿质、湿热质、气虚质、阴虚质、气郁质、血瘀质、阳虚质、平和质等 8 种。糖尿病患者的体质改善是一个长期、持续的过程，中医食疗是改善体质的有效措施，经饮食调整，可以促进机体阴阳平衡、五脏协调、气血津液调达，从而纠正偏颇体质。

一、痰湿质

1. 体质特征

面部皮肤油脂较多，多汗且黏，胸闷，痰多，口黏腻或甜，喜食肥甘甜黏，苔腻，脉滑。

2. 形体特征

体型肥胖，腹部肥满。

3. 心理特征

性格温和，处事稳重，为人谦恭善忍耐。

4. 生活起居

注意锻炼身体，劳逸结合，以汗出为宜；家居环境以干燥清爽为宜，避免潮湿，防湿邪侵袭。

5. 发病倾向

易患消渴、中风、胸痹、眩晕、不孕、鼾眠等。

6. 食疗原则

食疗以健脾利湿，化痰通阳，畅达气血为主。食性为甘淡温、甘辛之品，忌生冷、阴柔黏滞之物。这类体质者饮食应多吃健脾利水之品，如冬瓜，少食肥甘厚腻之品，以免助湿生痰。“五谷”选扁豆，有健脾益气、消暑化湿及利水消肿之功效；“五果”选梨，能润肺清心、消痰降火、解疮毒；“五蔬”选冬瓜，有助利水、消痰、清热。

7. 常用食材

扁豆、玉米、荞麦、番茄、紫菜、冬瓜、木瓜、梨、鲤鱼、鲫鱼、黑鱼、白萝卜等。

8. 常用中药

苍术、白术、茯苓、薏苡仁、干姜、厚朴、桔梗、赤小豆、陈皮、荷叶、藿香、砂仁、白豆蔻、芡实、莲子、昆布等。

9. 推荐药膳

莲子薏米芡实粥、赤豆鲫鱼汤、扁豆粉葛鲫鱼汤、冬瓜荷叶煲瘦肉、鲜西瓜翠衣（即西瓜皮）、炒洋葱、雪梨炖银耳、荷叶茶等。

例：赤豆鲫鱼汤　赤小豆50g，鲜鲫鱼1尾（约500g），陈皮10g，葱、姜、料酒适量，共煮汤，调味食用。

二、湿热质

1. 体质特征

面垢油光，易生痤疮，口苦口干，身重困倦，大便黏滞不畅或燥结，小便短黄，男性易阴囊潮湿，女性易带下增多，舌质偏红，苔黄腻，脉滑数。

2. 形体特征

体态偏胖或偏瘦。

3. 心理特征

多急躁易怒。

4. 生活起居

加强锻炼；居住环境要通风干燥，防湿热加剧。

5. 发病倾向

易患消渴、中风、汗证、舌痿、黄疸、疥疮、痈疽、咯血、吐血等。

6. 食疗原则

以清热利湿、健脾化痰泄浊为主，食性为甘寒或凉、甘淡之物，忌油腻厚味、滋腻温热之品。“五谷”选绿豆，有消热解毒、消暑、利水的功效；“五果”选西瓜，能除心包之热；“五蔬”为苦瓜，能泻六经实火，清暑、益气、止渴。

7. 常用食材

绿豆、白扁豆、赤小豆、苦瓜、丝瓜、冬瓜、葫芦、荸荠、莲藕、莴苣、茭白、竹笋、马齿苋、空心菜、白菜、茄子、鸭肉、鸭蛋、黑鱼、鲫鱼、鲤鱼、甲鱼、蟹、鲍鱼、蛤蜊肉、海蜇、泥鳅、枸杞叶、金针菜、海带、梨、苹果、西瓜、柚子、柿子等。

8. 常用中药

茯苓、薏苡仁、赤小豆、白果、苦杏仁、陈皮、茵陈、野菊花、紫花地丁、苦参、荷叶、蒲公英、金银花、栀子、鱼腥草、车前子、枳椇子、淡竹叶、藿香、佩兰等。

9. 推荐药膳

金银绿豆汤、马齿苋蒸蛋、菊花绿豆糕、苦瓜黄豆排骨汤、海带苡仁汤、萝卜海带汤、泥鳅炖豆腐、杏梨枇杷饮等。

例：金银绿豆汤　绿豆100g、金银花30g煮汤。

三、气虚质

以脏腑功能状态低下，气的化生不足为主要特征的体质状态，多因先天禀赋不足或后天失养所致。

1. 体质特征

精神不振，易疲劳；常出现气短、自汗等；舌淡红，舌边有齿痕。

2. 形体特征

肌肉松软不实、体态瘦弱。

3. 心理特征

性格内向，情绪不稳定；易患病，病后恢复较慢。

4. 生活起居

素体虚弱，不耐风寒暑湿之邪，春冬两季注意保暖，防外邪伤脾胃。

5. 发病倾向

易患内脏下垂疾病。

6. 食疗原则

以补中益气、健脾和胃、固护中焦为主。多食益气补血生津、和缓温补、食性为甘咸平或稍偏温之品；忌暴饮暴食及生冷苦寒、耗气、油腻厚味、香燥之品，如苦瓜汤、山楂荷叶汤等；忌食味辛辣、性大热的食物，如芫荽、胡椒等制成的汤膳，以免损耗正气，加重气虚的症状；要少食具有耗气作用的食物，如空心菜、生萝卜等。这类体质的人群“五谷”多吃粳米，粳米甘平；“五菜”选南瓜，能补中益气、解毒杀虫；“五畜”宜选牛肉，补气与黄芪同功。

7. 常用食材

粳米、糯米、牛肉、乌鸡肉、猪瘦肉、羊肉、蛋类、青鱼、甲鱼、黄鳝、南瓜、黄豆、花生、栗子、大枣、苹果、核桃仁、香菇、绿色蔬菜等。

8. 常用中药

黄芪、人参、太子参、党参、枸杞子、百合、山药、五味子、熟地黄、肉桂、冬虫夏草、白术、茯苓、大枣等。

9. 推荐药膳

地黄蒸乌鸡、山药粳米粥、金汤素四宝（南瓜汁煮粳米、山药、莲子）参枣汤、参芪羊肉汤、鳝鱼补气汤、西洋参养生汤、黄芪炖母鸡、山药茯苓包子、莲子猪肚、砂仁鲫鱼、红枣炖羊心等。

例：地黄蒸乌鸡　生地黄 30g、乌骨鸡块 500g 入锅蒸烂，分次服用；每周 1 次，服用 3 个月。

四、阴虚质

1. 体质特征

口燥咽干，手足心热，易烦躁，喜冷饮，大便干燥，舌红少津，脉细数。

2. 形体特征

体型偏瘦。

3. 心理特征

性格外向，性情急躁，好动。

4. 生活起居

起居作息规律；夏季做好防暑降温；少烦躁动怒，以免热邪伤津。

5. 发病倾向

易患心悸健忘、失眠多梦、干咳少痰、潮热盗汗、虚劳、便秘、咳嗽、消渴、遗精、月经量少等疾病。

6. 食疗原则

以滋阴润燥、壮水制火为主。宜选用清补类药膳，食性为甘凉、甘平、甘酸之品，忌食苦寒、辛辣、温燥、爆炒之品，如姜汤、酸辣汤，以及核桃、韭菜、肉桂等制成的汤膳都不宜阴虚质的人服用，以免耗伤阴液。“五谷”选小米，其味咸淡，气寒下渗，为“肾之谷”；“五菜”选枸杞叶，滋养肺肾；“五畜”选猪皮，猪皮具有清虚热、润肌肤、补血的作用。

7. 常用食材

小米、小麦、玉米、牛奶、鸡蛋、甲鱼、绿豆、枸杞叶、冬瓜、芝麻、鸭肉、猪瘦肉、黑木耳、银耳、海参、燕窝、白萝卜等。

8. 常用中药

山药、百合、莲子、枸杞子、天花粉、知母、葛根、天冬、麦冬、西洋参、玉竹、山茱萸、生地黄、石斛、女贞子、地骨皮等。

9. 推荐药膳

麦冬沙参粥、百合玉竹地黄汤、莲子百合煲瘦肉、银耳鸡蛋汤、百合粥、甲鱼枸杞汤等。

例：麦冬沙参粥　麦冬 20g、沙参 15g、粳米 20g 煮粥，米熟即可。每日 1 次，服用 15 天。

五、气郁质

1. 体质特征

表现为神情抑郁、情感脆弱、烦闷不乐，舌淡红、苔薄白、脉弦。

2. 形体特征

形体瘦弱居多。

3. 心理特征

性格内向不稳定、烦闷不乐、敏感多虑，女性明显多于男性。

4. 生活起居

畅情志，御风寒；生活中注意胁肋部保暖，使肝脏生理功能正常，气机畅达、气血调和则精神乃居，保持心境平和可调养心神。

5. 发病倾向

易患脏躁、梅核气、百合病、郁证、惊恐、不寐等。

6. 食疗原则

以疏肝理气、健脾养心、消食醒神为主。忌食壅气类食物及辛辣、浓茶等刺激品，少食肥甘厚味食物。多食芽菜类、绿叶类、行气类的食物，如春芽、韭菜、陈皮粥等，以发散疏理气机。“五谷”选荞麦，做面食能开胃；“五菜”选萝卜，能下气、消谷和中、去邪热气。

7. 常用食材

香菜、葱、洋葱、大蒜、大麦、荞麦、高粱、菠菜、丝瓜、白萝卜、萝卜叶、牛肉、刀豆、海带、山楂、合欢花、金橘、橙子等。

8. 常用中药

柴胡、玫瑰花、佛手、青皮、香橼、延胡索、砂仁、酸枣仁、莲子、丁香、枳壳、金铃子、香附、木香、郁金、白芍、当归、佛手、菊花等。

9. 推荐药膳

合欢花猪肝瘦肉汤、丝瓜蘑菇瘦肉汤、玫瑰香蕉茶、甘麦枣仁粥、荞麦面（饼）、菠菜蛋花汤、合欢花茶、玫瑰花鸡蛋汤、佛手甲鱼汤、菊花鸡肝汤、橘皮粥等。

例：合欢花猪肝瘦肉汤　猪瘦肉 60g、猪肝 60g、合欢花 30g 煲汤。日 1 次，服用 15 天。

六、血瘀质

1. 体质特征

肤色晦暗，色素沉着，容易出现瘀斑，口唇黯淡，舌黯或有瘀点，舌下络脉紫黯或增粗，脉涩。

2. 形体特征

瘦人居多。

3. 心理特征

性情急躁、易烦躁健忘。

4. 生活起居

保持心情舒畅，少生闷气，少动怒，以防伤肝致疏泄不利；生活中多做有利于关节活动的运动，比如健美操、瑜伽等，防止瘀血阻滞经脉造成关节疼痛不利。

5. 发病倾向

易患出血、癥瘕、中风、胸痹等。

6. 食疗原则

以活血化瘀，兼以补气为主，避免生冷之品。“五谷”选燕麦，有健脾益气、补虚止寒、养胃润肠之功；“五果”选山楂，能健脾胃、行气消瘀；“五蔬”选莲藕，能生津、化瘀、止渴除烦、开胃消食。

7. 常用食材

燕麦、粳米、小米、黑米、山楂、莲藕、黑芝麻、桑椹、荔枝、黑木耳、猪肉、羊肉、羊肝、甲鱼、乌骨鸡、菠菜、芹菜、番茄、黄鳝、黄豆等。

8. 常用中药

当归、生姜、三七、桃仁、益母草、玫瑰花、川芎等。

9. 推荐药膳

燕麦粥、芹菜木耳炒藕片、玫瑰茉莉桂圆茶等。

例：燕麦粥　燕麦 20g，放入锅中加清水适量煮熟即可，可加牛奶、鸡蛋、蔬菜等，日 1 次。

七、阳虚质

1. 体质特征

畏寒怕冷，手足不温，喜热饮食，精神不振，舌淡胖嫩，脉沉迟。

2. 形体特征

多体胖，肌肉不壮。

3. 心理特征

多沉静、内向。

4. 生活起居

注意保暖，劳逸结合，多晒太阳；在寒热交替之际，衣物更换幅度不要太大，冬季多运动，夏季不宜剧烈活动。

5. 发病倾向

易患肿胀、泄泻、自汗、呕吐、阳痿、滑胎等寒证。

6. 食疗原则

以温肾助阳、补中益气为主。食性为甘辛温热，缓慢补益，忌食生冷、苦寒凉之品。“五谷”可用糯米，脾肺虚寒者宜之；“五果”宜用大枣，能补中益气、养心神、助脾胃、保肺气；“五菜”选韭菜，温中、行气；“五畜”为羊肉，能补气血之虚。

7. 常用食材

糯米、大枣、洋葱、大蒜、淡菜、韭菜、牛奶、鸡肉、狗肉、羊肉、牛肉、菜花、羊肾、猪肾、鸽蛋、辣椒、芥末、胡萝卜、刀豆、龙眼、胡椒、茴香菜、虾、核桃等。

8. 常用中药

八角茴香、肉桂、丁香、小茴香、刀豆、胡椒、高良姜、益智仁、肉苁蓉、杜仲叶、冬虫夏草、菟丝子、海狗肾等。

9. 推荐药膳

桂姜羊肉汤、狗肉汤、虫草炖鸡、苁蓉羊肾汤、韭菜花炒虾仁、胡萝卜马蹄焖羊肉、杜仲桂花茶等。

例：桂姜羊肉汤　桂枝 15g、生姜 25g、红枣 5 个、羊肉 500g，炖至肉熟烂，分次服用。1 ～ 2 次 / 周，服用 3 个月。

八、平和质

1. 体质特征

面色红润，精力充沛，目光有神，饮食、睡眠良好，二便正常；舌色淡红，苔薄白，脉和缓有力。

2. 形体特征

体型匀称健壮，体态适中。

3. 心理特征

性格开朗。

4. 生活起居

对外界环境适应力强，按照《黄帝内经》养生原则，重在保持饮食有节、起居有常、不妄劳作，保持积极心态。

5. 发病倾向

平素患病较少。

6. 食疗原则

气血和谐，博采中庸。宜选用性味平和的药食两用食物。

7. 常用食材

粳米、糯米、小米、燕麦、黑豆、肉类、牛奶、鸡蛋、松子、板栗、核桃、芝麻、西蓝花、番茄、莴苣、木耳等。

8. 常用中药

百合、莲子、芡实、茯苓、山药、枸杞子、人参、大枣、薏苡仁、龙眼肉、生姜、生地黄、熟地黄、当归、菊花、黄精、花椒、茴香等。

9. 推荐药膳

龙眼莲子粥、大枣粥、黄精炖肉等。

例：龙眼莲子粥　莲子 30g、芡实 30g、薏苡仁 10g、龙眼肉 8g 加水适量煮熟食用，不可糊化。

一日三餐是日常生活中任何人都离不开的，药膳食疗自身同样具有极其丰富的内容，类型上包括粥、汤、羹、面、菜、饼、茶、酒等所有日常饮食类型，组成也从一种到数十种不等，可以满足任何人的饮食需求。在现代复杂的医疗环境下，中医药膳应用还需要有准确的中医理论来指导。正确的辨别体质可以指导养生保健，认识自己的体质，对于糖尿病可以早做预防，发病后做好保健可以延缓并发症的发生。

第二节 糖尿病的辨证施膳

中医认识疾病和处理疾病的基本原则是辨证论治，所谓“辨证”，就是根据不同的病情，结合病人的精神、体质及气候、环境等因素，全面综合分析，辨认出不同的“证型”；在正确辨证的基础上，确立相应的治疗原则和方法，选择适当的治疗手段和措施就是“论治”。辨证施膳是辨证论治的手段之一，是在辨证论治的基本原则下，以中医食疗理论为指导，针对不同的证型给予相应的饮食，以因人而异，纠偏达平，平衡阴阳。

数千年来，随着人们不断实践，反复认识，持续创造，总结经验，形成了一整套行之有效的辨证施膳方法。辨证施膳依据患者的辨证分型，结合食物“寒、热、温、凉”四气之偏颇，“酸、苦、甘、辛、咸”五味之不同，“升、降、浮、沉”及归经之趋向，治以平衡脏腑，调和气血阴阳，从而达到扶正祛邪、治疗疾病的目的。

一、消渴病的辨证分型

消渴病的辨证分型从古至今，百家争鸣，不一而足，比较有代表性的是宋朝王怀隐等编纂的《太平圣惠方》中提出的“消渴、消中、消肾”，后演变为“上消、中消、下消”。近代随着各医家对消渴病大量深入的观察研究，消渴病的辨证分型方法也不断丰富和完善。我们提出的糖尿病“辨病—辨证—辨体”之“三辨诊疗模式”中，将糖尿病分为热盛伤津证、气阴两虚证、肝郁脾虚证、痰浊中阻证、湿热蕴结证、脾肾气虚证、阴阳两虚证七个证型，审证求因、从因论治，遣方用药，纠偏达平。同时我们极为重视辨证食疗，认为食疗既有与一般食物同样的营养共性，是充饥供能的食物，又有其不同的食治、食养特性，是有特殊作用的药物，将辨证食疗应用于糖尿病的基础治疗之中，寓医于食，审因施食，辨证用膳，药得食力，相得益彰。下面就七种证型的辨证施膳方法逐一论述。

二、辨证施膳

（一）热盛伤津证食疗

1. 临床证候

口渴，多饮，多食易饥，形体消瘦，小便频数量多，心烦易怒，口苦，大便干结，舌质红，苔薄黄干，脉弦或数。

2. 辨证要点

汗出，多食易饥，大便干结，舌质红，苔薄黄干，脉弦或数。

3. 食疗原则

清热生津止渴。

4. 常用食材

苦瓜、苦菜、番茄、柠檬、苹果、梨、西瓜、甘蔗、柚、黄瓜、丝瓜、茄子、白菜、菠菜、空心菜、豆腐、竹笋、茭白、菱角、荸荠、莲藕、银耳、茶叶、椰子汁、河蚌等。

5. 药食同源食材

罗汉果、青果、桑叶、菊花、葛根、鱼腥草、淡竹叶、鲜芦根、马齿苋、余甘子、胖大海、枳椇子、绿豆、鲜白茅根、乌梅。

6. 推荐食疗方

（1）葛根粉粥　配伍：葛根 30g，粳米 50g。

制法：将葛根切片，水磨澄取淀粉，粳米浸泡一宿，与葛根粉同入砂锅内，加水 500mL，文火煮至粥稠服用。

服法：替代主食 70g。

功效：葛根味甘、辛，性凉，归脾、胃经，有生津止渴的作用，粳米味甘，性平，归脾、胃、肺经，能补气健脾，除烦渴，两药共用，清热除烦，生津止渴。现代药理研究证明葛根中所含葛根素，也就是葛根黄酮，是葛根的有效活性成分之一，具有改善胰岛素抵抗、保护胰岛 β 细胞、改善糖尿病并发症等作用。

（2）萝卜清热汤　配伍：白萝卜 250g，绿豆 200g，梨 2 个。

制法：先将绿豆以水煮开，萝卜洗净切块及梨去皮切块后入锅内同煮，至萝卜、梨均熟烂为度。

服法：食菜饮汤。

功效：萝卜又名莱菔，生者清六腑之热，熟者滋五脏之阴，功能消食、下气、化痰、止血、解渴、利尿。绿豆性味甘寒，具有清热解毒、消暑、利水之功。梨味甘、微酸，性凉，归肺经，李时珍认为梨能够“润肺凉心，消痰降火，解疮毒，酒毒”，《新修本草》认为梨“又主热嗽，止渴”。上味同用，可清泻内热，兼有痰证者更佳。

（3）蚌肉苦瓜汤　配伍：苦瓜 250g，河蚌肉 100g。

制法：苦瓜洗净切片，蚌肉洗净切丁，共煮汤，加盐、葱末、麻油调味。

服法：熟后饮汤，食苦瓜、蚌肉。

功效：苦瓜味苦性寒，归心、脾、肺经，具有清热、除烦、止渴的功效，现代药理研究证实苦瓜可以通过改善胰岛β细胞功能、改善胰岛素抵抗、抑制肠道内葡萄糖的吸收及抗炎和抗氧化应激等多方面发挥降糖作用。蚌肉性味甘咸而寒，归肝、肾经，《本草拾遗》谓其有“明目、除湿、止消渴”之功效。本方两味配合，可用于内热炽盛，烦渴引饮之糖尿病者。

（4）五汁饮　配伍：鲜芦根、雪梨、荸荠、鲜藕、鲜麦冬各等量。每次可各取100g。

制法：上五味洗净，将梨、荸荠去皮，鲜藕去皮、节，与麦冬、芦根共切碎混合，用纱布包绞取汁，或用榨汁机榨汁。

服法：冷饮或温服均可，每日数次。

功效：本方出自《温病条辨》。芦根味甘性寒，归脾、胃经，《神农本草经》谓其“主消渴客热”，且芦根甘寒不伤阴，养阴生津不败胃，适宜于胃火炽盛之口干渴。梨味甘微酸，性凉，归肺经，《新修本草》认为梨“又主热嗽，止渴”，《备急千金要方》载梨“主客热气，止心烦”。荸荠性味甘寒，归肺、胃经，《别录》谓其“主消渴，痹热，热中，益气”。鲜藕生者甘寒，能凉血止血，除热清胃，可主热渴，熟者甘温，能健脾开胃，益血补心，归心、肝、脾经，本方为生用，取其清热生津之效。麦冬味甘柔润，长于滋养胃阴，生津止渴，兼清胃热。本方甘甜可口，具有清热生津、养胃止渴之功效，对于糖尿病口渴多饮效果尤佳。

（二）气阴两虚证食疗

1. 临床证候

倦怠乏力，精神不振，口干咽干，口渴多饮，形体消瘦，腰膝酸软，自汗盗汗，舌质淡红或舌红，苔薄白干或少苔，脉沉细。

2. 辨证要点

周身乏力，少气懒言，自汗盗汗，舌质淡红或舌红，苔薄白干或少苔，脉沉细。

3. 食疗原则

益气养阴。

4. 常用食材

粳米、小米、南瓜、黄豆、牛肉、鸡肉、兔肉、鹌鹑、鸡蛋、胡萝卜、大枣、鸭肉、甲鱼、桑椹、枸杞子、木耳、银耳等。

5. 药食同源食材

补气类：山药、甘草、人参、黄芪、党参、西洋参、灵芝、大枣等；滋阴类：百合、玉竹、黄精、枸杞子、桑椹、黑芝麻、阿胶、铁皮石斛等。

6. 推荐食疗方

（1）枸杞炖兔肉　配伍：枸杞子 15g，兔肉（连骨）250g。

制法：加水适量，入葱、姜、八角等文火炖煮，熟后加盐、味精调味，

服法：饮汤食兔肉。

功效：枸杞子性味甘平，归肝、肾、肺经，可滋补肝肾、益精明目，唐朝曾有诗人写诗称道枸杞子是“上品功能甘露味，还知一勺可延龄”，认为其品味功能具有益寿延年的作用。据药理研究，枸杞子所含枸杞多糖可促进小肠内分泌细胞分泌肠促胰岛素，从而降低血糖，并有免疫促进、免疫调节、抗应激等多种功效。兔肉性味甘寒，入肝、大肠经，有健脾补中、凉血解毒的功效，《增补本草备要》说“兔肉治消渴”，兔头骨亦治消渴，《本草纲目》中记载：“煮汁饮，治消渴不止。”民谚说：“飞禽莫如鸪，走兽莫如兔。”兔肉脂肪含量极低，每 100g 仅含脂肪 2.2g，为猪肉的 1/17，蛋白含量是猪肉的 1.5 倍。兔肉连骨与枸杞子同炖，有养阴止渴的功效，是糖尿病患者的理想菜肴。

（2）滋脺饮　配伍：生黄芪 15g，生地黄 30g，山茱萸 15g，山药 30g，生猪胰子 30g。

制法：将前四味煎汤，待煎半小时后，将猪胰子入煎 5 分钟即可。

服法：饮汤。

功效：本方源于《医学衷中参西录》。黄芪味甘性微温，入脾、肺经，为补气要药，健脾补中，升阳举陷，益卫固表，补气生津，促进津液的生成与输布。现代药理研究证实，黄芪主要有效成分黄芪多糖，可抑制 α- 淀粉酶活性，从而降低血糖。山药味甘性平，归脾、肺、肾经，能益气养阴，固精止带，补益脾、肺、肾，对上中下三消均很适宜。北京祝谌予老中医认为“黄芪配山药降尿糖，是取黄芪补中益气升阳及紧腠理的作用，与山药益气阴、固肾精的作用，二药配合，互相协同，益气生津，健脾补肾，涩精止遗，防止饮食精微的漏泄，使尿糖转为阴性”。山茱萸有补益肝肾之功，对肝肾不足之腰膝酸软有很好疗效，生地黄养阴清热，凉血，乃止渴要药，猪胰能益肝，补肝，生津润燥，可以脏补脏。全方合用，对糖尿病因气阴两虚、胃中津液不足而出现多饮口渴、倦怠乏力、多食善饥、消瘦等症状有较好疗效。

（3）银耳养阴汤　配伍：银耳 15g，玉竹 30g，黄精 30g。

制法：先将白木耳以清水发开，洗净，玉竹、黄精用布包好，一起放入锅中，加水以武火煮沸后，文火煮 1 个小时。

服法：随量饮汤。

功效：玉竹性味甘平，归肺、胃经，养阴润燥，生津止渴。黄精味甘性平，归脾、肺、肾经，养阴润肺、补脾益气。玉竹与黄精搭配使用，玉竹长于生津止

渴，黄精善于滋阴润肺，两药配伍，可增强滋阴润肺、生津止渴功效。银耳味甘性平，归肺、胃、肾经，有滋阴润肺、养胃生津的功效，所含银耳多糖对胰α-淀粉酶和α-葡萄糖苷酶均有抑制作用。三药同用，适用于脾胃阴虚、口干食少、大便干燥等消渴患者。

（4）西洋参石斛炖瘦肉　配伍：西洋参片5～10g，铁皮石斛5g，猪瘦肉300g。

制法：首先将猪肉切块，加料酒焯水去腥，焯过的猪肉放入炖盅加热水，入石斛、西洋参、生姜，文火炖煮至肉熟烂调味。

服法：饮汤食肉。

功效：西洋参味甘、微苦，补益元气，药性偏凉，兼能清火养阴生津，可治疗热病气虚津伤口渴及消渴，所含人参皂苷具有改善胰岛素抵抗、调节血清血脂水平紊乱、增强机体抗氧化能力、降低炎症反应等功效。石斛味甘，性微寒，归胃、肾经，长于滋养胃阴，生津止渴，兼能清胃热。《本草纲目拾遗》记载其“清胃，除虚热，生津，已劳损”。不同品种的石斛作用不同，铁皮石斛滋阴生津除热之力最佳；金钗石斛作用最弱；霍山石斛适用于虚人、老人津液不足、不宜大便者；耳环石斛生津而不寒凉，可以代茶。本方用铁皮石斛，取其滋阴清热生津之功。现代药理学研究证实，石斛提取物有改善胰岛功能，提高胰岛素敏感性，抑制α-葡萄糖苷酶活性的作用。猪肉味甘、性平，归肺、脾、肝经，能滋阴润燥、益胃补血。三者相伍，共奏益气养阴、生津止渴之功。

（三）肝郁脾虚证食疗

1. 临床证候

情志抑郁或因精神刺激而诱发血糖升高，烦躁易怒，脘腹胀满，大便或干或溏，女性常伴有月经不调、乳房胀痛，舌质淡红，苔薄白，脉弦。

2. 辨证要点

情志抑郁，心烦易怒，脘腹胀满，舌质淡红，苔薄白，脉弦。

3. 食疗原则

疏肝健脾，理气和中。

4. 常用食材

绿萼梅、素馨花、月季花、洋葱、薤白、萝卜、橘饼、柚、小茴香、八角茴香等。

5. 药食同源食材

玫瑰花、代代花、香橼、佛手、山楂、莱菔子、麦芽、鸡内金等。

6. 推荐食疗方

（1）橘叶青皮猪蹄汤　配伍：橘叶、青皮 10g，猪蹄 1 只。

制法：先把猪蹄洗净，再与橘叶、青皮加水适量同煮，炖至猪蹄烂熟。

服法：佐餐食用。

功效：橘叶味辛、苦，性平，归肝经，功能疏肝行气、化痰散结；青皮味苦、辛，性温，归肝、胆经，功能疏肝破气，消积化滞；猪蹄性平味甘、咸，归肾经，《随息居饮食谱》载其能“填肾精而健腰脚，滋胃液以滑皮肤，长肌肉可愈漏疡，助血脉能充乳汁，较肉尤补”。上药合用，可疏肝理气，消积和中。

（2）玫瑰茉莉饮　配伍：玫瑰花、茉莉花各 6g。

制法：共入杯中，沸水冲泡。

服法：代茶频饮。

功效：玫瑰花性温，味甘、微苦，能行气解郁、活血止痛。茉莉花性温，味辛、甘，具有理气止痛、芳香化浊的功效。二物合用，共奏疏肝解郁、理气和中之效。

（3）佛手莱菔内金粥　配伍：白萝卜 50g，佛手、鸡内金各 10g，生姜 5 片，粳米 50g

制法：将白萝卜、佛手分别洗净、切碎，与粳米同煮为粥。鸡内金研末，与生姜片同入粥内，搅匀后再煮一二沸即可。

服法：代替主食 50g。

功效：萝卜性凉，味辛甘，能降气化痰、消食行滞，可促进胆汁分泌，有利于脂肪消化。佛手味辛、苦、酸，性温，功能疏肝解郁、理气和中，《本草从新》记载“理上焦之气而止呕，进中州之食而健脾”。鸡内金味甘、性平，归脾、胃小肠经，消食健胃、涩精止遗。生姜能温中、和胃、止呕，粳米能益气、生津、和中，诸物合用，可疏肝健脾，理气和中。

（四）痰浊中阻证食疗

1. 临床证候

形体肥胖，身重困倦，纳呆便溏，口黏或口干渴但饮水量不多。舌质淡，苔腻，脉濡缓。

2. 辨证要点

身体困重，面泛油光，口中黏腻不爽，舌质淡，苔腻，脉濡缓。

3. 食疗原则

燥湿健脾，化痰降浊。

4. 常用食材

茉莉花、鲫鱼、鲤鱼、冬瓜、葫芦、胡萝卜、莱菔、茼蒿、山楂、蚕豆、玉米须。

5. 药食同源食材

茯苓、藿香、砂仁、赤小豆、莱菔子、白扁豆、荷叶、木瓜、陈皮、昆布、草果、香薷、薏苡仁、生姜、代代花、佛手、香橼。

6. 推荐食疗方

（1）砂仁陈皮鲫鱼汤　配伍：砂仁 6g，陈皮 10g，鲫鱼 300 ～ 400g，葱、姜适量。

制法：鲫鱼去腮、鳞、肠杂，洗净，砂仁打碎，陈皮浸泡去瓤，生姜切片。鲫鱼置油锅小火煎至两面金黄。砂锅内注水，入鲫鱼、陈皮、姜片、砂仁，武火烧开，文火慢炖 2 个小时，起锅调味，撒上葱花。

服法：去渣，食肉饮汤。

功效：砂仁性味辛温，归脾、胃、肾经，功能化湿行气、温中止泻。陈皮味辛、苦，性温，归脾、肺经，功能理气健脾、燥湿化痰。陈皮配砂仁，一燥一化，使湿去而脾运。鲫鱼味甘性平，归脾、胃、大肠经，功能健脾和胃，利水消肿，通血脉。三药相伍，共奏健脾祛湿之功。

（2）薏苓馒头　配伍：炒薏苡仁粉 75g，茯苓粉 75g，面粉 900g，发酵粉 10g。

制法：薏苡仁粉、茯苓粉及面粉拌匀，加发酵粉共和面，面坯发酵后揉成 20 个馒头，上屉蒸 25 分钟即可。

服法：每个馒头代替主食 50g，按量食用。

功效：薏苡仁味甘、淡，性凉，归脾、胃经，经炒制后长于健脾止泻。现代研究证实薏苡仁含有脂肪酸及酯类、多糖、黄酮、三萜、生物碱、甾醇、内酰胺、淀粉等多种化合物，具有降糖、抗肿瘤、抗炎、增强免疫、调节肠道菌群等多种作用。茯苓味甘、淡、性平，归心、肺、脾经，功能利水消肿、健脾渗湿，性平和缓，祛邪不猛烈，扶正不峻补，为利水渗湿要药，常与薏苡仁相须为用，共奏健运脾气、利水渗湿之功。

（3）玉米须煲猪瘦肉　配伍：玉米须 30g，猪瘦肉 100g，葱、姜适量。

制法：将猪瘦肉洗净，入沸水焯去血水，捞出；锅中加水，入玉米须、猪瘦肉，一同炖煮至熟烂，适当调味即可。

服法：去渣，饮汤食肉。

功效：《岭南采药录》曾载玉米须和猪肉煎汤治糖尿病。玉米须性味甘淡平和，归膀胱经、肝经，有利水消肿、利湿退黄作用，玉米须中含有多糖、黄酮、甾醇、有机酸、皂苷等多种活性成分，具有抗癌、降糖降脂、抑制蛋白排泄，保护肝肾、抗氧化、抗菌消炎等多种功效。常用作利尿剂，用来治疗水肿、淋证、糖尿病及高血压等。猪肉性味甘平，功能濡润脏腑，《随息居饮食谱》指出，猪肉“补肾液，充胃汁，滋肝阴，润肌肤，利二便，止消渴”。猪瘦肉每100g含蛋白质20.3g，且为优质蛋白，是蛋白质的良好来源。本方两味同用，可利水止渴。

（4）藿香陈皮饮　配伍：藿香10g，陈皮10g。

制法：共入杯中，沸水冲泡。

服法：频饮。

功效：藿香味辛，性微温，归脾、胃、肺经，芳香而不嫌其猛烈，温煦而不偏于燥烈，能和中化湿，理气止呕，擅长治疗湿浊内阻证。而湿浊内阻每致气滞，气滞不行又加剧湿浊内阻，芳香化湿的同时配以行气之品，可促进湿化。陈皮辛散苦降，其性温和，能行能降，燥而不烈，能理气和胃、调中快膈，又能苦燥祛湿，使气行湿化，从而增强藿香辟秽化浊、止呕止泻之力。藿香长于化湿解暑，辟秽止呕；陈皮功长于理气健脾，化湿止呕。两药配伍，芳香理气、和中止呕的功效显著。

（五）湿热蕴结证食疗

1. 临床证候

口干口渴，饮水不多，口苦、口中异味，形体肥胖，身重困倦，大便黏腻不爽，舌质淡，苔黄腻，脉濡数。

2. 辨证要点

口苦口黏，体型肥胖，大便黏腻不爽，舌质淡，苔黄腻，脉濡数。

3. 食疗原则

清热化湿，理气和中，升清降浊。

4. 常用食材

空心菜、苋菜、竹笋、莴苣、茭白、菊芋、冬瓜、黄瓜、绿豆、黄豆芽、豆浆、豆腐、蛙肉、蚌肉、鲤鱼、鲫鱼、黑鱼、泥鳅、蛤蜊、蛏子、鸭肉、瓠子、西瓜皮、茵陈、茼蒿。

5. 药食同源食材

淡竹叶、栀子、蒲公英、马齿苋、菊苣、白扁豆、白扁豆花、枳椇子、绿豆、陈皮、布渣叶、赤小豆、薏苡仁、玉米须、白茅根。

6. 推荐食疗方

（1）冬瓜赤豆黑鱼汤　配伍：冬瓜1500g，赤小豆30g，黑鱼1条（500g），葱5根，姜3片。

制法：黑鱼去鳞及内脏，洗净切断，冬瓜洗净切块，赤小豆淘洗干净，与葱、姜共入锅内，加水5碗煮成3碗，调味即可。

服法：吃鱼喝汤。

功效：黑鱼又名乌鳢，味甘、性凉，入脾、胃、肺经，有补脾益气、利水消肿之功，其补脾不滋腻，利水不伤正，补泻兼施，《神农本草经》载其“主湿痹，面目浮肿，下大水”。赤小豆性味甘、酸，性微寒，有利水、消肿、退黄、清热、解毒、消痈的作用，其甘能补脾，性善下行，为滋养食疗之品。《别录》说其“主寒热，热中，消渴，止泻，利小便，吐逆、卒澼，下胀满”。冬瓜性味甘、淡、性微寒，有利尿、清热、化痰、生津、解毒的作用。现代研究，冬瓜不含脂肪，而含有葫芦巴碱和丙醇二酸，前者对人体新陈代谢有独特作用，后者能阻止体内的脂肪堆积，有效地阻止糖类转化为脂肪，冬瓜中含有丙醇二酸，有利尿功效，对预防血液黏稠和由此导致的血压升高有效，还能抑制淀粉、糖类转化为脂肪，防止体内脂肪堆积。糖尿病病人消渴症状严重时，还可以用去皮切块的冬瓜，绞出汁水饮服，能生津止渴，改善症状。因三药均为寒性，故少佐葱、姜。

（2）绿豆薏米粥　配伍：薏苡仁30g，绿豆30g。

制法：将薏苡仁、绿豆洗净放清水同煮，开花即成。

服法：代替主食50g。

功效：清热解毒，健脾止渴。

绿豆甘寒，归心、胃经，具有清热解毒、消暑利水的作用，《随息居饮食谱》载“绿豆甘凉，煮食清胆养胃，解暑止渴，利小便，已泻痢”。薏苡仁利水渗湿，健脾止泻，全方合用，共奏清热止渴、利尿消肿之功。

（3）泥鳅炖豆腐　配伍：活泥鳅150g，豆腐100g，生姜5g。

制法：将泥鳅去内脏洗净切段，放入油锅中煎至两面微黄，下生姜、料酒，再将豆腐放入锅中，加水、盐文火慢炖，熟后调味。

服法：佐餐食用。

功效：豆腐味甘，性凉；归脾、胃、大肠经，具有泻火解毒、生津润燥、和中益气的功效。主治目赤肿痛，肺热咳嗽，消渴，休息痢，脾虚腹胀。宁源《食鉴本草》曰“宽中益气，和脾胃，下大肠浊气，消胀满”。泥鳅性味甘、平，归脾、肝、肾经，功能补益脾肾，利水，解毒。二味同煮为食，以泥鳅的阴凉滑利祛湿邪，健中气，辅以豆腐之凉润清热毒，降湿浊，共成清热除湿、利尿退黄之功。

（4）鲜拌三皮　配伍：西瓜皮200g，黄瓜皮200g，冬瓜皮200g。

制法：西瓜皮刮去蜡质外皮，冬瓜皮刮去绒毛外皮，锅中放水烧开，将处理好的西瓜皮、冬瓜皮与黄瓜皮一起下锅中焯一下，待冷却后切成条状，调味装盘食用。

服法：佐餐食用。

功效：西瓜皮味甘，性凉，归心、胃、膀胱经，有清热、解渴、利尿的功效。主治暑热烦渴，小便短少，水肿，口舌生疮。冬瓜皮味甘，性凉，归脾、小肠经，具有利水消肿、清热解暑的功效。用于水肿胀满，小便不利，暑热口渴，小便短赤。黄瓜皮味甘、淡，性凉，有清热利尿的功效。主治热结膀胱，小便淋痛，水肿尿少。三药为伍，共奏清热化湿、利水消肿之功。

（六）脾肾气虚证食疗

1. 临床证候

腰酸腰痛，眼睑或下肢水肿，自汗，小便清长或短少，夜尿频数，性功能减退，或五更泄泻，舌淡胖，有齿痕，苔薄白而滑，脉沉迟无力。

2. 辨证要点

腰膝酸软，夜间小便清长，男性性功能减退，舌淡胖，有齿痕，苔薄白而滑，脉沉迟无力。

3. 食疗原则

健脾益肾，消谷涩精。

4. 常用食材

栗子、榛子、五味子、蘑菇、胡萝卜、黑木耳、樱桃、猪肚、牛肚、牛肉、鸡肉。

5. 药食同源食材

山药、芡实、莲子、大枣、鸡内金、甘草、益智仁、黄精、覆盆子、人参、党参、黄芪、西洋参、灵芝、山茱萸。

6. 推荐食疗方

（1）山药胰肚煲　配伍：鲜山药 100g，猪胰、猪肚各 50g，陈皮、葱段、姜片各 10g。

制法：山药削皮切成滚刀块备用，猪胰、猪肚洗净，切成 3cm 宽、5cm 长的块，猪肚用沸水焯一下放进砂锅中，加入猪胰块和山药块，再放入陈皮、葱、姜、黄酒、盐和 1000mL 水，文火煲熟后调味。

服法：佐餐食用。

功效：猪胰性味甘平，有益肺、补脾、润燥等功效，中医用猪胰治疗糖尿病，主要是根据以形补形、以脏治脏的脏器疗法为理论根据。猪肚味甘、性温，归脾、胃经，有补虚损、健脾胃的功效，《本草经疏》说：“猪肚，为补脾之要品。脾胃得补，则中气益，利自止矣。”山药味甘、性平，归脾、肺、肾经，补脾肾之气，兼能滋脾肾之阴，《本草纲目》谓之曰“益肾气，健脾胃，止泻，化痰涎，润皮毛”。三药配伍，可健脾益气，固肾止泻。

（2）党参黄芪汽锅鸡 配伍：党参 50g，黄芪 50g，母鸡 1 只，红枣 10g。

制法：将母鸡下沸水锅中焯去血水、洗净；将红枣洗净、去核；将党参、黄芪用清水洗净、切段。母鸡放入炖盅内，加适量水，放入党参、黄芪、红枣、料酒、精盐、味精、姜片，放入蒸笼内蒸至鸡肉熟烂入味，取出即成。

服法：食肉喝汤。

功效：党参味甘，性平，归脾、肺经，具有补脾益肺、生津养血的功效，《本草正义》载其补脾养胃，润肺生津，健运中气，与人参不甚相远。黄芪味甘，性微温，归脾、肺经，具有健脾补中、升阳举陷、益卫固表、利尿、托毒生肌的功效。为补中益气要药。党参与黄芪为常用药对，党参长于健脾益气，黄芪善于益气升阳，两药配伍，可增强健脾益气的作用，适用于肺脾气虚、气短乏力、食少便溏等病证。鸡肉味甘，性温，归脾、胃经，具有温中、益气、补精、填髓的功效。上三药为伍，可健脾益气、补精填髓。

（3）健脾固肾糕 配伍：面粉 30g，粳米 60g，鲜山药 50g，芡实 30g，莲米 30g，茯苓 20g，发酵粉 2g。

制法：将各物研粉，制成发糕，上屉蒸熟。

服法：可作主食 150g，按量食用。

功效：山药甘平，长于补脾肾之气，滋脾肾之阴，兼能收涩止泻；芡实味甘、涩，性平，归脾、肾经，善于益肾固精，收涩止带。莲子味甘、涩，性平，归脾、肾、心经，可补脾止泻、益肾养心、固精止带。三药为常见配伍，协同取效，可健脾止泻、补肾固精。茯苓味甘、淡，性平；归心、肺、脾经，可健脾渗湿，利水消肿，增强健脾止泻之功。粳米与面粉补中益气，除烦渴，止泻止痢。六位合用，共奏健脾益气、补肾固精之功。

（4）灵芝黄芪猪肉汤 配伍：灵芝 15g，黄芪 15g，猪瘦肉 100g，生姜、胡椒、盐少许。

制法：将猪瘦肉洗净，切成小块，与灵芝、黄芪、生姜共入锅中，炖熟后加胡椒、盐、味精等调味即可。

服法：喝汤食肉。

功效：灵芝味甘，性平，归肺、心、脾、肾经，具有益气血、安心神、健脾胃的功效。《神农本草经》中记载：“灵芝性味温苦，无毒，补中、益精气、增智慧，治胸中结，久服轻身不老。”现代研究表明，灵芝能提高机体免疫力，有明显的免疫调节、降血糖、降血脂、抗氧化、抗衰老及抗肿瘤作用，所含三萜类化合物能净化血液，保护肝功能。黄芪性微温，味甘，有健脾补中、益卫固表、升阳举陷、托毒生肌、利水消肿等作用。猪瘦肉性平，味甘，善于益气养血。生姜、胡椒均能温中行气。诸物合用，共奏健脾补肾之效。

（七）阴阳两虚证食疗

1. 临床证候

口渴多饮，小便频数，夜间尤甚，夜尿常达 3 ～ 5 次、甚则十数次，混浊多泡沫泡，伴腰膝酸软，四肢欠温，畏寒肢冷，或颜面肢体浮肿，阳痿或月经不调，舌质淡嫩或嫩红，苔薄少而干，脉沉细无力。

2. 辨证要点

小便频数，夜尿频多，四肢欠温，阳痿或月经不调，舌质淡嫩或嫩红，苔薄少而干，脉沉细无力。

3. 食疗原则

滋阴温阳，补肾涩精。

4. 常用食材

五味子、黑豆、黄鳝、鲈鱼、桑椹、芝麻、鸽肉、羊肉、麻雀肉、狗肉、羊腰、鹿肉、胡子鲶、海参、海虾、河虾。

5. 药食同源食材

八角茴香、肉桂、丁香、小茴香、刀豆、胡椒、高良姜、益智仁、肉苁蓉、杜仲叶、丁香、阿胶、黄精、枸杞子、桑椹、黑芝麻、铁皮石斛、莲子、芡实、覆盆子、山茱萸。

6. 推荐食疗方

（1）黄精五味羊肾汤　配伍：黄精 40g，五味子 40g，羊肾 1 对，葱、姜适量

制法：黄精、五味子、葱、姜与羊肾共入砂锅，加水炖煮，至羊肾熟后加入食盐、味精等调味。

服法：食肉饮汤。

功效：黄精味甘性平，归脾、肺、肾经，具有养阴润肺、补脾益气、滋肾填精之效，可用于肾虚精亏之腰膝酸软，阳痿遗精，头晕耳鸣，目暗眼花，须发早白及小儿五迟等症。《日华子》载黄精“补五劳七伤，助筋骨，止饥，耐寒暑，益脾胃，润心肺”。现代药理学研究其含黏液质、淀粉、糖、烟酸、醌类，具有抗病原微生物、降血脂、延缓衰老及其他作用，对心血管系统、免疫功能和环核苷酸含量、血糖均有影响。五味子味酸、甘，性温，归肺、心、肾经，本品甘以益气，酸能生津，具有益气、生津、止渴之功，且甘温而涩，能补肾、涩精、止

遗，酸涩性收敛，能涩肠止泻，可用于自汗，盗汗，遗精，滑精，久泻不止，津伤口渴，消渴等症。羊肾味甘、性温，能补肾气，益精髓。三药相伍，可滋肾壮阳，固精缩尿。

（2）杜仲山药枸杞炖鹌鹑　配伍：鹌鹑1只，枸杞子30g，山药30g，杜仲10g。

制法：将鹌鹑宰杀去毛，除去内脏，清洗干净，与枸杞子、山药、杜仲同入砂锅，加水炖煮至熟，调味即可。

服法：去药渣，留汤和肉食用。

功效：鹌鹑性味甘平，归大肠、心、肝、脾，有补中气，强筋骨，止泻止痢的作用。宋代《嘉祐本草》记载："补五脏，益中续气，实筋骨，耐寒暑，水结热。"可用于体虚及湿热病证。鹌鹑配伍杜仲、山药、枸杞子，则补虚作用增强。杜仲味甘，性温，归肝、肾经，可补肝肾、强筋骨，肾虚腰痛尤宜。《神农本草经》记载"主腰脊痛，补中，益精气，坚筋骨，强志，除阴下痒湿，小便余沥。久服轻身耐老"。杜仲善于补肝肾之阳，补肾强腰；枸杞子善于滋肝肾之阴，益精明目；山药善于补脾益气，补肾涩精。全方合用，补肾强腰，益精填髓。

（3）韭菜炒河虾　配伍：韭菜100g，鲜河虾250g，姜丝3g。

制法：茶叶沸水轻焯烫，韭菜洗净切段，河虾洗净剪去尖嘴。锅中放底油，入姜丝炒香，倒入河虾翻炒至颜色变红，加入料酒2勺，放入韭菜翻炒，放生抽、耗油调味。

服法：做菜肴食用。

功效：河虾味甘，性微温。归肝、胃、肾经，具有补肾壮阳，通乳，托毒之功效。韭菜味辛，性温，归肾、胃、肺、肝经，具有补肾、温中、散瘀、解毒的功效。主治肾虚阳痿，里寒腹痛，噎膈反胃，胸痹疼痛等。《日华子本草》谓韭菜"止泄精尿血，暖腰膝，除心腹痼冷、胸中痹冷、痃癖气及腹痛等，食之肥白人"。上两味佐以生姜温中散寒，加强温阳益肾之功。

（4）五子腌蛋　配伍：枸杞子、菟丝子各30g，覆盆子、五味子各15g，莳萝子5g，鸡蛋1000g，精盐20g

制法：鸡蛋洗净晾干，放在坛子里备用；枸杞子、菟丝子、覆盆子、五味子、莳萝子共入锅，加水1500mL，放入精盐煮沸停火，待凉透连药带药汁倒入鸡蛋坛子，腌制25～30天。

用法：煮熟食用，每日一个。

功效：菟丝子味甘，性温，归肝、肾、脾经，辛以润燥，甘以补虚，平补肝肾阴阳；且药性不燥不腻，平补中又兼具收涩之性，功能补肾阳、益肾精以固精止遗，《本草汇言》载其"补肾养肝，温脾助胃之药也。但补而不峻，温而不燥，故入肾经。虚可以补，实可以利，寒可以温，热可以凉，湿可以燥，燥可以润”。枸杞子味甘、性平，归肝、肾二经，既能滋肾阴，又能补肾阳，《得配本草》载其“入足少阴兼厥阴经血分，补肝经之阴，益肾水之阳”。覆盆子味甘、酸，性微温，归肝、肾经，性禀中和，功能温肾而不燥、固精而不凝；既有补益之功，复有收敛之义。《本草备要》说其“益肾脏而固精，补肝虚而明目，起阳痿，缩小便”。五味子味酸、甘，性温，归肺、心、肾经，酸甘化阴，益气生津，能补肝肾之阴；又具收涩之性，能涩精止遗。莳萝子味辛，性温。归脾、胃、肝、肾经，具有温脾开胃、散寒暖肝、理气止痛之功效。用于腹中冷痛，胁肋胀满，呃逆食少，寒疝。《日华子》云：“健脾，开胃气，温肠，杀鱼，肉毒。补水脏及壮筋骨，治肾气。”五子相配，既能滋肾阴，又补肾阳；既能益精，又能涩精，阴阳并补，补涩兼施，不滋不腻，不燥不火。配伍鸡蛋滋阴润燥养血，共奏阴阳双补之功。

参考文献

[1] 孙长颢. 营养与食品卫生学 [M]. 8 版. 北京：人民卫生出版社，2017.
[2] 中国疾病预防控制中心营养与食品安全所. 中国食物成分表标准版 [M]. 6 版. 北京：北京大学医学出版社，2019.
[3] 中国营养学会. 中国居民膳食指南 [M]. 北京：人民卫生出版社，2022.
[4] 谢良民. 糖尿病饮食控制新方法：碳水化合物计数法指南 [M]. 武汉：同济大学出版社，2005.
[5] 葛声，张片红，马爱勤，等.《中国 2 型糖尿病膳食指南》及解读 [J]. 营养学报，2017，39 (6)：521-529.
[6] 中华医学会糖尿病学分会. 中国 2 型糖尿病防治指南 [J]. 中华糖尿病杂志，2021，13 (04)：315-409.
[7] 顾景范，杜寿玢，郭长江. 现代临床营养学 [M]. 2 版. 北京：科学出版社，2009.
[8] 张蕾，陈伟. 碳水化合物计数法的应用 [J]. 中国糖尿病杂志，2012，12：22.
[9] American Diabetes Association. Standards of Medical Care in Diabetes 2020 [J]. Diabetes Care，2020，43 (Suppl1)：S1-S212.
[10] Rosenfeld R M，Kelly J H，Agarwal M，etal.Dietary Interventions to Treat Type 2 Diabetes in Adults with a Goal of Remission：An Expert Consensus Statement from the American College of Lifestyle Medicine [J]. American journal of lifestyle medicine，2024，16 (3)：342-362.
[11] 孙铭遥，时小东，陈伟.《中国糖尿病医学营养治疗指南》解读 [J]. 中华糖尿病杂志，2022，14 (9)：869-876.
[12] 中华医学会糖尿病学分会，中国医师协会内分泌代谢科医师分会，中华医学会内分泌学分会，等. 中国 1 型糖尿病诊治指南 [J]. 中华糖尿病杂志,2022,14 (11)：1143-1250.
[13] 中华医学会儿科学分会内分泌遗传代谢学组. 中国儿童 1 型糖尿病标准化诊断与治疗专家共识 [J]. 中华儿科杂志，2020，58 (6)：447-454.
[14] 苏祖斐. 实用儿童营养学 [M]. 3 版. 北京：人民卫生出版社，2009.
[15]《儿童青少年糖尿病营养治疗专家共识》编写委员会. 儿童青少年糖尿病营养治疗专家共识 [J]. 中华糖尿病杂志，2018，10 (9)：9.
[16] 杨慧霞. 妊娠合并糖尿病实用手册 [M]. 北京：人民卫生出版社，2012.
[17] 中华医学会妇产科学分会产科学组，中华医学会围产医学分会，中国妇幼保健协会妊娠合并糖尿病专业委员会. 妊娠期高血糖诊治指南：第一部分 [J]. 中华妇产科杂志，2022，57 (1)：3-12.
[18] 中华医学会妇产科学分会产科学组，中华医学会围产医学分会，中国妇幼保健协会妊娠合并糖尿病专业委员会. 妊娠期高血糖诊治指南：第二部分 [J]. 中华妇产科杂志，2022，57 (2)：81-90.

[19] 杨月欣，葛可佑．中国营养科学全书［M］．2 版．北京：人民卫生出版社，2019.

[20] 国家老年医学中心，中华医学会老年医学分会，中国老年保健协会糖尿病专业委员会．中国老年糖尿病诊疗指南［J］．中华糖尿病杂志，2021，13（1）：33.

[21] 何志谦．人类营养学［M］．2 版．北京：人民卫生出版社，2000.

[22] 陈玉强，汪年松．糖尿病肾病患者营养不良评估和治疗的研究进展［J］．中国中西医结合肾病杂志，2017，18（6）：558–560.

[23] 中国医师协会肾脏内科医师分会，中国中西医结合学会肾脏疾病专业委员会营养治疗指南专家协作组．中国慢性肾脏病营养治疗临床实践指南［J］．中华医学杂志，2021，101（8）：539–559.

[24] Jill A Kanaley，Sheri R Colberg，Matthew H Corcoran，etal.Exercise/Physical Activity in Individuals with Type 2 Diabetes：A Consensus Statement from the American College of Sports［J］．Medicine Med Sci Sports Exerc，2022，54（2）：353–368.

[25] 杨博华，鞠上．中西医结合防治糖尿病足中国专家共识［J］．血管与腔内血管外科杂志，2019，000（005）：379–402.

[26] 中华预防医学会组织感染与损伤预防与控制专业委员会，中华医学会肠外肠内营养学分会，中国中西医结合学会周围血管疾病专业委员会糖尿病足学组．糖尿病足病医学营养治疗指南［J］．人民军医出版社，2015，02：4.

[27] 谷涌泉．中国糖尿病足诊治指南［J］．中国临床医生杂志，2020，48（01）：19–27.

[28] 中华医学会糖尿病学分会，中华医学会感染病学分会，中华医学会组织修复与再生分会．中国糖尿病足防治指南［J］．中华糖尿病杂志，2019，11（5）：12.

[29] 袁丽，叶子溦，陈敏，等．糖尿病专科护士培训指导［M］．成都：四川大学出版社，2020.

[30] 中华医学会糖尿病分会．中国糖尿病运动指南［M］．北京：中华医学电子音像出版社，2012.

[31] 国家体育总局．全民健身指南［M］．北京：北京体育大学出版社，2017.

[32] 王琦．中医体质学［M］．北京：中国中医药出版社，2021.

[33] 庞国明．纯中药治疗 2 型糖尿病实践录［M］．2 版．北京：中国中医药出版社，2020.